教育部生物医学工程类专业教学指导委员会“十三五”规划教材

生物医学工程伦理

主　编　郑小林　张　珊

副主编　刘洪英　路绪锋　胡　宁

参　编　周碧雯（陆军军医大学，撰写第1章）

王　琼（重庆大学，撰写第2章）

张小玲、胡　宁（重庆大学，撰写第3章）

李　媛（陆军军医大学，撰写第4章）

陈　礼、胡　宁（重庆大学，撰写第5章）

赵晓明（重庆大学，撰写第6章）

张　珊（陆军军医大学，撰写第7章）

王　琼、刘洪英（重庆大学，撰写第8章）

刘洪英（重庆大学，撰写第9章）

路绪峰（陆军军医大学，撰写第10章）

電子工業出版社

Publishing House of Electronics Industry

北京·BEIJING

内 容 简 介

本书是教育部生物医学工程类专业教学指导委员会“十三五”规划教材，主要面向高等学校生物医学工程专业及相关专业本科学生。

全书共 10 章，包括生物医学工程与伦理、生物医学工程实践中的伦理问题、临床试验（涉及人的）研究中的伦理问题、动物实验的伦理问题、伦理委员会、基因工程中的伦理问题、人工脏器技术的伦理问题、制药工程的伦理问题、医疗器械的伦理问题和医疗技术选择与应用的伦理问题。为增强实用性，本书以附录的形式给出了生物医学工程伦理相关的重要国际准则和政府文件，以期能为读者在处理具体生物医学工程伦理问题时提供参考。

通过本书的学习，将有助于使学生树立生物医学工程伦理意识，掌握生物医学工程伦理基本规范，在实际工作岗位中提高生物医学工程伦理决策能力。

本书对于生物医学工程专业的学生和从事相关专业工作的专业技术人员系统、全面地了解和掌握相关伦理知识有着指导作用。

图书在版编目（CIP）数据

生物医学工程伦理 / 郑小林，张珊主编. —北京：电子工业出版社，2020.11（2024.1重印）
ISBN 978-7-121-39842-1

Ⅰ. ①生… Ⅱ. ①郑… ②张… Ⅲ. ①生物医学工程－医学伦理学 Ⅳ. ①R318②R-052

中国版本图书馆 CIP 数据核字（2020）第 208221 号

责任编辑：张小乐　　特约编辑：邢彤彤
印　　刷：北京盛通数码印刷有限公司
装　　订：北京盛通数码印刷有限公司
出版发行：电子工业出版社
　　　　　北京市海淀区万寿路 173 信箱　邮编 100036
开　　本：787×1 092　1/16　印张：16.25　字数：442 千字
版　　次：2020 年 11 月第 1 版
印　　次：2024 年 1 月第 3 次印刷
定　　价：58.00 元

凡所购买电子工业出版社图书有缺损问题，请向购买书店调换。若书店售缺，请与本社发行部联系，联系及邮购电话：（010）88254888，88258888。

质量投诉请发邮件至 zlts@phei.com.cn，盗版侵权举报请发邮件至 dbqq@phei.com.cn。

本书咨询联系方式：（010）88254462，zhxl@phei.com.cn。

教育部生物医学工程类专业教学指导委员会
“十三五”规划教材编审委员会

总　序

生物医学工程（Biomedical Engineering，BME）是运用工程学的原理和方法解决生物医学问题，提高人类健康水平的综合性学科。它在生物学与医学领域融合数学、物理、化学、信息和计算机科学，运用工程学的原理与方法获取和产生新知识，创造新方法，从分子、细胞、组织、器官、生命系统各层面丰富生命科学的知识宝库，推动生命科学的研究进程，促进生命科学和医疗卫生事业的发展，实现提高人类健康水平的伟大使命。

现代生物医学工程以1952年美国无线电工程学会（Institute of Radio Engineers，IRE）成立的医学电子学专业组（Professional Group on Medical Electronics，PGME）为标志，经过近70年的发展已成为一个学科涵盖面最广的专业。**多学科融合是生物医学工程类专业的特质**，其包含的主要领域有：生物医学电子学，生物医学光子学，生物医学仪器，医学成像，医学材料，生物力学，生物医学信息学，仿生学，细胞、组织和基因工程，临床工程，矫形工程，康复工程，神经工程，系统生理学，生物医学纳米技术，医学监督和管理，医学培训和教育等。

“十三五”期间，国家发布了“健康中国2030”规划纲要，提出“要将人民健康放在优先发展的战略地位”。与此相关的生物医学工程在国家发展和经济建设中具有重要的战略地位，是医疗健康事业发展的重要基础和推动引擎。生物医学工程所涉及的医学仪器、医学材料等是世界上发展最迅速的支柱性产业，已成为国家科技水平和核心竞争力的重要标志，是国家经济建设中优先发展的重要领域。

生物医学工程事业发展需要大量专业人才。我国的生物医学工程高等教育始于20世纪70年代中后期，经过40多年的发展，全国设置BME专业的高校已达180余所。为了适应科技和教育发展的需要，教育部高等学校生物医学工程类专业教学指导委员会（以下简称“教指委”）与电子工业出版社经过深入调研，精心设计，成立了生物医学工程类专业“十三五”规划教材编审委员会，启动了规划教材建设项目。项目汇集了一批兼具丰富教学和科研经验的专家学者，经广泛研讨，编著了符合《生物医学工程类专业教学质量国家标准》的数十部教材，涵盖医学信号与图像、医学电子、医学仪器、生物医学传感与检测、医学统计与临床实验、生物医学工程伦理等重要课程和领域。规划教材充分体现了生物医学工程类专业多学科融合的特质，深浅适度，阐明原理并列举典型应用实例。规划教材还特别设立了“康复科学与技术”系列，以满足康复工程专业人才培养的迫切要求，助力我国康复事业的发展。

教指委和规划教材编审委员会感谢各位专家给予的支持和帮助！感谢所有参与编著的学者！希望这套教材能让学生热爱生物医学工程，并扎根于此。

恳切希望读者能对这套教材的不足之处提出宝贵意见和建议，以便再版时更正。

生物医学工程类专业教指委
“十三五”规划教材编审委员会

序

随着医学、生命科学的发展和进步，人类面临的诸多问题均需要生物医学工程的深度介入和支撑，这对于生物医学工程领域而言既是机遇，也是挑战。生物医学工程需要不断发展、创新和突破来满足生命科学、医学进步的需要，更好地服务于人类的健康与长寿。但生物医学工程研究的范畴及相关技术的应用直接与人的生命和健康相关，确保相关工作的开展在伦理与法律的红线内进行且能造福于人类则变得更为重要。纵观国际医学界、工程界，“将人类的生命与安全、健康和福祉放在首位”已成为普遍的原则。这对于生物医学工程专业人员提出了明确的和更高的要求，一方面本专业从业人员应掌握扎实的专业理论知识和专业技术能力；另一方面，职业道德和生物医学工程伦理素养也成为本专业从业人员必须具备的重要素质。生物医学工程专业及相关专业学生应了解生物医学伦理的基本准则和相关法律、法规与部门规章并予以遵守。

生物医学工程学科及教育自20世纪50年代诞生以来，已经历了近70年的发展历程。伴随着经济、技术的飞速发展和高等教育事业的历史性跨越，我国生物医学工程教育取得了令人瞩目的成绩，形成了自己独特的教育培养模式和特色。但是，从服务于快速发展的社会民生健康需求的角度看，我国生物医学工程教育在培养过程中也有需要进一步总结的经验和亟待解决的问题。比如，有关生物医学工程伦理的教育几乎是一片空白，没有相关的教育，没有相关的课程，更没有相关的教材。这种情况最近逐渐得到改善，有专家学者开始关注这个方面存在的严重滞后问题。本教材的推出是生物医学工程类专业教育领域一项开创性的工作，意义重大。

生物医学工程伦理意识不是与生俱来的，是需要通过教育和培养来塑造的。生物医学工程伦理教育的主要目的就是提高学生的道德敏感性，使他们树立伦理意识，具备高度的社会责任感与正确的价值观，具有良好的职业操守和优秀的道德素养。通过本课程的学习，增加学生对从业行为伦理规范的了解，提高学生的伦理判断能力并增强学生的伦理决策能力，尤其是对未来从事的专业工作进行道德价值判断的能力，真正做到“内化于心，外化于行”，实现“负责任创新”。

教育部高等学校生物医学工程类专业教学指导委员会（以下简称“教指委”）肩负着指导各培养单位开展生物医学工程专业教育改革发展的职责。通过对生物医学工程专业学生课程结构的研究并结合来自行业的意见和建议，教指委发现加强本专业学生的伦理教育和道德素养培养十分重要，万分迫切。为此，2018年秋季，教指委在新一轮生物医学工程专业培养教材的编写过程中，首次新增《生物医学工程伦理》教材的编著工作，以期推动生物医学工程伦理教育的进步。

在生物医学工程专业的学生教育中开设专业相关伦理课程尚处于起步阶段。希望各培养单位加深认识、积极探索、勇于创新、认真总结，在立德树人的教育实践中培养出更多全面发展的、适应现代社会发展需要的专业人才。

万遂人

教育部高等学校生物医学工程类专业教学指导委员会主任委员（2013-2017年）

生物医学工程类专业教指委“十三五”规划教材编审委员会主任委员

中国生物医学工程学会副理事长、医学人工智能分会主任委员

前　言

生物医学工程是一门工程与生命科学相互交叉融合的学科，其根本任务在于应用科学与工程技术手段，为保障人类健康、提高人类生活品质服务，以有利于人类社会和谐发展和人的自我完善为目的。可以说，生物医学工程学科的出发点和归宿都是为人类健康服务，这与医学伦理“为病人谋幸福”的宗旨高度吻合。生物医学工程中所涉及的工程技术以及科学研究方向与手段的选择等，均蕴含了实施主体的伦理价值选择。多年的生物医学工程专业科研和教学实践，使我们深切体会到，如同一个缺乏伦理素养的医学工作者不是合格的医学工作者一样，对一名合格的生物医学工程从业者来讲，法定标准是底线，但仅以此作为唯一标准是不够的，还需将尊重生命、造福人类、维护公众健康、安全和福祉作为最高准则，并体现于具体工作实践中。生物医学工程从业者必须具备伦理的底线和红线意识，职业伦理素养应成为生物医学工程从业者所必须具备的基本素养。从这个意义上讲，生物医学工程伦理教育应成为生物医学工程类专业教育的必修课和“第一课”。

生物医学工程伦理对生物医学工程学科发展有着不可或缺的指导和规范作用，是保障其健康发展的一个重要支撑。生物医学工程的发展需要不断创新，然而一旦牵涉到生命安全和社会伦理，其研究方案和具体的操作执行过程就必须严格遵循伦理与规范。历史和现实一再证明，没有伦理道德约束的生物医学工程甚至是很危险的。生物医学工程的发展应牢牢遵循尊重生命、关爱生命、敬畏生命的伦理原则，确保新技术的应用限定在生命伦理规范的红线内，以造福于人类。

生物医学工程的发展也不断拓展生物医学工程伦理学研究范畴。生物医学工程的快速发展不仅为人类征服疾病、维护健康提供了有力的工程技术支撑，也使得人类医疗保健所涉及的伦理道德问题变得愈加复杂，给医务工作者、生物医学工程从业者，甚至整个社会带来了新的伦理难题（例如，当前普遍关注的医学人工智可能带来新的伦理问题），从而促进生物医学工程伦理学不断发展。生物医学工程学科的发展也为更好地践行伦理规范提供了有效的技术手段。生物医学工程学科所发展起来的诸如器官芯片等替代技术，可望能够有效地减少使用动物进行药理实验的数量，这无疑对与人类共同相处的动物而言是一大福音。生物医学工程学科所发展起来的各种微无创检测、诊断与治疗方法，极大地减轻了生命体的痛苦，促进了人类健康和社会文明，是积极践行生命伦理原则的有力举措。

从生物医学工程伦理课程所涉及的学科基础来看，生物医学工程伦理首先涉及生命伦理和医学伦理，这是生物医学工程伦理这门课程的基石。同时，由于生物医学工程的工程属性，需要解决生物医学中的工程问题，也必然涉及科学技术伦理与工程伦理。可见，生物医学工程伦理是一门综合交叉性课程，需要综合考虑医学与工程伦理的原则与方法，并应用于生物医学工程实践之中。

本书从生物医学工程视角融合生物、医学及工程相关伦理学知识，系统地介绍生物医学工程类专业相关的伦理理念、基本处理原则及方法，强调系统综合应用，注重案例，力求达到知识、法规、实用的统一。书中所涉及的伦理知识，特别是生命伦理、医学伦理、科学与工程伦理的基本原则与方法，是从事生物医学工程专业人员所必须掌握的。希望通过本书的学习，能对读者在树立生物医学工程伦理意识、掌握生物医学工程伦理基本规范、培养生物医学工程伦理决策能力等方面有所帮助。

作为教育部生物医学工程类专业教学指导委员会“十三五”规划教材之一，本书的出版，得到了教育部高等学校生物医学工程类专业教学指导委员会及电子工业出版社的积极鼓励、热情指导与大力支持，原教育部高等学校生物医学工程类专业教学指导委员会主任委员万遂人教授还专门为本书作序，在此谨致以衷心的感谢！在本书编写过程中，参考、引用了有关学者及部门的文献资料，在此也一并致以衷心的感谢！由于是第一次编写生物医学工程伦理教材，加之编者水平有限，难免有不妥之处，真诚希望读者提出宝贵意见与建议，以利今后不断改进、完善。

作　者
2020 年 11 月于重庆

目　录

第1章　生物医学工程与伦理

引导案例

2016 年以来，南方科技大学原副教授贺建奎得知人类胚胎基因编辑技术可获得商业利益，即与广东省某医疗机构张仁礼、深圳市某医疗机构覃金洲共谋，在明知违反国家有关规定和医学伦理的情况下，仍以通过编辑人类胚胎 CCR5 基因可以生育免疫艾滋病的婴儿为名，将安全性、有效性未经严格验证的人类胚胎基因编辑技术用于辅助生殖医疗。贺建奎等人伪造伦理审查材料，招募男方为艾滋病病毒感染者的多对夫妇实施基因编辑及辅助生殖，以冒名顶替、隐瞒真相的方式，由不知情的医生将基因编辑过的胚胎通过辅助生殖技术移植入人体内，致使 2 人怀孕，先后生下 3 名基因编辑婴儿。2019 年 12 月 30 日，“基因编辑婴儿”案在深圳市南山区人民法院一审公开宣判。贺建奎、张仁礼、覃金洲等 3 名被告人因共同非法实施以生殖为目的的人类胚胎基因编辑和生殖医疗活动，构成非法行医罪，分别被依法追究刑事责任。

本案中，贺建奎等人的行为违反了生物医学工程伦理的哪些原则？

一，违反了生命神圣与价值原则。生命神圣强调人的生命价值至高无上、人的生命神圣不可侵犯。基因编辑技术的发展，虽然注重生命质量和生命价值，但不能完全抛弃生命神圣论，否则可能走入歧途。

二，违反了有利与不伤害原则。本案中，贺建奎等人通过基因编辑“制造”出的“基因编辑婴儿”是否能够不受歧视地正常生活、是否拥有正常的婚育权尚且存疑，她们是直接的受害者。另外，本实验的安全性、有效性未经严格验证，对于接受基因编辑及辅助生殖技术的多对夫妇而言，结局有可能无法达到所谓的免疫艾滋病的效果，同时，实验还给他们带来了金钱、身心的伤害。

三，违反了尊重与自主原则。贺建奎等人以冒名顶替、隐瞒真相的方式为多对夫妇实施基因编辑及辅助生殖技术，严重违反了知情同意原则。

四，违反了公正原则。贺建奎等人招募受试者时，选择了艾滋病病毒感染者，利用受试者想要生育健康婴儿的愿望，来满足他们不合伦理的实验目的，违反了受试者纳入公平的原则。

1.1　生物医学工程学科定义与内涵

生物医学工程（Biomedical Engineering，BME）是运用工程学的原理和方法解决生物医学问题，从而提高人类健康水平的综合性、交叉性学科。生物医学工程具有特定的学科内涵，它在生物学和医学领域融合数学、物理、化学、信息与计算机科学等多个学科，运用工程学的原理和方法获取和产生新知识，从分子、细胞、组织、器官、生命系统各层面推动生命科学的研究进程，深化人类对生命现象的认识，为疾病的预防、诊断、治疗和康复创造新设备，研发新材料，提供新方法，不断提高人类健康水平。

从医学应用角度来看，生物医学工程囊括了几乎一切工程技术在生物医学领域中的应用。自20世纪60年代诞生以来，生物医学工程学科涉及的工程科学与技术包括力学、机械、电子信息、计算机、自动控制、化工传递、生物技术、核物理、材料等，几乎所有的理工科学科都能在其中得到应用。生物医学工程的根本任务在于应用科学与工程技术手段，有效解决目前医学中的一些问题，为各类疾病的预防、诊断、治疗及康复提供服务，保障人类健康，提高人类生活品质。具体包含以下三点：

（1）提出基本概念，产生从分子水平到器官水平的知识；

（2）研究创新的生物学制品、材料、加工方法、植入物、器械和信息学方法；

（3）用于疾病预防、诊断和治疗、病人康复，以及改善卫生状况等方面。

生物医学工程学科的培养目标主要有三类人才：

（1）医疗保健系统的临床工程师；

（2）工业界的生物医学设计工程师；

（3）研究型科学家。[1]

生物医学工程学科的出发点和归宿都是为人类健康服务，始终围绕生命科学开展相关科学技术研究。医学和生命科学的不断进步，需要生物医学工程学科的深度介入和支撑，也不断为生物医学工程学科带来机遇与挑战。生物医学工程需要不断发展，并鼓励大胆创新。但无论是涉及医学问题还是工程问题，均需考虑伦理道德因素。特别是由于该学科的研究范畴和所涉及的研究对象包括了人和动物，因而对伦理道德规范的要求更为严格。随着现代生物医学工程的发展，产生了更多的伦理道德新问题。甚至可以说，没有伦理道德约束的生物医学工程是很危险的。

因此，保障生物医学工程学科健康发展的一个重要方面，就是要确保新技术的应用在伦理与法规的红线内进行且能造福于人类。这对生物医学工程专业从业人员提出了更高的要求：一方面，专业人员需要掌握扎实的专业理论知识和专业技术能力；另一方面，职业道德和工程伦理素养也成为专业人员必须具备的重要素质。每一位生物医学工程从业人员均应牢固树立生物医学工程伦理意识，遵守生物医学工程伦理基本规范，具备并不断提升生物医学工程伦理决策能力。

1.2 伦理学及伦理学教育概况

1.2.1 道德与伦理

伦理学是专门研究道德现象及其本质和规律的一门学科或科学。在伦理学中，道德与伦理是出现频率最高的两个核心概念。在日常生活中，道德与伦理经常通用，但二者的内涵也有一定的区别。

在古汉语中，“道”与“德”最早是单独使用的两个不同的词语。从词源上追溯，“道”最初见于西周，从行从首会意，像人张首于十字路口，以示辨明方向引道而行之意。“道”在先秦时期就被广泛使用，道的意义既有本体论层面上的，也有政治层面和人生层面上的。

如老子所说的“道生一，一生二，二生三，三生万物”，这是本体论意义上的道，指最高意义上的存在实体；管仲所说的“道也者，上之所以导民也”，主要为政治意义上的道；孔子所说的“志于道，据于德，依于仁，游于艺”以及孟子所说的“仁也者，人也，合而言之，道也”即为人生意义上的道。概言之，古汉语中的“道”涵括了本体、规律、必然、合理、正当、道路、方法等义。“德”在甲骨文中释为“直”或“值”，最初表示顺从祖先神与上帝神，表示“遵从”及“行视”之义，二者都蕴含着现代汉语中所说的道德规范之萌芽。[2]许慎在《说文解字》中把“德”解释为“外得于人，内得于己”。“内得于己”即反省自我，端正心性，使人内心具有善之品性；“外得于人”即在内心确立正直原则、端正心性修养的基础之上，身体力行，使内心正直原则指导和约束自己的行为。简而言之，端正内心修养，并身体力行，即为“德”。道德二字连用，最早见于《荀子·劝学》中的“故学至乎礼而止矣，夫是谓道德之极”，[2]意思是说，学习做人做事，如果一切行为都达到了礼的标准，那么就进入了道德的最高境界。此后，道德一词就具有了道德理想、道德规范、道德品质、道德境界等明确而丰富的含义。

同样，在古汉语中，“伦”与“理”两个字最早也是分别使用的。“伦”最初通“和”，“八音克谐，无相夺伦。”“伦”指声音和谐，包含秩序、位次之义。后来，人们逐渐将“伦”专门用于表示人与人之间的交往关系，指辈分、人伦。“理”的原义是治玉。《战国策》里说到郑国人称“玉之未理者为璞，剖而治之，乃得其鰓理”。因而“理”指的是事物内在的机理、秩序，从而引申为条理、规则。《礼记·乐记》将二者连在一起使用：“乐者，通伦理者也。”伦理合在一起，是指人们在处理相互关系时应遵循的行为准则。

在西方古代文化史的研究中，也可以看到类似的含义。现代英语中的“道德”（moral）一词源于拉丁文的“mores”（风俗、习惯、作用、品格）。“mores”是拉丁文“mos”（习俗、性格、品性）的复数，后来引申为道德规范、行为品质、善恶评价等含义。英语中的“伦理”（ethics）一词源于希腊文，早在古希腊荷马史诗《伊利亚特》中就出现过，原义为公共场所和驻地，后来意义逐渐扩大为风俗、习惯及人在风俗习惯中所形成的品质。亚里士多德把“习惯”（ethos）一词的拼写方法略加改变，就成了“伦理”（ethiks）这个名称，并认为“伦理德性是由风俗习惯熏陶出来的”。可见，在西方文化传统中，道德与伦理经过词源的演变，主要含义也发展为道德规范、风俗习惯以及行为品质等。[3]

在伦理学中，通常将“道德”与“伦理”二者通用，但在黑格尔学说中二者有严格的区分。“moral”指个体道德、品性，它是主观修养与操守，是主观法；而“ethics”则指客观伦理关系，是客观法。“ethics”化为个人的自觉行为，变为内在操守，即为“moral”，“moral”以“ethics”为内容。也就是说，道德与个体相关联，而伦理与国家和社会相关联。因此，我们需要在必要的时候对道德和伦理加以区分，因为风俗习惯本身并不是道德，但道德却存在于风俗习惯之中，并通过它得以显现。[4]

词源学的考察有助于我们认识到道德和伦理的意义，但要更深入地理解道德和伦理的内涵和要求，还需要进一步思考：人们为什么要遵奉道德伦理？为什么要按照伦理道德行事？伦理道德对于人的意义何在？风俗习惯究竟标识、表达了什么？我们能否透过风俗习惯看到更为深刻的实质？

在日常生活中，我们经常本能地做出判断，认为一个人的行为是道德的或是不道德的，高尚的或是卑劣的；也会说一个社会或时代的整体道德水平是高或是低。在中华民族的传统美德中，自强不息、团结友爱、诚实守信、尊老爱幼、谦虚礼貌、严于律己等美德深入人心、人人皆知，也是我们的文化传统中道德评价的通用标准。可见，行为是否合乎道德，标准自在人心，道德是判断一个人的行为是否合乎人性的根本性特质。道德系人之所是，即所谓人之为人的内在规定性。[2]

如果说道德用于描述与个人实践相联系的客观现象，伦理则用于描述与社会理性相联系的客观规律。再通俗地讲，道德更侧重个体品德心性的修养，而伦理更侧重社会群体的共同习俗。在社会生活中，人类习惯、共同体风俗往往首先成为恰当的标准，使得所有社会成员认可并视之为理所当然之善而践行。人们遵从风俗习惯，因为风俗习惯标识了人们在共同生活中所形成的关于人的存在方式的自觉共识，是对于人性的类的把握。

综上所述，道德与伦理所描述的生活现象相同，含义也无本质差别，在用法上，虽然大多数场合可以通用，但侧重点不一样，有时也要注意区分。伦理学作为一门学科，旨在突出和强化伦理理性的培养，故更多地使用伦理这一概念。

1.2.2 伦理学主要分支领域

按照研究类型、方法、内容体系的不同，伦理学通常分为元伦理学、描述伦理学、美德伦理学、规范伦理学和应用伦理学。

1. 元伦理学

元伦理学（Meta-ethics）是指研究伦理学本身的性质、道德概念、道德逻辑分析和道德判断，而不制定道德规范和价值标准，并且对任何道德规范、价值都采取中立立场的伦理学。因其学说是以逻辑和语言学的方法来分析道德概念、判断的性质和意义，研究伦理词语、句子的功能和用法的理论，因此又被称为分析伦理学或价值论直觉主义。元伦理学产生于 20 世纪初，代表人物是英国伦理学家乔治·爱德华·摩尔（G. E. Moore，1873—1958）。1903 年，摩尔发表了《伦理学原理》，把逻辑分析方法引入伦理学，将伦理学分为关于知识的科学元伦理学和关于实践的科学规范伦理学两大类，标志着西方现代元伦理学的兴起。摩尔的元伦理学曾一度风靡英美，直到 20 世纪 70 年代前，曾是影响西方长达半个多世纪的主流伦理思想。

2. 描述伦理学

描述伦理学（Descriptive Ethics）是指对道德现象的研究既不涉及行为的善恶及其标准，也不谋求制定行为的准则或规范，只是依据其特有的学科立场和方法对道德现象进行经验性描述和再现的伦理学。描述伦理学旨在描述道德行为和信念或理念体系，主要研究不同社会的道德主张和实践，从而发现有关人类行为、态度的重要事实，其所处理的问题主要是某一个社会或文化实际上在实行何种道德规范或具有何种道德实践，因此又被称为记述伦理学。描述伦理学主要有两个分支，即道德社会学和道德心理学。最早对此进行专门研究的包括英国思想家赫伯特·斯宾塞（Herbert Spencer，1820—1903）等人。

3．美德伦理学

美德伦理学（Virtue Ethics）又称德行论或品德论，是以人的品德、美德为中心，研究人应该具有什么样的品德或品格、道德高尚之人及其优良道德如何实现等问题的伦理学理论。无论是在东方还是西方，美德论都是传统伦理学中最古老、最具有解释力的基本理论。在我国古代，美德论的典型代表是儒家伦理。在古代西方，美德伦理学的典型代表首推古希腊伦理学家亚里士多德，其所著《尼各马可伦理学》为西方近现代伦理学思想奠定了基础。随着社会的发展，尤其是近代实证科学的发展深刻影响了人类生活的各个方面，技术主义和实用主义，尤其是道德虚无主义的兴起，使得美德论在西方日渐式微。直到 20 世纪后半期，美德伦理学才艰难复兴。美国当代伦理学家麦金泰尔（MacIntyre，1929—）被认为是现代西方美德伦理学的代表人物，其最有影响的代表作是《追寻美德》。

4．规范伦理学

规范伦理学（Normative Ethics）是指围绕着道德价值、道德义务和道德品质展开其理论形式，确定道德原则、准则等行为规范的伦理学。从广义上说，19 世纪以前的所有伦理学都是规范伦理学。在经历 20 世纪上半叶的衰落后，在 20 世纪 70 年代，以美国伦理学家约翰·罗尔斯（John Rawls，1921—2002）的《正义论》的发表为标志，规范伦理学开始复兴。

在不同类型的伦理学理论中，规范伦理学一直是伦理学的代表、主体或核心。简单来说，规范伦理学要解决的问题是：我们应该做什么？即什么事情我们有义务去做？什么事情我们不能去做？什么事情我们可以做也可以不做？根据回答的路径是基于“这样做是否有好的结果”，或基于“这样做是否正当”，规范伦理学可进一步分为两个基本方面——目的论与义务论。目的论强调行为的后果，而义务论强调行为的正当性。

1）以功利主义为代表的目的论思想

功利主义（Utilitarianism），也有人译为效用主义，是一种以实际利益、功效等实质性内容作为道德价值根据的伦理思想。功利主义认为人的行为善恶取决于效果，判断或评价行为的善恶，无须考察动机，只要看它的效果。在中国，战国时期思想家墨子以功利言善，是早期功利主义的重要代表。宋代思想家叶适和陈亮主张功利之学，注重实际功用和效果，反对唯言功利和空谈性命的义理之学。[5]

西方伦理学史上的功利主义思想由英国哲学家杰里米·边沁（Jeremy Bentham，1748—1832）创立，后由密尔（John Stuart Mill，1806—1873）发扬光大。密尔认为，功利主义所主张的动机，虽然与行为者的品格关系很大，但与这个行为的道德性无关。他以救孩子为例，认为不论动机如何，把溺水的孩子救了起来，其行为就是善的。边沁所创立的功利主义伦理思想可用一句话来概括，那就是“最大多数人的最大幸福”。功利主义的基本观点如下：一，人是追求快乐的，快乐是人存在的目的；二，快乐是判断一切善恶的最终依据，是人们行为选择的最终标准；三，快乐可以量化，并通过量化得到比较；四，寻求最大多数人的最大幸福。[2]需要说明的是，边沁的量化方法消解了快乐的质的区别，如感官快乐与精神快乐的区别，这就给功利主义伦理思想留下了一个致命缺陷。后来密尔将快乐区分为高级快乐与低级快乐，并留下一句名言：做一个不满足的人比做一个满足的猪好，做一个不满足的苏格拉底比做一个傻子好。[6]

以功利主义为代表的目的论学说重视在道德评价时考察行为效果，该学说的可取之处在于：第一，它最大的价值表现在，在终极价值选择依据问题上，以自己的方式主张人类一切活动最终都应当是反指向自身的，应当以人类自身的幸福为一切价值选择的最终依据；第二，它对利己采取了一种较为理性的态度，采取较为合理的“合理利己主义”立场；第三，它的价值要求和思想方法是与市场经济相适应的；第四，它在个人行为选择，尤其是在社会公共行为的选择中，具有更强的可操作性。

然而，功利主义并不是万能的，它也有明显的局限性，主要有以下几个方面：其一，以趋乐避苦一类的感觉经验作为根本价值依据与最初出发点，造成该理论存在先天性缺陷；其二，否定考察动机的必要，把本来只有在主客观的联系中才能确定的品行善恶，简单地分割为只看效果，不看动机，以为只要效果好就是品行好，陷入了把行为效果直接与品行善恶相等同的谬误；其三，忽视乃至贬抑了人类的美德精神，对个人的道德、人格和精神缺少应有的关注与足够的解释力；其四，个人利益与社会利益间可能存在裂隙，也会造成多数人权利对少数人权利侵犯的可能。

2）以康德为代表的义务论思想

义务论（Deontology）源于希腊语“deon”（应该有的）和“logos”（学说），即关于“应当”的学说，亦译为“道义论”“本务论”或“非结果论”。在西方现代伦理学中，指人的行为必须遵照某种道德原则或按照某种正当性去行动的道德理论，与目的论、功利主义相对。义务论强调道德义务和责任的神圣性以及履行义务和责任的重要性，以及人们的道德动机和义务心在道德评价中的地位和作用。义务论认为判断人们的行为是否合乎道德，不必看行为的结果，只要看行为是否符合道德规则，动机是否善良，是否出于义务心等。中世纪初天主教思想家圣·奥勒留·奥古斯丁（Saint Aurelius Augustine，354—430）的思想及著作中就已有义务论的原初形式，[5]在宗教神学中亦可发现义务论的影子。而作为现代社会所理解的义务论伦理思想，主要是指自启蒙时代以来所确立、且以康德为代表的道德义务论思想。

在康德的道德哲学中，“义务”或“责任”“正确”和“错误”这些概念是基本的、重要的。一个好人，就是在习惯上采取正确行为的人；一个正确的行为，就是出于义务感去做的行为。就研究对象而言，康德认为，对每一个理性存在物来说，基本的道德法则都是一样的。康德的义务论思想内容极为丰富，[7]其主要观点如下。

（1）人是理性的存在。康德的伦理思想是基于对人性的认识而展开的。他认为人是先有精神、本质，后有现象、具形。人的本质是先验的。理性、理想、自由就是人之为人的真实规定。

（2）道德义务是人的理性自律。人性在于理性，理性在于自由意志，而人的自由意志就是要实践道德法则。道德法则是无条件的绝对命令。道德不是出于爱好，而是出于责任。

（3）道德行为法则是可普遍化的绝对命令。行为的善，不在于其所追求的具体目标或经验成果，而在于行为本身的法则，在于这种法则的可普遍化。命令分为假言命令和定言命令，而理性的命令是定言命令，其形式就是“你应当做某事”，它的根本要求是：要只按照你同时认为也能成为普遍规律的准则去行动。这是无条件的命令，亦是绝对的标准。[8]

从绝对命令这一理性的根本大法出发，康德提出了义务论伦理思想的三条道德律令：意志自律、人是目的、普遍立法。在康德的三条道德律令中，贯穿着一个基本思想：将个别偶然存在的人变为社会普遍的个人。

（4）人是目的。理性本身是目的，理性不能成为手段。人是以自身为目的而存在的，没有什么可以代替人的这个目的性存在。也就是说，每一个人都是自己的目的，人与人之间也应当把对方看作是目的，每一个人都有自身存在的绝对价值。

康德的义务论伦理思想往往给人们带来一些疑问，似乎他的思想立场不食人间烟火，无视现实经验生活。但其理论核心与基本价值旨趣在于，如何拯救现实生活中人的道德堕落、矫正人格缺陷，如何恢复人的人格完整性以及人的独立自觉价值，如何使人在道德上完善自我。

义务论又被分为行为义务论和规则义务论。行为义务论认为没有任何普遍的道德理论或规则，只有不能加以普遍化的特殊的行为、情况和人。人们在某一特殊情况下所做出的决定基于自己所相信或感觉应当采取的正确行为，因此行为义务论又称为义务直觉主义。也就是说，它将每一个行为都视为独一无二的伦理事件。规则义务论则认为，规则作为道德的唯一基础是存在的，遵循这些规则就是道德的，道德评价标准与结果无关。规则义务论接受康德的普遍化原则，并且主张道德判断是基于道德原则而做出的，例如不应讲大话，要守诺言，不应杀害无辜等。

5. 应用伦理学

应用伦理学（Applied Ethics）是与规范伦理学相对应的伦理学学科，它以伦理学原理为依据，着重研究和解决现实生活中的伦理道德问题，使伦理道德更好地发挥其自身的作用。应用伦理学中的“应用”本质上是将规范伦理学的理论、原则和规范运用于具体的道德生活领域，并在实践中验证和发展这些理论、原则和规范，以推动伦理学的进步和完善。其基本特征表现为：在研究对象上侧重规范伦理学理论在道德生活中的具体应用，在研究方法上以实证方法、描述法和解惑法为主，注重伦理道德的作用和效能的发挥。

应用伦理学有广义和狭义两种含义。广义的应用伦理学涉及人类生活的方方面面，包括个人生活、爱情婚姻家庭生活、职业生活、社会公共生活、社会经济生活、政治生活及国际关系等诸多领域，凡是在这些领域中产生并需要实际解决的伦理道德问题，都可以纳入应用伦理学的范围之内，成为应用伦理学的一个分支。狭义的应用伦理学则更多关注爱情婚姻家庭伦理学、职业伦理学以及社会公共生活道德理论和规范的具体应用。应用伦理学作为系统的伦理学科是 20 世纪 60 年代末至 70 年代初才形成的，其重要的分支学科有环境伦理学、生命伦理学、科技伦理学、经济伦理学、工程伦理学等。

1.2.3 伦理学教育发展进程

从教育主体分类，伦理学教育分为公民伦理教育和学校伦理教育。

公民伦理教育是一项关系国家和社会发展的“系统工程”。公民伦理的育成同时包含着强烈的“自我育成”的特点。它既是国家对公民的教育，也是一部分公民对另一部分公民的教育，还是通过国家的指导，在公民社会的公民自治中完成的旨在使每一位公民都成为教育主体的教育活动。同时，公民伦理建设指向全体公民，它不是培育完满至善的公民德性和崇高的道德操守，而是对我们日常公共生活常态最低伦理的吁求，具有世俗化的普世特征。[9]

学校伦理教育自学前、小学、中学至大学均有课程开设。学校对青年进行道德教育，是为了使青年养成正确的人己互惠、内外互化的道德观念，进而使他们形成良好的道德素养。青年培养道德修养是一个由外向内的内化过程，然后再在内心认同的基础上，在外体现于日常行为中。学校伦理教育中最重要的是高等学校的职业（专业）伦理教育，因为专业伦理教育的功能从社会角度看，在于为社会培养更多能够真正承担起专业责任的专业人才，避免社会成员遭受因专业人员疏忽或有意而为的不道德行为所造成的伤害；从专业角度看，在于规范专业行为、凝聚专业力量、打造专业形象、提升专业地位，为专业的发展提供更好的内外部环境和更高的平台。[10]

伦理学教育的发展进程同伦理学思想流派的发展变化密切相关。西方伦理学思想有两个思想渊源，一是德性伦理（美德伦理），二是规范伦理。整个伦理学的历史，可以看作是这两种伦理学思想的兴衰更替的历史。规范伦理是近两个世纪伦理学的主流思潮。17 世纪后，为适应近代民主国家的需要，基于古典法律理论和社会契约论形成的规范伦理学，取代了古代美德伦理学的主导地位。规范伦理学适应当代社会多元化、个人角色碎片化和人际交往密切化等特点，以对社会（包括个人）的利害和公正与否为取舍标准，确立人们的行为规范，这无疑为当代社会生活的正常秩序提供了重要支持。但自 20 世纪中叶以来，规范伦理学日益暴露了自身的缺陷。麦金泰尔在他的代表作《德性之后》中以及以伊丽莎白·安斯库姆为首的一批伦理学家在其学术著作中，均主张回归以德性伦理为核心的古代研究进路，由此形成了规范伦理与德性伦理两大阵营的论理与竞争。这两大阵营也分别代表了当今世界两种解决现实伦理问题的进路。

以医学伦理学为例，长期以来，美德伦理是医学伦理的主流，至今流传下来的医德故事，都是美德伦理的故事。但从 16、17 世纪以后，特别是 19、20 世纪以来，由于医学技术的迅猛发展，医学伦理学近几十年的主要工作都是制定各种规范，例如器官移植的规范、辅助生殖技术的规范、活体器官移植的规范、生物科学研究伦理审核的规范等，并取得了较大成效。仅就辅助生殖技术而言，伦理规范为这项技术开了通行绿灯。数据显示，自 1978 年首名试管婴儿诞生以来，全球已有超过 800 万试管婴儿降临人世。这是一项伟大的医学成就，其中也包括规范伦理学的功劳。同时，规范伦理学为适应当前医患关系的变化以及医疗卫生体系改革的需要，制定了一系列原则及规范，如病人自主、知情同意原则，以及新技术开发与研究的伦理审查规范等。这些原则及规范都表明了规范伦理在当代医疗卫生服务中的必要性。没有伦理规范，许多事不好办，甚至办不成。但实践也同时证明了伦理规范存在局限性。首先，规范的执行离不开行为者的德性，行为与行为者的德性是互补的。行为不能脱离行为者的动机，而行为者的动机正是行为者意愿诉求的体现。德性不良的人难以切实依照规范的本意去执行规范。一旦没有德性的支持，规范这种加于人的外在力量就可能变质走样。比如，尊重病人自主权，履行知情同意手续等规范，如果没有对病人生命的尊重与敬畏的品行，就仅仅是一纸空文。也就是说，规范伦理缺乏人文关怀，有点冷冰冰，需要加点温度，需要德性伦理。克服单纯规范伦理的不足，促进规范伦理与德性伦理的结合，是解决当前伦理危机并使之摆脱困境的较好选择。[11]

随着美德伦理的复兴，人们达成一个共识，即道德教育应该追寻美德这一本质，避免道德上的形式主义和功利主义。只有扬弃传统，继承前人的智慧并与时代同步发展才能实现道德伦理教育的价值引导目标，推动伦理教育的改革和创新。

1.3　生物医学工程学科的伦理范畴

生物医学工程与人的生命和健康息息相关，这就对生物医学工程实践在伦理层面上提出了更高的要求，需要我们给予更多、更特别的关注。

从具体内容上看，生物医学工程伦理主要包含以下几个方面。

（1）工程实践中的伦理问题。包括工程实践中的技术伦理问题、工程实践中的利益伦理问题、工程实践中的责任伦理问题，以及工程实践中的环境伦理问题等。

（2）生物医学工程中临床试验（涉及人的）研究中的伦理问题。包括人体试验的意义和必要性、人体试验设计的基本伦理要求、研究的风险与受益、以脆弱人群为生物医学工程研究受试者的伦理问题、知情同意、保护个人隐私和保密等。

（3）动物实验的伦理问题。包括动物保护与动物实验的社会认知、开展动物实验应遵循的基本原则、动物实验替代方法的概念、研究内容与相关技术，以及实验动物福利管理和质量认证等。

（4）基因工程中的伦理问题。包括基因检验与遗传筛查、基因治疗与基因增强、胚胎干细胞研究与克隆技术、构建人类遗传数据库的伦理问题、人类基因的专利权与商业化引发的伦理思考等。

（5）人工脏器技术的伦理问题。包括器官移植中的知情同意、可供移植器官的公正分配、特殊器官移植如异种器官移植、组织工程器官移植中的伦理难题等。

（6）制药工程的伦理问题。包括药物临床试验伦理问题、疫苗临床试验的伦理要求和制药企业的社会责任。

（7）医学诊断与治疗技术方案中的伦理问题。包括高新医疗技术涉及的道德问题、临床技术运用如何实现最优化、滥用药物与用药伦理、辅助检查应用的伦理规则、手术治疗选择的伦理规则等。

此外，生物医学工程伦理同样涉及伦理委员会职能的发挥问题，包括伦理委员会的组建与操作流程，以及伦理审查的内容，特别是涉及外部资助的生物医学工程研究的伦理审查等。

1.4　生物医学工程伦理学学科关联

生物医学工程伦理学作为一门交叉学科，与生命伦理学/医学伦理学、科技伦理学和工程伦理学均有学科关联，并且在与这些学科的关联中确定自身的学科框架。

1.4.1 生物医学工程伦理学与医学伦理学、生命伦理学的关联

生物医学工程与医学息息相关，医学神经工程、医学超声工程、医用机器人、急救医学工程等学科发展前沿，都显示了工程与医学的紧密结合。20 世纪 70 年代以来，随着高新科学技术在医学领域的应用，医学伦理学进入了新的发展阶段——生命伦理学。而生物医学工程的发展，又为生命伦理学这个带着高新技术光芒的新阶段增添了新的色彩。

医学伦理学、生命伦理学的基本原则经历了《贝尔蒙报告》提出的“三原则说”（尊重、有利、公正）、美国生命伦理学家恩格尔哈特提出的“二原则说”（允许和行善）以及蒂洛提出的“五原则说”（生命价值原则、善良原则、公正原则、诚实原则、个人自由原则）等多个阶段。1989 年，比彻姆和查尔瑞斯在《生物医学伦理学原则》一书中提出了“四原则说”，即自主原则、不伤害原则、行善原则、公正原则。“四原则说”在国际上得到了更多认可，并被欧美国家和地区的医学组织视为医生执业的行为依据，被越来越多的国家接受或借鉴。

生物医学工程伦理学基本上可以借鉴生命伦理学/医学伦理学通用的“四原则说”。但鉴于生物医学工程涉及的利害关系更为重大，对待其技术应用的底线需要更为审慎，因此应当将不伤害原则视为首要、至上原则。因此，在“四原则说”基本内容不变的前提下，我们将生物医学工程伦理学原则确定为“不伤害原则、有利原则、尊重与自主原则、公正原则”。

1.4.2 生物医学工程伦理学与科技伦理学的关联

科技伦理学的内容包含科学伦理学和技术伦理学两方面，但并不是两部分内容的简单相加。科技伦理学的历史使命，就是在求真与求善之间架起沟通的桥梁，深入研究科学与伦理、科学与道德之间的深刻关系，促进科学与道德、求真与求善的良性互动，从而在不断推动科学进步的同时，也不断推动人类道德的进步。对于当前的社会现实来说，科技伦理学面临的一个重要任务，就是研究在当今时代应当怎样利用伦理道德的力量促进科技的发展，而不是遏制科技的发展。

具体来说，科技伦理学的任务包括探讨科学技术伦理领域的各种一般性、普遍性、共同性问题，如科学技术伦理的本质与特征、范畴与原则、结构与功能、演进与变迁、应用与评价、继承与发展等。科技伦理学与相关学科相互渗透可以形成多种交叉边缘学科。可以认为，生物医学工程伦理学是生物医学工程与科技伦理学相互渗透而形成的交叉学科，旨在利用科技伦理学的一般特征、一般范畴、一般原则来指导生物医学工程中的具体伦理问题。

1.4.3 生物医学工程伦理学与工程伦理学的关联

从学科属性上看，生物医学工程伦理学是当前道德问题最为集中的工程伦理学。约纳斯、伦克、莱德等学者围绕与工程有关的责任问题探讨了责任的概念、责任的种类和层次、道德责任的特点、技术的新发展对责任概念的影响、工程师以及整个社会对技术问题的责任等问题。在此基础上，维维安·韦尔从四个方面对工程师的责任做了详尽的探讨和研究：

① 对公众的责任是保障促进“公众的安全、健康、福祉”；② 对雇主或代理人的责任是忠诚；③ 对其他工程师和职业的责任是要做到为人正直、维护荣誉和尊严；④ 工程师还应肩负起保护环境的责任。

生物医学工程伦理学在工程伦理学的框架范围内，因此在生物医学工程实践中，也要满足上述四个方面的责任要求。同时，在此基础上，还要更加凸显对人的尊重、更加强调责任意识，并且更好地协调利益关系。

（1）人的尊重。生物医学工程属于工程学科，从生物医学工程转向健康医学工程/人类健康工程不仅是顺应 21 世纪医学变革的历史必然，而且是开启医学变革之门、开辟从“关于疾病的科学”走向“关于健康的科学”道路的先行者、开拓者、推动者。

（2）责任意识。是否有责任意识是衡量行为正确与否的重要伦理维度。生物医学工程实践过程包括设计、实施和运营等诸多环节，每一个环节都与责任紧密相关。企业、机构和个人在追逐利益时，更要勇于承担责任。这里的责任包括对受试者的责任、对社会健康发展的责任，以及对人类未来的责任等。

（3）协调利益关系。生物医学工程实践既是应用科学和技术改造物质世界的自然实践，更是调整利益关系的社会实践。生物医学工程实践中的利益伦理问题集中体现在企业和个人身上。其中，企业包括生产企业和经营企业，个人包括科研工作者、工程技术人员和销售人员等。

综上所述，生物医学工程伦理学旨在解决生物医学工程实践活动中权利与义务的关系、道德和利益的冲突等问题，要求相关从业人员在发展生物医学工程技术、深入实践的同时，遵守伦理原则，协调各方利益关系，对受试者、社会和人类未来负责。

1.5 生物医学工程伦理基本原则

生物医学工程专业作为一门研究方向诸多、内容复杂、要求极高的专业，与其他工程相关专业的最大区别就是它涉及人的生命。在我们从事医学、生物学、卫生学以及行为学各个领域的研究时，要对涉及生命科学、生物技术和医疗保健等方面的行动进行伦理评价，无论这个行动是医生的治疗、科学家的研究，还是决策者的政策出台、立法者的法律制定。为此，我们需要构建一个合理的伦理框架，即基本伦理原则。这些基本的伦理原则既是在总结历史经验教训的过程中产生的，也是能够得到伦理学理论辩护的。它们既为我们解决伦理问题提供指导，也为我们找到的解决办法提供辩护。执行这些基本原则不仅能维护人们的权利，也能为人们谋求福利，因此是生物医学工程工作者应尽的义务。

1.5.1 生命神圣与价值原则

《世界人权宣言》第三条规定：“人人有权享有生命、自由和人身安全。”在生物医学工程实践中，人的生命尤其是病人的生命具有至高无上的地位和价值。生命神圣与价值原则以生命神圣论、生命质量论、生命价值论为表现形态，是生物医学工程伦理学其他具体原则的统领和基础。

1. 生命神圣论

生命神圣论强调人的生命价值至高无上、人的生命神圣不可侵犯。生命神圣论是人类社会发展到一定阶段，特别是生产力发展到一定水平、人类自身生存及发展的基本需要得到基本满足、人类自身价值基本得到实现之后的产物。

生命神圣论形成及发展的基础主要包括以下两个方面。

（1）医学发展的内在要求。古人给医学的目标定位是“医者，生人之术也”，也就是救人生命、活人性命。显而易见，从古至今，医学都是以维护人的生命和健康、防病治病为己任的，而人的生命在天地万事万物中是最珍贵的。随着近代自然科学的长足进步以及近代实验医学的发展，生命的奥妙逐渐得到揭示，这就为维护和尊重生命奠定了科学基础。人的生命神圣观念之所以能够不断积累而生成理论，根本上取决于医学发展的内在需求。

（2）欧洲人文主义运动提供了强大动力。这场旨在颠覆宗教神学和封建等级主义及其统治的斗争，比较彻底地批判和否定了摧残生命、压抑人性的陈腐观念和社会制度，唤起了人们对自身生命本质及价值的重视，以及对自由、平等、博爱、尊重人权、尊重人格的长时间的、富有成效的系统思考。人文主义运动及其后续发展，使生命神圣观念得以理论化、学说化。

生命神圣论与医学相关职业相伴相生，并在推动医学、生命伦理思想及学说的发展过程中起到了关键作用，具有重要的历史意义。生命神圣论的作用与意义可从以下两个方面进行阐述。一是从道德的角度强化了医学的宗旨。生命神圣论出现后，医学的社会使命及宗旨从道德的角度得到了进一步的强化。它强调尊重和维护人的生命以及促进病人的健康是医者的首要责任，医生是最神圣的职业。二是为医学伦理学其他基本理论的形成及发展奠定了思想基础。生命神圣论的思想精华，在现代医学伦理体系中仍居理论源头的地位。例如，无论传统的医务义务论、医学美德论，还是现代的医德人本论、功利论、公正论以及权利论等，都可以从生命神圣论那里找到思想渊源。

然而，传统的生命神圣论也存在一定的历史局限性，主要表现在以下两个方面。

（1）缺乏成熟的理性基础。传统的生命神圣论建立在对个体生物学生命的朴素情感的基础上，所提出的尊重、珍视生命的要求主要依托于职业的直观感受，是一种缺乏科学思维的生命观。

（2）过于抽象，具有模糊性和片面性。生命神圣论没有将生命神圣与生命价值及质量结合起来，对究竟什么样的生命才是神圣的这一问题没有清晰的标准，在重视生命数量和生物学生命存在的同时，忽视了人的生命质量与生命的社会学意义。

2. 生命质量论

生命质量是指根据一定的社会标准来衡量和评价人的个体生命的自然素质和质量状态。生命质量论是指主张以人的体能和智能等自然素质的高低、优劣为依据来衡量生命存在对自身、他人和社会的意义，强调人的生命存在质量，从而给出相应对策的一种生命理论。它的提出标志着人的生命论进入了更加成熟的阶段。

从医学角度讲，生命的质量可以从体能和智能两个方面进行判断和评价，从主要质量、根本质量和操作质量三个层面进行把握。主要质量是指人类个体的智力发育程度或身体状态，一个人的这个质量指标有时会低到似乎没有必要维持其生命的程度，例如严重的先天畸形儿和无脑儿等。根本质量是指人生命的意义与目的，即体现在与他人、与社会的相互关系中的生命活动的质量。当一个人的这个质量指标低到已失去其生命的意义和目的时，是否还应当继续维持其生命也成为人们思考和争论的问题。操作质量是指以量化方法测定的人类个体的生命质量。生命质量是和人的本质密切相关的。人是具有思维能力、能运用工具进行实践的动物，而这些活动都是在一定的社会关系中进行的。因此，是否具有意识和一般的实践能力，是衡量生命质量的内在标准，而能否实现社会化，能否在社会关系中发挥其生命的作用，是衡量生命的外在标准。

关于评价生命质量的标准有四种学说：一是个体生物学、医学标准；二是个体心理学、精神医学标准；三是授权-社会承认标准；四是质量调整生命年（Quality Adjusted Life Years，QALY）和伤残调整生命年（Disability Adjusted Life Years，DALY）标准（即 QALY-DALY 标准）。其中，QALY-DALY 标准学说具有较大的临床伦理意义。

QALY 是一种追求最优化的医疗卫生服务的评价理论与指标体系。它以健康干预措施给病人带来的生存质量和生存时间为标准，既比较同一状态下不同医疗护理的效果，又比较对不同人群健康、疾病的干预效果，从而衡量和反映人们从治疗、护理、保健中获得的健康收益，确定社会医疗卫生资源需求、引导资源优化配置。QALY 是当今医疗卫生领域中，用在政策分析、卫生决定和疾病防治项目评价等方面的主要评价手段之一。

DALY 是指从发病到死亡所损失的全部健康寿命年，包括因早死所致的寿命损失年和疾病所致伤残引起的健康寿命损失年两部分。DALY 常用于评价与疾病负担和伤残相关的研究项目。世界卫生组织已经推荐在广义的成本-效益分析中应用 DALY，主要用于评价大范围内慢性病和致残疾病的可干预方案。

3．生命价值论

生命价值既指人的生物价值，即通过生育繁衍保持人类及自身生命的延续和发展，又指生命的社会价值，即个体生命对他人、群体及本人的社会性作用和影响。生命价值是两者的统一，但后者是重点。因为只有生命个体具备自我意识，在社会生活中扮演一定的角色，并能为他人和社会做贡献，才能获取生存条件并真正实现人生价值。

生命价值论是指主张以个人生命对他人和社会及自我的意义大小为标准确认其质量以及神圣性，从而可以做出相应选择的生命伦理理论。在医学伦理学领域，生命价值论与生命质量论几乎在同一时代产生，它的问世标志着人的生命理论更加全面和深刻。评判人的生命价值的大小是一件极其复杂而又必然面临道德风险的事情。因为同生命质量的评判一样，随之而来的选择和处理将决定该个体的命运。所以，医学伦理要求医务人员不随便进行生命质量及其价值的评判。在临床上必须进行评判时，应依据生命本身的神圣性、质量要素及价值要素进行综合考量。

生命价值论使医学价值观更全面、更深刻、更合理。传统的生命神圣论往往局限于病人个人的生命和医者个人的职责，易导致生命观的僵化和片面性。生命价值论的问世及其与生命质量论的联手，是人类要求不断完善自身素质以求全面发展的反映，是人类医学价值观的新突破。这就要求我们在认识人的生命现象时，将生命本身及其生物要素、社会要素统一起来，将个体生命与群体生命甚至人类生命联系起来。与生命神圣论相比，生命价值论在视野上更加开阔，在情感上更有温度，在思维上更具辩证性，为合理进行多元医学价值选择提供了一个新的视野和依据。在现代医学实践中，辅助生殖、器官移植、基因治疗等技术陆续从实验室走向临床，引发了越来越多、越来越尖锐的医学伦理冲突问题，挑战着生命神圣论。若只是听从于传统的生命神圣论，这些技术手段就难以积极作为；而完全抛弃生命神圣论，则可能使这些技术手段走入歧途。生命价值论、生命质量论与生命神圣论联手，既为医学新技术的推广和运用提供了必要的伦理辩护和发展空间，开辟了出路，又给出了必要的伦理导向和规制，保证其健康发展。

1.5.2 有利与不伤害原则

1. 不伤害原则

在生物医学中，伤害主要是指身体上的伤害（包括疼痛和痛苦、残疾和死亡）、精神上的伤害以及其他损害（如经济上的损失）等。

不伤害原则（Principle of Non-maleficence）是指在医务人员的整个医疗行为中，无论动机，还是效果，均应避免对病人造成伤害。不伤害原则是底线原则，无论是对从事医疗或科研的医务人员还是对专门从事科研的人员来说，都是最基本的要求。临床诊疗中的任何手段都可能存在利弊两重性，有些伤害是难以避免的。例如药物的副作用，诊断、检查中的痛苦，手术中的创伤以及其他不可预见的伤害等。接受化疗的患者常常被置于治疗带来的各种伤害之中，需要开胸进行手术的心脏衰竭的患者，也常常需要忍受手术带来的巨大伤害。此外，科学技术的应用也可能给患者带来不可避免的伤害，例如医用机器人的使用就存在一定的风险。随着科技的不断发展，医用机器人的种类日益增多，用途逐渐多样。较为常见的有代替外科医生完成如切开、止血、打结、缝合等复杂手术操作的微创机器人，有锥束 CT 引导经自然腔道介入仿生型放疗机器人，还有 DSA（血管造影）引导血管介入机器人等。机器人的使用固然有利于完成精细操作，但也可能带来误操作的风险，因此，医务工作者需格外注意手术器械的跟踪、误操作预警和防范等诸多方面。

从某种意义上来说，伤害是有必然性的。而不伤害原则的真正意义不在于消除任何医疗伤害，这样的要求既不现实，又不公平。很多检查、治疗措施，即使符合适应证，医者也尽心尽力，但仍有可能给病人带来生理或心理上的伤害。事实上，不伤害原则的真正意义在于培养医务人员对病人高度负责、保护病人健康和生命的医学伦理理念和作风，使医者能够正确对待医疗伤害现象，在实践中努力使病人免受不应有的医疗伤害，包括身体上、精神上的伤害和经济上的损失。

依据不同标准，医疗伤害可以划分为不同的种类，最重要的划分标准是医方主观意志及其责任。依据伤害与医方主观意志及其责任的关系，医疗伤害有以下几种划分方式。

（1）有意伤害与无意伤害。有意伤害是指医方出于打击报复心理或由于医方极其不负责任，拒绝给病人以必要的临床诊治或急诊抢救；或者出于增加收入等狭隘的目的，为病人滥施不必要的诊治手段而直接造成的故意伤害。与此相反，不是医方出于故意而是实施正常诊治所带来的间接伤害，则属于无意伤害。

（2）可知伤害与不可知伤害。可知伤害是医方可以预先知晓也应该知晓的对病人的伤害。与此相反，医方无法预先知晓的对病人的伤害是不可知伤害（如麻醉伤害）。

（3）可控伤害与不可控伤害。可控伤害是医方经过努力可以、也应该降低其损伤程度，甚至可以杜绝的伤害。与此相反，超出医方控制能力的伤害则是不可控伤害。

（4）责任伤害与非责任伤害。责任伤害是指医方有意伤害以及虽然无意但属可知、可控而未加认真预测与控制，任其出现的伤害。意外伤害虽可知但不可控，因此属于非责任伤害。

不伤害原则具有相对性，因为伤害本身可能有双重效应，即某一诊治行为既可能有预期的积极效果，也可能伴有预期的消极效果。积极效果是指，该行为的动机、目的是善的，也确实带来了明显的诊治作用，即善效果的直接效应。但同时，该行为可能也带来了一些不可避免的伤害和副作用，即恶效果的间接效应。但只要善效果明显大于恶效果，那么这类具有双重效应的诊治行为就不能被认为是恶的。因为其中的伤害并不是出于行为主体的过错，原因仅在于诊治手段的双重性，明显属于不可避免而又必要的行为，具有伦理上的正当性，至少是应该容许的，如引产救母、必要截肢、隔离治疗等。总之，当具有双重效应的诊治行为被判定为善行时，必然完全满足以下条件：

（1）医者的动机、目的必须明确指向和追求积极效应，即动机、目的性质为善；

（2）行为总效果表明受益者从积极效应中得到的好处必须明显大于从消极效应中受到的伤害；

（3）诊治手段确属必需且经筛选确为最优。

不伤害原则为医务工作者提出了如下几点伦理要求：

（1）培养为病人健康和利益着想的动机和意向，杜绝有意和责任伤害；

（2）尽力提供最佳的诊治、护理手段，防范无意但可知的伤害，把不可避免但可控的伤害控制在最低限度；

（3）对有危险或有伤害的医护措施进行评价，选择利益大于危险或伤害的措施等。

2. 有利原则

有利原则（Principle of Beneficence）是指把有利于病人健康放在第一位并切实为病人谋利益的伦理原则。有利，就是医务人员为病人做善事。这一原则的基本精神是做好事，不做坏事；制止坏事，扬善抑恶。有利原则由两个层次构成，低层次原则是不伤害病人，高层次原则是为病人谋利益。因此，有利包含不伤害，不伤害是有利的最基本要求和前提条件。

伦理学不仅要求我们不伤害人，还要求我们促进患者的健康和福祉。有利原则比不伤害原则更广泛，它要求医务人员所采取的行动能够预防伤害、消除伤害并且确有助益。“有利”是义务，但“行善”不是义务。当自费病人交不起医疗费时，如果医生“行善”替病人付费，当然应该受到额外表扬，但医生并没有义务替病人付费。医生的职责是帮助病人恢复健康，有利于病人是他们的义务，对于病人不能见死不救。所以，“有利”是一种义务，是帮助病人得到他们重要的、合法的利益的义务。

有利于病人是中外优良的医德传统。在中国，利他性的助人思想是最早的医学道德观念的精髓，在此基础上逐步形成了“医乃仁术”的行医准则。在西方，古希腊名医希波克拉底在《希波克拉底誓言》中，明确提出并阐明了“为病家谋利益”的行医信条。到了现代，有利于病人成为了医学伦理学第一位的、最高的原则。由 1948 年国际医学大会提出、

1949年医学协会采纳的著名的《日内瓦宣言》明确规定：在我被吸收为医学事业中的一员时，我严肃地保证将我的一生奉献于为人类服务；我的病人的健康将是我首先考虑的。

对医生而言，有利原则包括确有助益和权衡利害两个方面。

（1）确有助益

有利于病人、对病人确有助益，是医务人员的职责。当我们说医务人员对病人确有助益、有利于病人时，需要满足下列条件：①病人的确患有疾病；②医务人员的行动与解除病人的痛苦直接相关；③医务人员的行动有可能解除病人的痛苦；④病人受益并不给别人带来太大的损害。

但是在生物医学研究中，受试者也许并不获益，然而这种研究将使大量其他的病人、整个社会乃至人类子孙后代得益，那么这种研究能否在伦理学得到辩护？答案是肯定的。伦理学对这种研究的辩护是：有利于他人的义务是相互的，我们从社会得到好处，也应促进社会的进步和发展。现在的病人从过去的研究中获益，他们也有社会义务来使未来的病人获益。当然，这并不是说，医务人员可以对受试者面临的危险和受到的损害采取忽视的态度。

（2）权衡利害

权衡利害要求医务人员所采取的行动能够使病人或受试者得到最大可能的利益或好处，同时面临最小可能的害处或风险。这就要求医务人员权衡利害得失，分析、评价风险/受益比是否可以接受。医务人员有义务做到有利于病人和不伤害病人，而且有义务权衡医疗行动（如手术或用药）可能带来的好处与害处，以便使好处最大化，害处最小化。医疗行动往往并不能单纯带来有利的结果，它们往往会引起副作用，给患者带来创伤、疼痛感或不适感，同时可能会影响到其他器官，对病人今后的生活造成影响。因此，权衡利害得失则变得尤为重要。在生物医学研究中，医务工作者和研究人员既要考虑给受试者可能带来的好处或风险，也要考虑在未来能否给其他病人提供更为有效的疗法，或能否推动科学知识的进步。如果答案是肯定的，那么使受试者忍受一些并不严重并且可逆的不适甚至最低程度的伤害，是可以得到辩护的。但如果答案是否定的，那么使受试者哪怕忍受最低程度的伤害都是不可以的。

1.5.3 尊重与自主原则

尊重与自主原则（Principle of Respect for Autonomy）是指医务人员尊重病人的伦理原则。人的尊严基于人或人类生命的内在价值或外界对其的认同。尊重与自主原则的合理性源于病人享有人格尊严和医疗自主权，该原则的实现取决于医务人员对病人合理权利的认同以及医患之间平等关系的构建。临床医学的基本特点是为病人服务，而服务人员的基本职业品德是对人尊重。医务人员只有尊重病人，病人才会信任医生，二者之间才能建立真诚的医患关系，双方才能维护正常的医疗活动，避免或减少医疗纠纷的发生。

尊重病人包括尊重他们的自主性和自我决定权、贯彻知情同意、保密、保护隐私等内容。

1. 自主性

自主主要是指自我选择、自由行动或依照个人的意愿自我管理和自我决策。自主性是一个人按照她/他自己的价值和计划决定她/他的行动方针的一种理性能力。自主的人不仅能够独立思考、选择计划，并且能够根据这些计划采取相应的行动。可以将自主性理解为个体的独立性，是个体自力更生和自己做出决定的能力。病人的自主性表现为具有行为能力并处于医疗关系中的病人，在医患交流之后，经过深思熟虑，就有关自己疾病和健康的问题做出合乎理性的决定，并据此采取负责的行动。这是病人享有的一种重要权利，与其生命价值和人格尊严密切相关。

在通常情况下，病人进行自主选择需要有必要的前提条件作为保障。

（1）病人要有正常的自主能力。自主性原则有其适用范围，只适用于能够做出理性决定的人。某些人群由于各种原因，会受到一定的限制，例如未成年人、精神病人、患痴呆症的老人、智力低下的人会受到内在因素的限制，监狱里的犯人会受到外在因素的限制，因此他们都不符合自主性原则的适用条件。如果当事人无行为能力自己做出决定，就要由与他没有利益或感情冲突的代理人来做决定。

（2）医务人员应为病人提供真实、适量并且病人能够理解的医疗信息。尊重病人自主权，就必须处理好病人自主与医方做主之间的关系，尤其要正确运用医疗干涉权。病人自主与医方做主既相容，又矛盾；医疗干涉既有必要，又不可滥用。只有遇到下列情况，医方做主才是合理且必须的：

① 病人昏迷，病情十分危急，需要立即进行处置和抢救；

② 病人患不治之症，本人或家属将治疗权全权授予医生；

③ 病人需要急诊急救，但病人自己不能行使自主权，且身边没有任何人代行其自主权；

④ 病人患有对他人、社会有危害的疾病而又有不合理的做法或要求。

（3）要妥善处理病人自主选择与家属代理之间的关系。在中国的文化条件下，由于个人与家庭、社区处于密切的关系中，有关其中一个成员的事情往往需要家庭共同决定，因此家庭自主性往往与个人自主性结合在一起。当病人或其家属错误地行使自主权，所做的决定明显危害病人的健康和生命，或者家属的代理明显违背病人自己的意愿时，医方都有权加以抵制、纠正，即可以行使干涉权。

另外，自主性与权威也不是完全对立的。医方尊重病人自主权，绝不意味着放弃或者减轻自己的道德责任，也不意味着完全听命于病人或家属的错误意愿和要求，而是要充分考虑病人的利益，积极承担医生应尽的责任。

2. 知情同意

第二次世界大战期间，纳粹分子在集中营里，借用科学实验之名，强迫受害者接受令人发指的人体实验。人们开始注意到，在受试者未表示同意的情况下开展人体实验是有问题的，甚至是野蛮的、非人道的。德国战败后，纽伦堡法庭对纳粹战犯进行了审判，1946年颁布了《纽伦堡法典》，制定了人体实验的基本原则，其中最重要一条是“受试者的自愿同意成为绝对必要”。自此，知情同意成为了涉及人体受试者的生物医学研究中最引人注意的伦理学问题。

如何才能做到知情同意？实行知情同意有以下四个必要条件。

（1）同意的能力。同意的能力是实行知情同意的前提。能力是自愿采取行动和理解信息的先决条件，也是最基本的条件。某些身心缺陷可能会使病人/受试者失去同意的能力。

那么，判定一个人是否有能力的标准是什么？通常认为，能力包括理解信息的能力和对自己行动的后果进行推理的能力。我们可以说，只要一个人能够基于合乎理性的理由做出决定，她/他就是有能力的。在生物医学中这一标准是指，一个有能力的人必须能够理解治疗或研究的程序，必须能够权衡它的利弊，必须能够根据这种知识和运用这些能力做出决定。

（2）信息的告知。信息的告知是指医务人员或研究人员将有关的信息提供给病人或受试者。关于应该告知哪些信息或告知多少信息，有三条标准：一是应该提供医务人员认为有利于病人最佳利益的信息；二是应该提供一个理智的人要知道的信息；三是应该提供一个病人或受试者要知道的信息。总之，就是应该提供当个体做出合乎理性的决定时所需要的信息，包括医疗或研究程序及其目的、其他可供选择的办法、治疗或研究可能带来的好处和引起的风险等。

（3）信息的理解。有效的知情同意既需要医务人员提供足够的信息，又需要病人/受试者对信息有恰当的理解。没有恰当的理解，一个人也不能利用信息做出正确的决定。除了缺乏信息外，还有许多条件会限制个体的理解能力，如情绪冲动、不成熟、不理智等。以歪曲的形式或在不适当的条件下提供信息也会影响个体对信息的恰当理解。受文化教育水平的影响，人的理解力有高低之分，因而对所提供的信息的理解也有不同的程度。医务人员或研究人员应尽可能用病人或受试者能够理解的语言和方式提供必要信息。

（4）自由同意。自由同意是指一个人做出决定时不受其他人不正当的影响或强迫。不正当的影响是指利诱等手段，这些手段可能使一个人做出本不会做出的决定。强迫是指有意利用威胁或暴力影响他人，这种威胁可能是身体上、精神上的危害或经济上的损失。不正当的影响和强迫包括竞争、家庭利益等，在这些影响和压力下做出的决定不能算自由同意。

3. 保密

在医患关系中，病人的病情以及与此有关的个人信息应属于保密范围，这是没有争议的。保密的要求早在《希波克拉底誓言》中就已经出现，“凡我所见所闻，无论有无业务关系，我认为应守秘密者，我愿保守秘密。”在世界医学会的《日内瓦宣言》中，保密的要求也继续出现，“我将尊重病人托付给我的秘密，即使是在病人去世之后。”世界医学会的《国际医学伦理准则》针对保密原则提出了最为严格的要求，“由于病人把秘密托付给了医生，医生应当对他所知道的关于病人的一切秘密绝对保守。”

保密原则可能会在两种情况下遭受破坏：一是专业人员有意或者在言谈中无意泄露秘密，辜负了当事人对他的信任；二是由于外部的压力，被迫泄露病人或受试者的秘密。这两种情况都会损害医患关系或研究人员与受试者的关系。

但当保密的义务与其他义务发生冲突时，如果后一义务更为重要，那么保密义务有时就要让位给其他义务。具体可分为以下三种情况：

（1）当为病人保守秘密会给病人带来不利或危害时，医务人员可以并应该不保守秘密，例如当病人告诉医务人员他要自杀时；

（2）当为病人保守秘密会给他人带来不利或危害时，医务人员可以并应该不保守秘密，例如若一个即将结婚的男子有艾滋病，这种消息应该让病人的未婚妻知道；

（3）当为病人保守秘密会给社会带来不利或危害时，医务人员可以并应该不保守秘密，例如发现列车信号员是色盲、飞行员有心脏病等情况时。

4. 保护隐私

隐私是指一个人不容许他人随意侵入的领域，任何人都有一定范围的领域不容别人侵入。隐私的意义可从以下两个角度来阐释。

（1）指一个人有权要求自己的身体与他人保持一定的距离，并不被人观察。如果医生给病人检查身体，有其他无关的人在旁观围观，就侵犯了病人的隐私权。有时女性患者表示不愿意男性妇产科医生检查其私密部位，这时应该换女医生为其做检查；

（2）指不散播他人的隐私。掌握医疗记录的人如果没有获得病人的同意不得将病人的病情透露出去，更不得做歪曲的透露。在医患关系或研究人员与受试者的关系中，保护病人或受试者的隐私与保密是一回事。

隐私与保密是关系非常密切的两个概念，隐私也是个体在发展自我意识和个性时必不可少的一个要素。同保密一样，唯一可以违背隐私原则的情况是，如果继续保护病人的隐私权给病人自己、给他人或给社会带来的危害大于透露病人隐私给病人带来的损失。

1.5.4　公正原则

公正原则（Principle of Justice）是指以形式公正和内容公正的有机统一为依据来分配医疗和健康利益的伦理原则，即具有同样医疗需要以及同等社会贡献和条件的病人应得到同样的医疗待遇。公正原则强调的是在基本医疗保健需要上保证公正的绝对性，即应保证人人同样享有；在特殊医疗保健需求上保证公正的相对性，即只有具备同样条件（主要是经济支付能力）的病人，才会得到同样的资源和服务。公正原则主要体现在两个方面，一是医疗卫生资源分配公正，二是医疗人际交往公正。

公正原则包括程序的公正和实质的公正。前者是形式上的平等原则，而在医疗卫生资源分配公正方面，我们强调的是实质的公正。医疗卫生资源是指满足人们健康需要的、现实可用的人力、物力、财力的总和。资源分配公正要求以公平优先、兼顾效率为基本原则，优化配置和合理利用医疗卫生资源。分配时的具体依据包括根据个人的需要、根据个人的能力、根据对社会的贡献、根据业已取得的成就、根据购买力、根据职位高低等。资源分配通常包括宏观分配和微观分配。

宏观分配要解决的问题有：是否应该由政府负责卫生保健事业，亦或是将卫生保健事业的发展依托于市场；如果政府应该负责，那么应该将多少预算用于维护和促进健康，将多少预算用于其他事业；社会资源应该集中于像血液透析、人工心脏移植这些抢救方法，还是应该集中于疾病和残疾的预防；如果现有资源不能资助所有领域的研究和治疗，那么哪些疾病或病患应该优先得到资源分配；在什么时候社会应该限制个人自由，要求改变个人行为模式和生活方式（如吸烟）以保护个人健康等。

微观分配是指由医务人员、医院和其他机构来决定哪些人将获得可得到的资源，尤其是稀有资源。微观分配中最关键的问题是：当不是所有人都能活下去时，谁应该活下去。这个问题不是由病人决定的，而是其他人为病人决定的。为了更合理地进行微观分配，需要实施两组规则和程序。第一组程序首先需要确定哪些人属于可以得到这批资源的范围，主要是根据医学的标准（如年龄、成功的可能性和希望、预期寿命等）进行初筛；第二组程序是从医学上可接受的范围中最后决定哪些人能够得到这些资源，这时就可以参照病人的地位和作用、过去的成就、潜在的贡献等社会标准。

医疗人际交往公正对医方的要求主要有两点：一是要做到平等对患，即与患方平等交往和对患方一视同仁；二是要做到与同事、同行公正交往，即互助合作，正确对待同事、同行的误诊误治，正确处理医学鉴定、司法鉴定等事宜。

还应特别注意的是，以上所述的几大原则内部、或原则与原则之间在某些特殊情况下，也会出现冲突。有利原则与不伤害原则的冲突主要表现为医务人员需要权衡如何在对病人行善与不伤害病人之间做取舍。如果医务人员在帮助病人时会使病人付出过高的代价，也就是说当行善的危险性远远超过了对病人的好处时，医务人员就应该进行利弊分析，将可能的好处和坏处一一向病人解释清楚，由病人充分知情后再做出选择。有利原则和尊重与自主原则的冲突主要表现为医务人员合乎科学的选择与病人的自主决定有时是对立的。当出现这些可能的内在冲突时，一般情况下，应把有利原则放在优先地位予以考虑，其次是尊重与自主原则、不伤害原则和公正原则。当然，几个原则主次顺序的选择，还要依据具体临床问题进行慎重分析，保证善的动机和善的结果的优化统一。

思考与讨论

1. 生物医学工程伦理学分别与哪些学科存在关联？
2. 规范伦理和德性伦理在医学伦理学中是如何互相补充的？
3. 生物医学工程伦理有哪些基本原则？
4. 实现知情同意原则有哪些基本条件？

参考文献

[1] John Enderle，Joseph Bronzino 著. 生物医学工程学概论. 3 版. 封州燕译. 北京：机械工业出版社，2014.
[2] 高兆明. 伦理学理论与方法. 北京：人民出版社，2013.
[3] 亚里士多德. 尼各马可伦理学. 北京：中国社会科学出版社，1990.
[4] 黑格尔. 法哲学原理. 北京：商务印书馆，2009.
[5] 朱贻庭. 伦理学大辞典. 上海：上海辞书出版社，2010.
[6] 密尔. 功利主义. 北京：商务印书馆，1957.
[7] 布劳德. 五种伦理学理论. 北京：中国社会科学出版社，2002.
[8] 伊曼努尔·康德. 道德形而上学原理. 上海：上海人民出版社，2012.
[9] 贾新奇. 公民伦理教育的基础与方法. 北京：北京师范大学出版社，2007.
[10] 罗肖泉. 高等学校专业伦理教育论纲. 北京：知识产权出版社，2011.
[11] 任丑. 伦理学基础. 重庆：西南师范大学出版社，2011.

第2章　生物医学工程实践中的伦理问题

引导案例

2002年10月，韩某因右腿骨下端粉碎性骨折，到甲医院接受治疗。甲医院对韩某使用型号为SPW-96的钢板进行内固定术。韩某出院后感到不适，又到乙医院复查。乙医院给出的诊断结果为右大腿向外侧弯，右膝关节不能活动。该院X线照片报告显示，韩某右股骨下端骨折、固定术后断钉移位。2003年6月，韩某在乙医院住院治疗，期间花去医疗费2万元。韩某认为甲医院在医疗活动中使用不合格的钢钉和钢板，给自己造成重大损失，遂向当地人民法院提起诉讼，请求判决甲医院赔偿其医疗费、误工费、住院伙食补助费、精神损害抚慰金等，并要求对自己进行伤残等级鉴定。在诉讼过程中，受人民法院委托，有关机构对甲医院安装在韩某体内的型号为SPW-96的钢板及配套钢钉质量进行鉴定。结论为钢板、钢钉质量均不合格。而关于韩某要求做伤残等级鉴定的问题，由于韩某本身粉碎性骨折也可能造成其目前的伤残，加上时间过去较久，无法对甲医院的过错与韩某目前的伤残进行因果关系认定，故对其伤残等级不做鉴定。

本案中哪些地方涉及了生物医学工程伦理？

首先，本案中所涉及的钢板、钢钉属于第三类医疗器械，即植入人体、用于支持、维持生命的医用产品。在《医疗器械监督管理条例》中，对于该类产品的研制开发、临床试用、生产经营都做了详细严格的规定。依据《产品质量法》，患者可以就产品质量缺陷向生产者请求赔偿。除此之外，患者也可以就侵权责任向医疗机构请求赔偿。这是因为，医院在采购该类医疗器械并植入患者体内的过程中，必须履行以下义务。

（1）采购合格的医疗器械。医疗机构在购置医疗器械时，应认真检查核实产品的生产企业许可证和产品注册证，以及产品外包装上的质量检验合格证明、生产日期和安全使用期等。不能单纯信任推销员的介绍或因利益驱动而购买不合格的医疗器械。

（2）使用前向患者说明。医疗机构及其医务人员应当就医疗器械产品的性能、特点、治疗有效性和可能产生的危害性等方面对患者进行说明，以供患者在行使选择权时进行参考。

（3）使用前核实检查。医师对拟植入患者体内的医疗器械产品应行使监督检查的权利。即使对于合法产品，经治医师仍然需要对即将使用的医疗器械产品进行严格的调试和检查，以排除破损、失效、伪劣、假冒的医疗器械产品。

2.1　生物医学工程实践中的行动相关方

生物医学工程实践是指生物医学工程师将自己所学的知识用于实践的过程，其动机是提高人类医疗保健水平，为了“更好的生活”。虽然生物医学工程实践的主体是生物医学工程师，但是生物医学工程实践需要与之相关的各单位和个体共同参与。生物医学工程实践中的行动相关方主要包括以下几类：

（1）医师，在疾病治疗、器官替代或整容等方面发现需求；

（2）科研工作者和生物医学工程师，对需求做出可行性分析，并对产品或技术进行设计、研发和测试；

（3）国家级职能部门，其中最为重要的是国家药品监督管理局，其主要职责包括对临床试验的批准，以及对产品的注册审批和后续的安全监督管理；

（4）生产企业和销售企业，两类企业分别对产品进行转换生产和分销；

（5）伦理委员会，对涉及人的生物医学研究进行伦理审查；

（6）使用单位，包括医疗机构、美容机构等，负责对产品进行采购、安装和调试等；

（7）个体消费者是产品的直接使用者，是产品质量最终的检验者。

除此之外，教育机构、科学研究所等也参与其中，共同构成生物医学工程实践的行动者网络。

2.2 生物医学工程实践中主要的伦理问题

随着技术的不断革新，生物医学新技术正在造福人类社会。例如，北京时间 2018 年 11 月 27 日，美国食品和药物管理局（Food and Drug Administration，FDA）批准抗癌药物 Vitrakvi 在美国正式上市。这是有史以来第一款针对 TRK 融合基因突变类型肿瘤的口服药物，在肿瘤精准药物治疗方面具有里程碑意义，让不少肿瘤患者看到了希望。同样，医疗仪器领域的进步也为患者带来了福音。如图 2.1 所示的内窥镜，其体型和大小类似胶囊，因而被称为胶囊内镜或医用无线内镜。该胶囊内镜内置摄像与信号传输装置，借助消化道的蠕动，不断拍摄和发送图像，实现对整个消化道进行无创检查的目的。这种智能胶囊克服了传统的插入式内镜的耐受性差、不适用于年老体弱和病情危重的患者等缺陷，具有检查方便、无创伤、无导线、无痛苦、无交叉感染风险、不影响患者的正常工作等优点，扩展了消化道检查的视野。

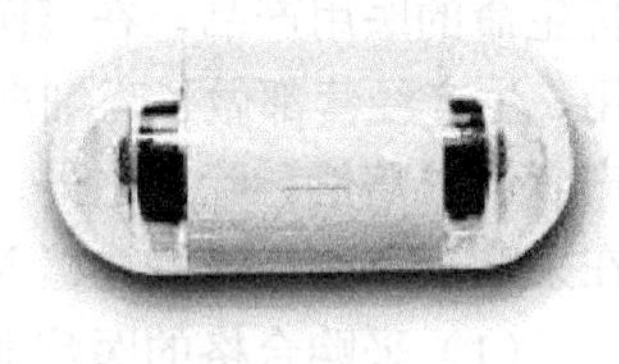

图 2.1 胶囊内镜

然而，与此同时，正如本章开篇讲述的案例一样，技术在带给我们福祉的同时，也伴随着一定的风险。图 2.2 是 2003 年至 2017 年间，我国汇总的医疗器械不良事件报告。数据显示，自 2008 年起，医疗器械不良事件显著增加。以 2017 年的数据（见图 2.3）为例，不良事件导致死亡的案例为 211 例，造成严重伤害的事件更高达 57954 起，占不良事件总数的 15.4%。

又如，2018 年 11 月 26 日，中国科学家贺建奎团队宣布，一对名为露露和娜娜的基因编辑婴儿于 2018 年 11 月在中国健康诞生。她们的基因经过人为修饰，能“天然抵抗艾滋病”，这个消息在国内外引起了巨大轰动。研究中，贺建奎团队采用的是 CRISPR/Cas9 基因编辑技术，该技术被认为能够在活细胞中最有效、最便捷地“编辑”任何基因。[1]这项技术应用前景广阔，可以用来治疗多种遗传性疾病。然而，在 20 世纪 90 年代，就有人想用该技术治疗有严重先天性免疫缺陷的孩子。结果在几年后，在接受治疗的 11 位孩子中有七八位得了白血病。这是因为基因剪刀 CRISPR/Cas9 具有不稳定性，可能产生脱靶效应，即在切除“坏”基因的同时也破坏了正常的无关基因，导致难以准确预测的遗传疾病风险。除此之外，一个基因可能具有多种功能，当基因被切除后，这段基因所具有的其他功能也会遭到破坏。因此，各国都对基因编辑做了严格的伦理规范，[1]其中的一个原则是，必须有国家级的政府伦理机构批准，并且尚不能允许经过基因修改的婴儿出生。即便要用人的胚胎进行研究，在胚胎发育到 14 天后必须销毁，不能使其发育成长为人。也就是说，贺建奎的这种行为严重违背了学术伦理和学术规范。这种“免疫艾滋病基因婴儿”的出生，是有违目前公认的伦理和伦理管理原则的。

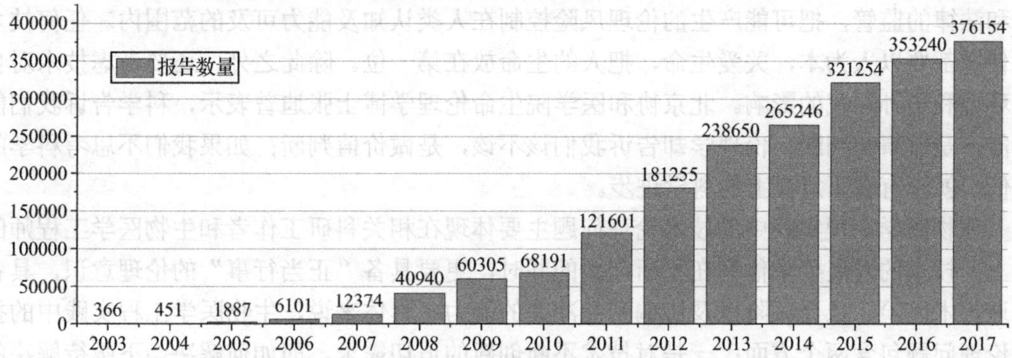

图 2.2　2003 年至 2017 年医疗器械不良事件报告数

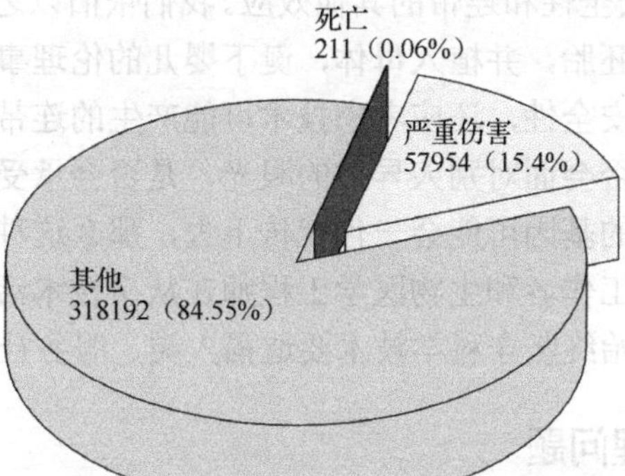

图 2.3　2017 年医疗器械不良事件

时隔 20 多年后的今天，基因编辑技术无疑已取得突破性进展，但是这项技术是否已经达到可以应用于人体的程度？基因编辑技术正处于什么阶段？这些问题都需要得到明确的答案。该事件的结果究竟如何，还需要时间来证明。事件中的两个孩子未来可能面临的健康风险、精神压力，甚至是人类基因池被改变的风险不是不存在的。因此，在科学研究中，应对生命心存最起码的敬畏。在没有完全掌握一项技术之前，应该稳步前进，不要急于求成。反观这起轰动中外的基因编辑事件，我们可以看出，其背后的伦理审查制度存在或多或少的问题。例如，不少科研人员伦理意识淡薄，有些伦理委员会成员缺乏专业性和道德独立性，伦理审查通过后缺少项目追踪审查，伦理审查规范法律位阶低，等等。生物医学工程与人的生命和健康息息相关，因此，与其他工程实践相比，生物医学工程实践注定需要更多的、更特别的关注。

2.2.1 工程的技术伦理问题

与其他工程实践一致，生物医学工程实践是应用科学和技术改造物质世界的自然实践。但其特殊之处在于，技术的结果是作用于人的。这就意味着生物医学工程实践必须考虑在多种技术集成后，应用于医用材料和医疗器械时的安全风险，特别是直接作用于人的生物技术的安全风险。因此，研究人员不仅要考虑技术的可能性，更要考虑手段和后果的正当性。

技术的合理应用关键在于使技术在伦理规范或法律规范的框架内运行和发展。通过伦理和法律的监管，把可能产生的伦理风险控制在人类认知及能力可及的范围内。任何技术的使用都要以人为本，关爱生命，把人的生命放在第一位。除此之外，还要考虑技术对自然环境和子孙后代的影响。北京协和医学院生命伦理学博士张迪曾表示，科学告诉我们能不能，是做事实判断；伦理学却告诉我们该不该，是做价值判断；如果我们不思考科学的价值，就没有真正意义上的科学进步。

生物医学工程实践中的技术伦理问题主要体现在相关科研工作者和生物医学工程师的身上。技术的发展要求他们在不断创新的同时，更要具备"正当行事"的伦理意识，具备规避技术风险、社会风险以及协调利益冲突的能力。具体来说，生物医学工程实践中的技术伦理问题包含两个方面：一是对技术不断创新的迫切需求，即如何解决当下亟待解决的问题，提高疾病的检测率和治疗效率，增加治疗的舒适度，减轻患者痛苦；二是关于技术行为的伦理风险，即技术安全性和连带的其他效应。我们依旧以之前提到的将 CRISPR/Cas9 基因编辑技术应用于人类胚胎，并植入母体，诞下婴儿的伦理事件为例。在该事件中，研究者不仅需要考虑技术的安全性，还应考虑技术可能产生的连带效应。可能的连带效应包括孩子在以后的生活中是否会面对别人异样的眼光，是否会承受过大的精神压力；孩子是否具有结婚的权利；孩子的基因可能会一代代传下去，那么这种做法是否会导致人类基因池的改变等。因此，科研工作者和生物医学工程师在从事技术活动时，要遵循国家的法律法规和相关的伦理准则，始终坚守科学技术要造福人类、服务社会持续健康发展的宗旨。

2.2.2 工程的利益伦理问题

生物医学工程实践中的利益分为整体利益和个人利益。整体利益是衡量工程行为合理与否的重要标准。功利主义认为，一个行为只要能够满足大众的利益需要，能够满足人们趋乐避苦的欲求就是正当的，反之则是不正当的。在实践活动中，功利性体现在代价和效益的关系中。实践活动中的实践主体应当最大限度地实现人类以及社会的最大幸福，并尽可能减少实践活动带来的消极影响。如果实践活动带来的负面影响远超过其带来的收益，那么就违背了功利性原则。

其次，除了应用科学和技术改造物质世界，生物医学工程实践更是调整利益关系的社会实践。生物医学工程伦理学旨在解决实践活动中的利益和道德间的冲突，降低由实践活动导致的部分群体利益受损的风险。生物医学工程实践中的利益伦理问题集中体现在企业和个人身上。其中，企业包括生产企业和经营企业；个人包括科研工作者、工程技术人员和销售人员等。在工程活动中，企业应对产品进行成本效益评估，考虑成本与其带来的预期健康效益以及使用者的经济负担，在利益和患者健康之间找到平衡点。在个人方面，工程技术人员和销售人员应当具备良好的伦理意识，当个人利益与受试者利益发生冲突时，要把受试者的权益放在首位。此外，相关从业人员还应自觉维护行业尊严，对行贿受贿、贪污腐化现象零容忍。特别是当科研工作者与产品的生产和销售连在一起时，科研工作者更应将伦理准则牢记于心，始终坚守科学精神和伦理道德底线。另外，在科研活动中，科研工作者应当严格遵守科研经费管理规定，严禁虚报、冒领、挪用科研资金。

自 2017 年至 2018 年，长春长生生物科技有限责任公司由于“百白破疫苗效价不合格”“狂犬病疫苗生产记录造假”两大不良事件，被推上了舆论的风口浪尖。从 2010 年以来，长春长生公司销售人员曾多次向地方医院、疾病防疫部门负责人行贿，所涉及的疫苗包括狂犬疫苗、水痘疫苗、乙肝疫苗、流感疫苗等。其中，72 元/支的冻干狂犬病疫苗的回扣额高达 20 元/支。随着事件的发酵，长春长生公司的财务数据被披露。2017 年，公司营业收入和净利润大幅上升，现金流充沛，但是其在研发费用上的投入仅占营业收入的 7%。长春长生公司的这种只顾自身利益，致使使用者利益受损的行为是对生命的漠视。这种把企业利益凌驾于接种者身体健康之上的错误行为严重违反了生物医学工程伦理准则。

2.2.3　工程的责任伦理问题

责任问题始终是根本，任何其他问题归根到底都是责任问题。有责任意识表现为主体对责任的自觉认识和行为上的自愿选择。责任包括法律责任和道德责任。生物医学工程实践中的道德责任是指责任主体以道德情感和评价为基础，依据一定的道德规范和准则及精神上的自制力，对实践活动的过程和结果做善恶评判，并且主动对自己所犯的过错或自己的过失行为承担不利后果的行为方式。责任伦理着眼于人类生命的可持续性，尊重和保护人类未来的尊严和权利，要求责任主体具有一种“预防性责任意识”或“前瞻性责任意识”，强调个体面对自己的行为应当积极承担责任，以理性、审慎的方式行动，关注行为结果的价值和意义。人类采取行动时，必须同时考虑承担生命持续的义务，不能破坏地球上人类未来的可能性。[1]

责任性是衡量行为正确与否的重要伦理维度。生物医学工程实践过程包括设计、实施和运营等诸多环节，每一个环节都与责任紧密相关。企业、机构和个人在追逐利益时，更要勇于承担责任。这里的责任包括对受试者的责任、对社会健康发展的责任，以及对人类未来的责任等。

首先，传统观点认为，科研技术人员的社会责任是做好本职工作。但实际上，这种看法是非常片面的。如前所述，当代工程技术的新发展赋予了科技工作者前所未有的力量，有时会使他们的行为产生大到难以预测的结果，甚至关系到人类的前途和命运。信息技术、基因工程技术等在给人类带来利益的同时，也可能带来可预见或难以预见的危害甚至灾难。因此，在现代社会中，工程师的伦理责任远远超过做好本职工作。科研技术人员除了应具备专业技术能力外，还要具备在利益冲突、道义与功利的矛盾中做出道德选择的能力，并严格遵守国家相关法律法规和伦理准则；除对工程进行经济价值和技术价值判断外，还必须对工程进行伦理价值判断；除对雇主负责外，还要对社会公众和环境以及人类未来负责。

其次，行政执法人员作为生物医学工程实践的又一主体，应当严格执法、秉公执法，不徇私情、不以权谋私。对有违道德伦理或违法的行为，群众应当维护正义，积极向有关部门举报。例如，某市场监管局执法人员曾在某一卫生服务站检查时发现，其口腔科诊室内有一盒已经过期的补牙用粘接材料仍在被使用。这种耗材属于医疗器械，因为使用量小，使用过期产品的现象在一些中小医疗机构的口腔科中并不少见，但这会直接影响患者的身体健康。因此，执法人员顺藤摸瓜，突击检查了该单位的供货源。通过核查供货单位资质、业务员委托书及相关票据回函，执法人员发现，负责向该卫生服务站销售耗材的业务员并未取得企业合法授权，这些耗材都是他在医疗器械展会上自行购买并销售出去的。该业务员不仅无法提供产品的合法来源，其本人也未取得相应的经营资质。市场监管局对该卫生服务站使用过期医疗器械的行为，以及该业务员未经许可经营医疗器械的行为分别进行了立案查处。由此可见，执法人员严格执法和认真执法，是保障患者安全非常重要的一道防线。另外，就普通个人而言，人人都应当严格遵纪守法，坚守道德规范底线。

生产企业和研发机构作为工程实践的载体，应当充分发挥自身在技术创新中的主体作用，加大研发投入。如前文所述的长春长生疫苗事件中，长生公司将牟利放在第一位，漠视责任，铤而走险，最终失信于人，自身也受到严重影响。鉴于此，企业应当时刻将自己的责任铭记于心，并用实际行动践行。企业责任具体包括：始终将产品的安全性放在首位；临床研究结束后，应当对受试者进行长期的随访检测，评估项目研究的长期安全性和有效性；建立一套分析和预防不良事件的机制，及时处理严重不良事件，对试验中的受害者给予适当补偿，从而做到风险最低化，赢得患者和公众的信任；及时将严重的不良反应、不良事件，以及处理措施和整改情况上报给上级相关部门。

销售企业作为产品分销商应当依法取得相应资质，对产品来源严格把控，熟悉产品性能，并采取正确的方式向需求方进行销售。例如，2013 年 6 月，甲医疗器械公司分两次从乙医疗器械公司购进标注为丹麦诺和诺德公司生产的“诺 8 一次性无菌注射针头”共计 1300 盒。随后，甲医疗器械公司将针头分销到某市各个药店。2015 年 6 月，该市食品药品监督管理局对甲医疗器械公司进行监督检查，发现该公司内批号为“12K01T”和“12J13K”的注射针头为假冒产品。据此，该市食品药品监督管理局对甲医疗器械公司进行了行政处罚，没收其非法所得财物，并处以 10 倍罚款 10.2 万元。事后，甲医疗器械公司以乙医疗器械公司向其销售的针头系假冒针头为由诉至法院，要求乙医疗器械公司赔偿其损失 11.22 万元。本案中涉及的一次性无菌注射针头直接用于人体注射胰岛素，属于第三类医疗器械，系国家明文规定必须采取严格管理措施的医疗器械。如图 2.4 所示，在 2017 年，有 40.99%的医疗器械不良事件来自第三类医疗器械。乙医疗器械公司在进货和销售时不做详细记录、不明产品批号以及不保存记录材料等做法违反了相关法律规定。乙医疗器械公司在承担赔偿责任之后，可以依法向生产假冒注射针头的企业追偿。若因未保存进货记录或进货记录不完整，导致无法追查生产企业，则只能自食其果，损失自担。

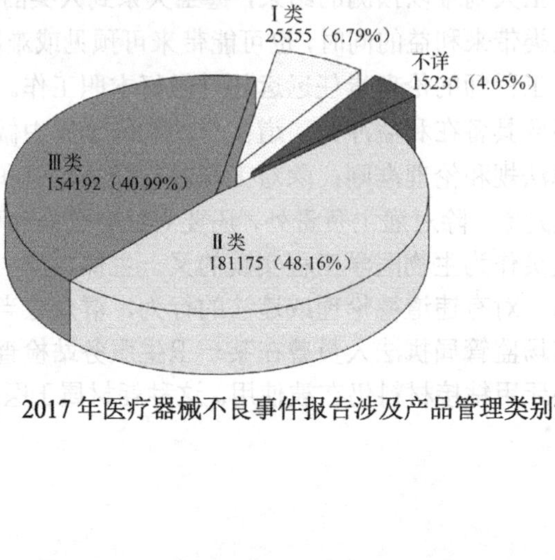

图 2.4　2017 年医疗器械不良事件报告涉及产品管理类别情况

如图 2.5 所示，以 2017 年的医疗器械不良事件报告为例，绝大部分的报告都来自医疗机构。因此，医疗机构作为产品的采购者和使用方，尤其应当对产品来源严格把控，对安装过程和后果承担相应的责任。同时，作为需求的提出者，医疗机构是产品有效性和安全性的直接检验者。除此之外，卫生主管部门应当严格制定安全管理规范并监督实施，严厉查处违法行为。总之，无论是个人还是机构都应当承担起自己的责任，共同维持生物医学工程事业的良性发展。

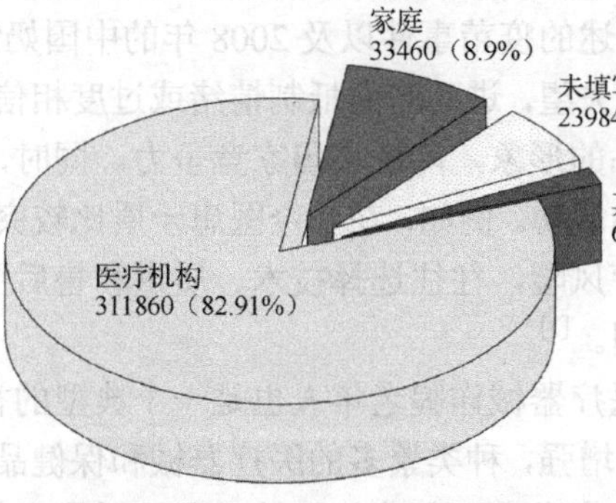

图 2.5　2017 年医疗器械不良事件报告涉及实际使用场所情况

2.2.4　工程的环境伦理问题

人类社会生存和发展的基础是自然界，人类的发展要和生态环境保护相结合，要谋求人和自然的共同发展，达到生态文明。在利用现代生物技术改变自然的科技活动中，必须顾及自然的需要。自然界有自身的法则，是一个动态平衡系统，里面包含了许多对立面。人应该尊重自然的完整性，保持生态平衡，保护生态系统的多样性，保持相互关联的子系统间的动态平衡，把对自然界的干预控制在能够维持生态平衡的范围内。在此基础之上，再去追求经济利益，达到在生态原则下的经济效益最大化。这就推动了人、社会和自然协同发展，是可持续发展的逻辑起点。生态原则是人类生存和发展下去的伦理需要，也是现代生物技术应用的基本原则。

生物医学工程实践涉及的环境问题包括物理环境和社会环境两个方面。好的实践过程应当是造福人类、环境友好的。同时，环境也会对实践活动产生影响。如图 2.6 所示，生物医学工程实践中的环境问题包括实践活动对环境的影响和环境对实践活动的影响。[2]

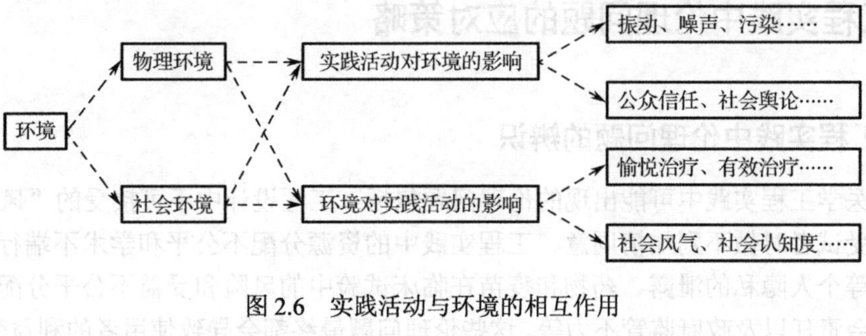

图 2.6　实践活动与环境的相互作用

首先，实践活动对物理环境的影响包括实践活动可能产生的噪声、振动、辐射和污染等。生物医学工程实践中的环境伦理问题除了要遵循工程环境伦理规范外，还应考虑对自然生态平衡的破坏问题，比如基因污染。另外，在生物医学垃圾的管理和处理方面，我国法律、法规虽有所规定但并不全面，生物医学垃圾处置和管理体系也需进一步完善。而物理环境对实践活动的影响主要是从人机工程学的角度出发，将环境因素考虑在内，不断改善人机关系，达到舒适治疗、愉悦治疗和有效治疗的目的。

社会环境包括社会风气、社会认知度、医患关系和社会舆论等。严重不良事件常常会诱发不良的社会问题。如前文所述的疫苗事件以及 2008 年的中国奶制品污染事件（三聚氰胺事件）导致公众对疫苗和奶粉失望，进而产生抵制情绪或过度相信进口疫苗和进口奶粉，严重损害了国家形象和国产产品的形象，降低了国家竞争力。同时，不良的社会风气和社会认知度也可能助长不良的实践活动。例如，在当今医患矛盾比较突出的社会舆论环境下，医生为保证医疗质量、规避医疗风险，往往选择技术、质量和售后更好的进口产品，但是这却会明显增加患者的医疗费用。[3]

除此之外，利用保健品和医疗器械诈骗老年人也是一个典型的社会环境问题。随着人们生活水平的提高，养生意识的增强，种类繁多的医疗器械和保健品开始走进人们的生活。一些商家为了经济利益，利用健康讲座、免费体检等手段，诱导老年人购买高价医疗器械和保健品，致使众多老年人上当受骗。他们抓住老年人孤独寂寞、亲情感缺失的心理状态，以及缺乏保健常识的现状，通过认亲、送礼物、上门拜访等方式俘获老年人的信任，一步步攻破其心理防线，最终得到自己想要的结果。赵女士的母亲患有糖尿病，父亲原是一位教育工作者，退休在家。看到老伴常年遭受病痛折磨，赵女士的父亲于心不忍，于是多方打听，遇到有讲座就去听。在逐渐接触这类推销后，他开始给老伴大量购买医疗器械，不仅花光了自己所有的积蓄，还外借了 3 万元。身为医生的赵女士发现父亲买的医疗器械没有检测报告，没有出厂日期，于是对父亲进行劝阻，但医学知识欠缺的父亲却全然不顾她的劝告。这种社会风气正是不良商家和制造商的动力来源。

近年来，电子商务的迅速发展也给诸多不良行为提供了沃土。利用网络非法销售未经注册的医疗器械、虚假夸大宣传、欺骗消费者的现象不断出现。针对这种行业乱象，《医疗器械网络销售监督管理办法》对从事医疗器械网络销售的企业和提供网络交易服务的第三方平台做了相应规范，包括企业应当依法取得相应资质，第三方平台有义务建立相关的质量管理制度等。

2.3 工程实践中伦理问题的应对策略

2.3.1 工程实践中伦理问题的辨识

生物医学工程实践中可能出现的伦理问题包括：工程设计中不可接受的“风险/受益”比、招募受试者时做不到知情同意、工程实践中的资源分配不公平和学术不端行为、遗传基因信息等个人隐私的泄露、药物和疫苗在临床试验中的风险和受益不公平分配、企业没有履行社会责任以及政府监管不力等。这些伦理问题最终都会导致使用者的利益受到损害。在具体的生物医学工程实践中，工程伦理问题的辨识可以从三个方面入手。第一，从伦理问题的来源对象入手。面临伦理问题的群体包括生物医学工程师、各领域研究者和科学家，以及投资者和使用者等工程实践主体。除个体外，工程相关组织在制定伦理规范和伦理准则时也面临伦理问题。第二，从伦理问题出现的时间入手。当组织或个人缺乏伦理意识或者没有充分考虑行为后果时，容易出现伦理问题；当各方利益发生冲突时，如企业追求的高额利润和使用者的经济负担及身体健康之间发生矛盾时，容易产生伦理问题；当工程共同体之间的伦理准则与规范不一致时，可能导致伦理问题。第三，从伦理问题出现的原因入手。利益通常是引发伦理问题的重要原因，人们为了获取利益往往会忽视实践背后的负面效应。因此，相关从业人员在着眼于利益的时候，必须认真分析其背后可能存在的伦理问题。

2.3.2　应对工程伦理问题的基本思路

行动者网络中存在着多种复杂的经济利益和价值关系。当不同行动者之间出现利益冲突时，网络中的弱势群体利益就存在受损的危险。因此，明确行动者网络中各利益相关者的利益诉求，建立相对公正的行为规范和伦理准则，尽量减少或消除这种冲突，是生物医学工程伦理学要解决的问题。从伦理学角度出发，生物医学工程领域的最佳实践通常有两个标准：较少的不良事件和更负责任的行为。伦理问题的解决有时要依托于经验的积累，需要在不断的实践中更新和完善。应对工程伦理问题的基本思路包括以下几点。

（1）加强伦理道德建设，提高行动者的责任意识

道德责任意识是社会稳定的第一道防线，因此应当强化相关行动者的道德责任意识。这里的行动者主要包括科研工作者、企业、教育机构和医疗机构。

首先，科研工作者掌握了有别于一般人的专业知识和技能，他们的行为往往会给他人和社会带来深远的影响。因此，科研工作者应当清醒地认识到自己的责任重大，并树立高度的责任感，明确其所从事的研究活动的意义所在，确保以人类的生存和幸福为终极目标。现代技术存在着前所未有的巨大风险，它既推动着社会迅速发展，同时又威胁着我们的生存。科研工作者应当理性面对巨大的经济利益和诱人的发展前景，坚定地承担起自己的角色责任。在进行个人科学行为选择时，必须要考虑自己的决策和行为对国家、社会、企业、公众等产生的可预见和不可预见的影响。[4]

其次，企业作为产品的生产者和销售方，又带着强烈的功利目的，对受试者和使用者的权利保障具有直接影响。企业应该把受试者和使用者的利益放在首位，勇于承担社会责任，不断完善预防不良事件的机制，为员工提供良好的工作环境。除此之外，个人和企业的行为应受到其他机构的影响、管理和监督。通过这些机构，生物医学工程师和企业可以了解他们自身的道德、专业和法律义务。因此，在发生不当行为或不幸事件时，无知行为就不能作为逃避法律责任的借口。

第三，从教育机构和医疗机构的角度出发，伦理道德观念的形成是一个长期的过程，并需要在实践中不断强化。这不仅需要个人自觉地学习和培养，更需要教育机构和医疗机构的积极参与。教育机构对个人伦理意识的构建起着重要作用。现有的从业人员和正在接受正规教育的学生都是通过教育机构来掌握伦理实践的知识和职业道德规范。而医疗机构直接与病人接触，因此对道德规范的认识比其他行业的人更为深刻。所有的医护人员都需要遵守《希波克拉底誓言》，即要以道德的方式实践医疗活动，他们的临床试验和研究也受

到严格的监管。因此，医疗机构在整个领域，包括医学和医学相关领域，都应起到示范作用。另外，医疗机构可以为其他相关从业人员，比如生物医学工程师，提供一个学习的场所。通过与医护人员的沟通和接洽，生物医学工程相关人员可以更好地进行伦理实践。

教育机构和医疗机构还应当承担起伦理理论科学研究的任务，建立和完善伦理准则和行为框架，确定国际范围内通用的伦理原则。新加坡国立大学为此设立了一个专门研究伦理问题的研究中心，名为生物医学伦理中心。该中心是东南亚地区道德价值观教学和研究的主要阵地。除了与大学内其他院系建立跨学科合作关系外，它还与许多医疗机构和研究团体合作开展研究。同时，该中心还与新加坡的道德管治及咨询机构合作，旨在加强公众对生物医学道德问题的认识。生物医学工程相关的专业学会（如人工智能学会等）应当设立自己的伦理准则，旨在让学会成员理解道德义务和行业期望。[5]

（2）加强法律法规建设和制度建设

要保持一个社会的繁荣稳定，在加强伦理道德建设的同时，必须加强法制建设，使伦理道德建设与法制建设相互补充、相互促进。[4]要解决科技发展带来的伦理难题，单纯依靠道德的约束力是不可能做到的。因为道德本身不具有强制作用，它只是人们内心的一种自我约束。特别是生物医学工程在不断发展过程中存在着不确定性和风险性，因此需要伦理和法律法规的共同引导，使其与人和自然的发展相一致，尽可能避免产生负面效应。为此，国际社会和各个国家都针对生物医学工程实践出台了相关的法律法规，确保生物医学工程实践活动朝着正确的方向可持续地稳步发展。[6]

（3）加强国际合作，建立统一的国际规则

科技的发展在带来巨大效益的同时，也存在巨大的危险性。生物医学工程是一门新兴的交叉学科，世界各国在该领域的科技实力参差不齐。某些国家走在科技的前沿，对技术的认识更加透彻，了解其可能存在的伦理问题。因此，这些国家应当将已有的知识共享出去，减少同行走的弯路，降低利益的损失。其次，各国在高新技术产品（如转基因产品）的检验和风险评估制度方面差别极大，缺乏统一的国际标准是加剧各国转基因产品贸易分歧的重要原因之一。因此，各国应当尽可能公开本国的危险评估标准和方法，致力于建立统一的国际标准。第三，应当建立国际通用的伦理准则以规范各国的科研工作者。一些国家尤其是发达国家的组织或个人以科学合作的方式，将本国禁止或者有可能危害到生态环境的科学实验转移到发展中国家和地区去做，这是一种性质恶劣且后果严重的伦理道德问题。例如，出于一些伦理和法律上的考虑，克隆人研究在一些欧洲大陆国家被禁止，于是一些科学家就将这项研究转移到拉丁美洲或非洲一些经济文化都比较落后的国家去做，以逃避法律的规约和制裁。

（4）加强科学知识的传播和普及

在当下，科学活动不再只是一种作用于自然的研究活动，也是对人、社会和自然都有深刻影响的一种社会活动。科技工作者有责任诚实公正地传播科学技术的相关知识，以及技术可能给人类社会及自然界产生的影响。让公众参与进来，有助于引导他们形成对科学技术的正确理解。公众也可以对科技活动进行监督，并且提出中肯的建议，从正面影响决策者的行为，推动决策者为社会公众利益着想。

现代科学技术的发展和应用饱受伦理方面的争议，其中一个重要原因就是社会大众对科学知识的认识不够。加强科学知识的传播和普及，特别是生物医学工程基本常识的普及，具有多方面意义。因此，要以正确的方法对科学知识进行宣传，给予公众足够的知情权和选择权，这种做法也有助于把握正确的舆论导向。

除此之外，社会大众应当主动行动起来，了解和认识当下科技的发展情况，主动学习医疗保健知识，树立正确的养生观，学会甄别骗子的陷阱。政府部门也应当牵头，将科技知识简化为通俗易懂的文字或图片，并结合市场监督管理局、药品监督管理局等部门在实际工作中遇到的典型案例，向大众宣传、展示。

思考与讨论

1. 简要分析国内外伦理失范行为及医疗器械不良事件频发的原因。

2. 生物医学工程实践相比于其他工程实践过程，存在怎样的特殊之处？针对这些特点，我们在生物医学工程实践过程中应当更加注意哪些问题？

3. 生物医学工程实践中可能出现的伦理问题有哪些？这些问题将造成怎样的后果？对此，我们应当采取怎样的措施？

参考文献

[1] 方秀丹. 人类基因编辑技术面临的伦理问题及对策研究. 昆明：昆明理工大学，2018.

[2] 赵江洪. 人机工程学. 北京：高等教育出版社，2006.

[3] 隋东明，李文涛，安力彬. 医用高值卫生材料使用中的伦理分析与卫生技术评估. 重庆医学，2015，44（22）：3152～3154.

[4] 王浩. 现代生物技术的伦理问题探析. 太原：太原科技大学，2012.

[5] Foo Jong Yong Abdiel, Wilson Stephen J., Bradley Andrew P., et al. Ethics for Biomedical Engineers. New York: Springer, 2013.

[6] 袁立. 放射科检查中的医学伦理问题及对策. 医疗装备，2015，28（15）：80～81.

第3章　临床试验（涉及人的）研究中的伦理问题

引导案例 1

塔斯基吉梅毒研究

塔斯基吉（Tuskegee）梅毒试验（见图 3.1）是世界十大恐怖实验之一，也被认为是美国医学研究史上最臭名昭著的一页。1932 年至 1972 年间，美国健康服务署在亚拉巴马州的塔斯基吉城开展了一项关于梅毒的临床试验，当地的著名黑人学校塔斯基吉学院参与了整个研究。1932 年的一天，满载医生的卡车来到了美国亚拉巴马州的梅肯县，当地感染梅毒的黑人居民被告知他们得了“坏血症”，并且得到保证凡是患有“坏血症”的病人均可以接受免费体检、治疗和丧葬，因此不少患者积极参与了“坏血症”的试验研究。但是他们不知道的是，他们得的根本不是“坏血症”，那些医生也不是为了给他们提供治疗才来到这里的。医生的目的是观察梅毒患者在不进行治疗的情况下的状况，通过长期随访观察梅毒的自然史和影响因素。在整个试验中，共招募了 399 名贫困潦倒的非裔梅毒病患，另外还有 201 名未感染梅毒的健康者作为对照组，所有受试者都是黑人。在试验结束时，128 名受试者直接死于梅毒或死于相关并发症，有 40 名受试者的配偶受到感染，19 名受试者的孩子患有胎传性梅毒，只有 74 名受试者幸存。

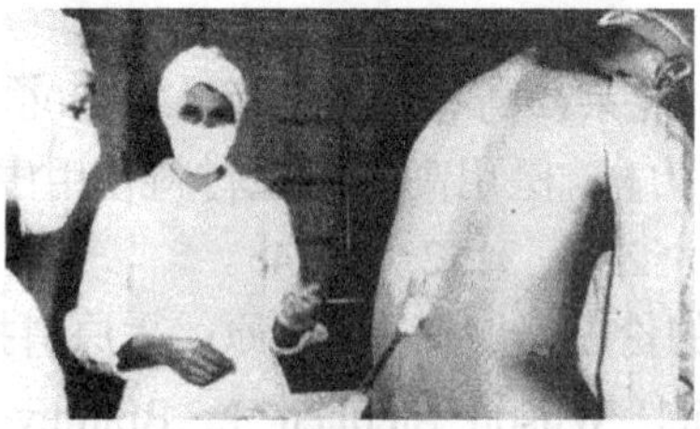

图 3.1　塔斯基吉梅毒试验

整个研究从一开始就背离了《纽伦堡法典》和《赫尔辛基宣言》所定义的医学研究的伦理规范。首先，所有的研究对象都是黑人，受试者在被进行试验前都没有签署知情同意书，也没有获得任何诊断结果，甚至没有被告知他们已经得了梅毒。医生只是说他们患有血液方面的疾病，可以得到一系列的免费服务，但是这些免费服务都是有目的的。他们被要求频繁接受脊髓穿刺以采集脊髓液用于实验分析，却被告知这是特别的免费治疗；实验人员以免费的丧葬服务作为要挟，要为在试验中死去的病人做尸检，以观察梅毒对身体器官的损害情况。其次，在实验研究过程中，受试者没有获得应有的照顾，违背了临床研究中病患保护的重大原则。虽然在 20 世纪 30 年代人们并不知道梅毒的有效治疗方式，但是在 40 年代，美国大多数地方已经把青霉素作为梅毒常规有效的治疗方式，美国政府有一系列公共卫生项目支持对梅毒患者的治疗，但是塔斯基吉试验的研究者还是千方百计地阻止塔斯基吉的梅毒受试者参加这样的青霉素治疗项目。最终，第二次世界大战的爆发才使一些受试者知道自己的病情。

引导案例 2

医生私磨钢钉进行人体试验

2005 年 3 月，40 岁的邱某被人打伤左腿膝盖，后被送到某人民医院接受治疗。手术中，邱某的膝盖里被嵌入了一根钢钉，其主治医生是骨科主任叶某。据叶某说，当时手术非常成功，但在八个月后的取钉过程中，邱某膝盖中的钢钉却半天也取不出来。邱某出院后腿部仍刺痛不止，难以弯曲。直至 2007 年，当地药监局收到举报称，叶某等人在没有经过任何合法审批的情况下，通过当地一家私人模具厂磨制了一批膝盖骨内固定用的钢钉，并在患者不知情的情况下将这些钢钉植入了 20 名患者的体内，这其中就包括邱某。由于这种钢钉没有经过药监局批准，在 2007 年 8 月，卫生局对叶某做出停止医师执照半年的处罚，同时，药监局对该医院处以 3.5 万元的罚款。2008 年 3 月，卫生局以叶某“使用未取得医疗器械产品生产注册证书的‘自锁折尾式钉’，以及在对患者进行试验性临床医疗时未征得患者本人或其家属同意”为名，对其发出了行政处罚事先告知书。医院宣布免去叶某科室负责人的职务。本案中叶某的行为属于非法生产医疗器械及非法进行医学试验。

3.1　人体试验的意义和必要性

任何一种新药上市，或者新的医疗技术、医疗方法的实施，以及新的医疗器械的使用都需要通过一定的人体试验。这些新药、新技术、新方法或者新的医疗器械能够进入市场用于患者，说明它们已经被足够多的有效数据证实了其效果以及安全性，即通过了人体试验。那什么是“人体试验”呢？简单地说，人体试验是指以人体作为受试对象，用人为的实验有控制地对受试者进行观察和研究的医学过程。从行为目的的角度可将人体试验定义为“用以验证假设、获取结论、增进医学知识的活动”，也有学者将其定义为“以开发、改善医疗技术及增进医学新知为目的，对人体进行医疗技术、药品或医疗器械试验研究之行为”；[1]或者可以从方法程序的角度，将人体试验定义为一种“新的医疗方法或医疗技术，于动物实验成功后，初期试用于人类伤病之治疗、矫正、预防，而其疗效尚未经过证实或尚无完全成功把握之医疗行为”，[2]也可以说是“以健康的人或病人作为受试目标，通过人为的干预，有控制地对受试者进行观察和研究的活动”。[1,3]本书所讨论的人体试验的范围，包含以研究新药品、新医疗技术或新的医疗器械为目的，并且以人类身体的全部或部分为对象的试验研究行为。

人体试验是医学的起点和发展手段。众所周知，任何一种知识或技术的发展都离不开长期的经验积累，医学的发端与发展更是如此。从远古神话传说中神农氏尝百草到近代用牛痘预防天花的试验的成功，再到现在正处于发展中的基因治疗，历史上的每一项医学技术的突破都离不开人体试验。从某种意义上说，没有人体试验，就不会有医学的发展与进步。

人体试验通常在常规临床应用之前进行，发生在医学基础研究和动物实验之后。需要注意的是，动物实验始终无法取代人体试验，而且动物实验的结果不能直接推广应用到人的身上。这是因为，首先，动物和人在生物个体上存在很大差别，比如在遗传基因等方面。因此，在动物和人身上得到的临床试验数据必然不会完全相同，实验操作产生的各种不良反应、副反应也可能会有区别。其次，人类的高级之处在于可以进行语言交流，而在对动物进行试验时，我们无法获知动物是否理解试验的相关信息，最终可能导致研究得不到有效试验数据而丧失部分意义。但是，这并不是说研究者可以完全忽略动物实验而直接采取人体试验的方法进行研究。更为重要的是，某些疾病不能用动物复制模型，这类疾病更需要人体试验研究，排斥人体试验将带来非常严重的后果。

3.2 人体试验设计的基本伦理要求

无论从科学还是伦理学角度来看，研究项目的设计都是至关重要的。研究设计必须在科学上和伦理学上都达到高标准。一个不好的设计会使研究结果变得毫无用处，更不用说使研究利益最大化了。一项研究如果会使受试者陷入风险之中但得不到利益，实际上就构成了对人的不尊重和对受试者的贬低。为了达到伦理学的高标准，每个研究者都应该向自己提出以下问题：

（1）参与研究会引起哪些伤害（包括健康、经济、精神、社会、法律方面的伤害）；

（2）参与研究能获得哪些利益（包括健康、经济、精神、社会、法律方面的利益）；

（3）能否通过改变研究形式而消除或降低伤害；

（4）如果采用另一种不同的研究设计，在科学和伦理学上有什么意义？如果不采用另一种研究设计，会有哪些科学和伦理学方面的问题。

伦理学的基本原则必须贯穿在研究项目的设计、实施和随访的全过程中。

人体试验研究设计应该达到的伦理学要求包括以下几项：

（1）研究项目所要回答的问题应该符合受试者及受试者所在地区或国家的健康需要，被研究的干预措施也应该是有效的而且是当地尚无能与之相比的措施；

（2）研究项目的设计，必须以科学文献提供的全部知识、充分的实验室工作和动物实验为基础，符合公认的科学原则；

（3）受试者的入选和排除标准应符合利益和负担公平分配的原则；

（4）研究设计应该避免偏倚并采用随机对照方法，对照药物的选择应该充分考虑到安全有效原则；

（5）研究设计中应就如何取得受试者的知情同意做出具体规定（特别是当研究在发展中国家或贫困边远地区开展时），应当包括研究过程中获取知情同意的程序和监督措施；

（6）对于研究中的利益和风险应进行认真的伦理学分析，力求做到风险最小化和利益最大化，设计中应尽可能包括降低风险的措施以及试验进程中对受试者风险进行定期监督的计划；

（7）研究设计中应含有保护个人隐私和资料保密的具体措施；

（8）在可能的情况下，设计中应说明如果被试验的干预措施被证明有效，在试验结束后应向受试者和其他人群提供该干预措施。

本书第 1 章中所述的生命伦理四原则，是建立在人类共有道德与医学传统之上的。这四项伦理原则运用在人体试验中，也同样构成了保护受试者的基本原则。

首先，在人体试验中，只有尊重受试者的自主权，才能保障受试者的个人尊严，使受试者做出是否参与试验的决定，实践个人的价值。否则，研究者会为了自己所追求的价值而牺牲受试者的个人价值，使受试者沦为研究者达成人体试验目的的工具。因此，在人体试验中最重要而不可妥协的原则就是，参与人体试验的决定必须出于受试者的自愿。为了实践尊重自主，人体试验特别重视知情同意原则。在人体试验开始前，研究者必须向受试者说明此次人体试验的相关信息，包括试验研究的目的、方法、风险、副作用等，以便受试者能充分了解参与试验可能会遇到的各种情况，并做出符合自己利益、价值观和偏好的决定。此外，除非有特别的必要，原则上也必须告知受试者在试验中被分配到实验组还是对照组。再者，在尊重自主的医学伦理下，为了尊重受试者的自主权，不但要在试验开始前取得受试者的同意，当在试验进行中发生未曾预料到的严重状况时，也必须告知受试者，并应当允许受试者无任何理由地随时退出试验。不论是参与或退出，都不能因此影响受试者与研究者之间的关系，以免受试者有所顾忌而丧失自主决定的能力。这在我国《药物临床试验质量管理规范》中也有相关规定，受试者有权在人体试验的任何阶段做出退出的决定，不会因此遭到歧视或报复，并且其医疗待遇、权益等不会受到影响。

其次，不伤害原则要求医生除了不可以伤害患者外，也不可以对患者造成无谓的风险。在古代，希波克拉底就曾嘱咐医生们说：对于疾病，要形成两个习惯——提供帮助或至少不做伤害。但是不管是什么人体试验，只有积极效应，没有消极后果是不现实的。既然是试验，就会存在风险，既有可能达到直接的有利于患者或受试者的目的，也有可能产生可以预料但无法避免的伤害或危险。因此，不伤害并不是绝对的。只要研究者尽到了完全的说明义务，并取得受试者出于自愿的同意后，就可以合法地在受试者身上进行试验。可以通过知情同意原则来降低不伤害原则对研究者的限制，人体试验中足以伤害受试者的风险、不适、痛苦与副作用都可以经由受试者的同意而使其正常化。在医学实践中，我们不可能指望该原则能够尽善尽美，因为对疾病认识的有限性及医学研究风险难以预测等原因，实验常常超出人类的控制能力范围。人体试验中的不伤害原则是要求我们应尽量避免给受试者带来不必要的危险或伤害，如果危险实在不可避免，也应尽可能将其减少到最低限度。

第三，有利原则的本意是要求医生在不伤害他人之外，进一步关心并提升患者的利益。当有利发展到极致，就产生了医生的裁量权，也就是医生可以在特定的情况下，自行为患者做出符合其最佳利益的医疗决定，而不需要取得他们的同意。然而，与常规医疗不同，人体试验的主要目的在于追求医学新知而不是为受试者做治疗，研究者与受试者之间存在利益冲突。因此，我们无法要求研究者在达到试验目的的同时追求受试者的最佳利益，否则将使得研究者陷入两难的窘境。此外，人体试验中的风险往往难以预测，研究者也不确定受试者将会承受怎样的伤害，因此缺乏为受试者谋求最佳利益所需的信息。因而，研究者不具备如同医生所拥有的裁量权，不能擅自为受试者做任何决定。有利原则在人体试验中，就表现为研究者要尽可能地维护受试者的利益，而不是最佳利益。因此，研究者必须事先评估试验对受试者的风险与利益，对整个试验进行筹划，以便最大限度地增加益处，减低试验可能带来的危险，尽可能地平衡受试者承担的风险与获得的利益。这种平衡应发生在人体试验的每一个环节中，尽可能消除或降低干预措施带给受试者的任何风险。例如，在进行人体试验之前，必须彻底进行初步的研究与动物实验，了解可能的风险与副作用；在设计人体试验计划时，需注意即使是对照组也不得低于现行常规医疗的疗效标准，以防止研究者使用没有疗效的安慰剂，延误受试者的病情；在执行人体试验计划时，必须持续地照顾受试者。

第四，公正原则决定如何分配社会上各种资源、利益、责任与负担。公正原则的核心内容，体现为人体试验产生的利益应当由谁来享有，同时，负担应当由谁来承担。公正原则，从宏观的角度，从整个社会层面关心试验风险与利益的分配问题，以避免试验的负面效果完全由受试者承担，而试验的利益则由研究者、开发厂商享有。在人体试验中，基于公正原则，不能让弱势阶层完全承担试验所带来的风险与不利，也不能让拥有资源的阶层完全占有试验的利益。研究者必须公平地挑选受试者，任何群体都不能因为与试验课题无直接关系而被系统性地选出或排除，例如，完全以犯人作为某项试验的受试者就是不符合公正原则的。试验带来的好处不能只给那些有支付能力的人，参与试验的群体既然暴露于试验可能的危害中，就应享受试验的成果。此外，在受试者之间也要遵循公正原则，对于受试者中比较脆弱、易受伤害的个体要给予合理的差别待遇，对于受试者在试验中所受的伤害，也应当给予治疗和合理的补偿。

总的来说，涉及人的生物医学研究中，有两个问题不容忽视，其一是涉及人的研究应具备什么样的条件才能被允许进行，其二是如何保障参与研究的受试者的自身权益。[4]为了解决上述两个问题，世界各国均出台了一系列法律、法规。在我国，最初涉及人的生物医学研究方面的法规以对药物临床试验的规范为主，主要包括《药物临床试验质量管理规范》《药物临床试验伦理审查工作指导原则》等。之后随着医疗器械行业的发展，又出台了医疗器械类的相关规定，但是对涉及人的研究中非注册研究部分还是没有做出明确的规定。为了弥补这一不足，国家于2007年发布了《涉及人的生物医学研究伦理审查办法（试行）》，此举对宣传、普及科研伦理原则，建立、健全受试者保护机制，规范生物医学研究行为起到了积极、促进的作用。[5]但随着生物医学研究的快速发展以及伦理审查工作的深入，这一规范性文件已不能满足临床试验管理的需要。国家相关部门迫切需要根据当前要求，明确各方职责，细化具体操作流程，从而进一步明确法律责任，更好地保障受试者的合法权益。[6]2016年9月30日，国家卫生和计划生育委员会主任会议讨论通过《涉及人的生物医学研究伦理审查办法》，这是继原国家食品药品监督管理局于2010年发布《药物临床试验伦理审查工作指导原则》后，从更广泛的涉及人的研究层面规范伦理审查工作，对药物临床试验之外的涉及人的研究领域伦理审查规定进行了补充，该办法于2016年12月1日起实施。

3.3 研究的风险与受益

2003年，国家食品药品监督管理局发布的《药物临床试验质量管理规范》中规定：在进行人体试验前，必须周密考量该试验的目的及要解决的问题，应权衡对受试者和公众健康预期的受益及风险，预期的受益应超过可能出现的损害；选择临床试验方法必须符合科学和伦理要求。[7]2010年发布的《药物临床试验伦理审查工作指导原则》明确规定：伦理审查的主要内容包括试验的风险与受益。世界医学协会《赫尔辛基宣言》也明确规定：受试者的权益、安全和健康必须高于对科学和社会利益的考虑；在医学实践和医学研究中，绝大多数干预措施具有风险，并有可能造成负担，只有在研究目的的重要性高于受试者的风险和负担的情况下，涉及人类受试者的医学研究才可以开展；所有涉及人类受试者的医学研究项目在开展前，必须认真评估该研究对个人和群体造成的可预见的风险和负担，并比较该研究为他们或其他受影响的个人或群体带来的可预见的益处。可见对研究的风险与受益的评估是临床试验伦理审查中的重要部分。

3.3.1　研究的风险

临床试验面临的风险一般包括试验风险与治疗风险。试验风险是由试验研究行为造成的，治疗风险是即使不参加临床研究、在治疗过程中也会承担的风险。伦理审查应区别风险是由试验造成的还是由治疗造成的，只有试验风险才在伦理审查的范围之内。伦理委员会在将某一行为排除出风险与受益分析的考虑范围时，应确信这一行为确实是治疗行为而非试验行为。试验风险由研究过程中可能采取的特殊研究措施或者由为保证研究的科学性而使用的设计方法造成。例如，参加随机分配治疗的受试者可能面临不能接受更为有效的治疗措施的风险；安慰剂对照治疗的受试者则面临无法接受治疗或有效治疗措施延迟的风险；参加双盲试验的受试者需承担当治疗需要试验治疗信息时也许不能及时将信息提供给主治医师的风险。[8]

试验风险可以分为身体伤害风险、心理伤害风险、社会伤害风险及经济损害风险。[8,9]

（1）身体伤害。身体伤害通常包括轻微疼痛、不适或侵入性医学方法的损伤，或药物副作用的伤害。这些伤害大部分是一过性的。评价新药或新的治疗方法的试验可能造成较大的风险，甚至引起严重的损伤或致残。

（2）心理伤害。包括侵犯隐私或违反保密原则造成的心理伤害。例如，谈及个人对敏感话题（如性偏好）的行为和态度，可能引起受试者的紧张感、内疚、尴尬等。

（3）社会伤害。侵犯隐私和违反保密原则可能会造成受试者在其公司或社会群体中难堪，被“贴上标签”，甚至失业。

（4）经济损害。参与试验可导致受试者额外的花费。参与试验的任何预期费用都应在知情同意过程中讲明。

在确定试验风险的性质后需要对风险的等级和程度进行评估，试验风险等级有从最小风险到重大风险的不同。需要特别注意的是，关于最小风险的定义问题在国际上略有争议。研究中预期的伤害或不适的可能性和程度不超过日常生活或者受试者进行常规体格检查和心理测试时所遇到的风险，这是欧盟对最小风险的定义。而我国将不大于常规医疗的风险定义为最小风险。相比较而言，欧盟对最小风险的定义更加具体，更有利于保护受试者的权益。另一个需要特别注意的是当弱势群体作为受试者时的风险评估，弱势群体的人群特征或受试者的疾病状况使他们对试验风险更加敏感，也更易受到伤害。

3.3.2　研究的受益

临床试验研究的预期受益主要包括两大类：受试者的受益和社会的受益。受试者的受益包括受试者参加研究接受的对疾病的直接诊断、治疗或检查。这些行为可以起到缓解病症的作用或者增加患者对所患病症更深刻的认识，从而使患者受益。另一类是社会的受益，患者和健康受试者也可能同意参加与其所患病症无关，或者虽与其所患病症有关但不能给他们提供任何诊断、治疗或检查益处的研究。尽管这种研究可能没有给受试者带来直接受益，但通过研究，研究者增加了对人类生理和行为的认识而使整个社会受益。伦理委员会应明确区分受试者的预期受益和研究者所期望获得的知识，对人类受试者健康的考虑应优先于科学和社会的利益。而作为激励或报答向受试者支付的报酬或其他形式的补偿，不应被考虑为研究的“受益”而列入伦理委员会受益和风险分析的讨论内容。[8]

3.3.3 风险与受益的合理性

受试者参加临床试验所承受的风险与受试者或社会的预期受益比，必须是合理的。此要求在我国《药物临床试验质量管理规范》《赫尔辛基宣言》《人体生物医学研究国际道德指南》等原则和规范中都有明确规定。评价风险与受益比是否合理是伦理委员会必须做出的主要的伦理判断。对风险与受益的评估，首先需要了解风险的性质，鉴别试验风险与治疗风险，分辨出哪些风险是在伦理审查范围内的，哪些风险不需要进行伦理审查。然后，伦理委员会需要对风险的等级和程度进行评估。评估临床试验风险的等级和程度可以在风险大于最小风险时，积极评估风险发生的概率及影响试验风险的因素，尽量在可能的范用内，实现风险最小化，以保护受试者的权益。

风险与受益评估不是一个技术性的评估，通常取决于社会通行的标准和受试者对风险和受益的判断。因而，不同的伦理委员会可能会对某一具体的风险与受益比做出不同的评估。风险与受益比是否合理不仅依赖于已有的关于试验风险和受益的信息，还取决于该信息的可信度。虽然通过动物研究获取的信息可能高度提示人体试验预期的风险和受益，但因为人体反应可能与动物的反应不同，所以预期的风险和受益并不是绝对的。同样，没有相关的风险资料未必意味着没有风险存在。伦理委员会对风险和受益的评估应考虑受试人群的特征或疾病的状态，还应考虑受试者对风险和受益的不同感受。例如，一些受试者可能认为手术是有益的，可以治愈慢性疾病而避免长期药物治疗，而另外一些人可能认为手术存在重大的风险，长期药物治疗可以避免手术因而是有益的。伦理委员会成员应该牢记受试者自己对风险和受益的评价也是主观的。在对受试者有直接受益前景的研究中，某些风险是合理的。风险的合理性主要取决于所治疗的目标病症的性质。对于危及生命的疾病的研究，干预措施可能会造成严重不良反应的风险是可以被接受的。然而，在新的、未被证实的治疗试验中的受益与风险比应该与已有的可替代的治疗手段类似。针对那些对受试者没有直接受益的研究，伦理委员会必须评价试验风险相对于社会的预期受益而言是否合理，从放弃这项研究所引起损害的角度进行伦理审查是更为合理的。伦理委员会并不限制充分知情、能够完全认识研究的风险和受益的志愿者，允许他们为了无私的理由或为了适度的报酬而参加对其没有直接受益前景的研究；但对于不能给予知情同意的人，这类研究所采取干预措施的风险应不能比常规体格检查或心理检查的风险更大。[8]

当超出了上述的风险时，伦理审查委员会必须进行以下裁定：

（1）研究设计是针对受试者所患疾病，或针对他们特别易感的状态；

（2）在研究所处条件下或相应的临床环境下，研究干预措施的风险仅略大于对他们进行常规体格检查或心理检查的风险；

(3) 研究目的十分重要，能证明受试者风险增大的合理性；

(4) 研究干预措施与受试者曾经历的或在临床条件下可能经历的干预措施比较是相当的。

具体需要注意的内容还包括以下五点。[10]

（1）涉及弱势群体的临床试验，不能免除知情同意。在临床试验风险与受益方面，需要给予弱势群体特殊的保护，伦理审查需注意以下两点：

① 对于没有直接受益的试验，试验风险应该不大于最小风险；

② 当受试者不能给予充分知情同意时，需要获得其合法代表的知情同意。如有可能，应同时获得受试者本人的同意。

（2）对风险与受益的评估，可以构建量化评分表。将涉及风险与受益的细化要点进行具体量化评分，制作量化评分表。对每一个考量的要点都设定分数，并依据最终评分表分数确立评估等级，从而使风险与受益的评估得到具体量化，使风险与受益的评估更加可靠和准确，这样或许可以最大限度地减少伦理审查评估中的人为主观因素，使伦理审查更加客观、标准、公正。

（3）风险告知和试验受益方面的问题。研究者应该客观并尽可能详细地告知受试者在研究中可能面临的风险和危害情况，遵守知情同意原则。在临床试验过程中，如果出现新的风险，应考虑是否需要重新获取知情同意。对于社会受益方面的情况需要注意，尽管某项临床试验可能对受试者没有直接受益的前景，但通过该试验可以增加人类对自身生理和行为的认识而使整个社会受益的情况也应在试验受益的范围内。

（4）要注意受试者招募的公平性，避免过度劝诱。受试者的招募应是公平的，不应存在任何歧视，即目标人群的选择是正当的。临床试验的受益和风险应在目标疾病人群中得到公平分配。从整个地区的合格人群中招募受试者时，不应考虑种族、经济地位或性别等，除非有合理的科学理由作为前提。要充分考虑承担研究风险的特定受试者群体是否从临床试验中受益，限制某些可能受益的人群参加临床试验的理由必须是合理的。弱势群体的成员也有同样的权利从对非弱势群体显示有治疗效应的临床试验干预措施中受益，特别是当没有更好的或等效的治疗方法时。在受试者的激励补偿方面，要注意合理的激励和补偿，避免过度劝诱，保证受试者自愿参加。

关于激励及补偿需要评估三个方面：

① 与临床试验有关的收入损失、路费及其他开支，或因参加临床试验带来的不便和花费的时间而被付给的报酬；

② 与临床试验无关的医疗服务及免费的治疗和检查；

③ 根据临床试验的复杂程度，占用受试者的时间，预期可能的风险、不适及不便，参加临床试验的额外开支等。

通过评估以上三个方面是否合理，可以避免激励或补偿过大，以免受试者冒过度的风险，或不是根据其最佳判断而参加研究试验。另外，无直接受益前景的临床试验，更应谨慎避免过度的物质方面的利诱。

（5）加强试验跟踪审查的重要性。跟踪审查是试验开始后，对试验全过程的持续审查直到研究结束。风险与受益的评估不能只重视初始审查，忽视跟踪审查。跟踪审查对风险与受益的评估具有重要意义。风险与受益的评估是一个动态的过程，从试验项目的初始审查开始，一直到后续的跟踪审查，在整个评估过程中都有一些值得关注的问题。跟踪审查的内容主要包括试验的进展情况，在获取知情同意的过程中是否做到充分告知，并做到受试者完全知情；受试者的保护措施是否得当，受试者的受益是否大于风险；方案及知情同意修订情况，方案违背情况，严重不良事件发生及解决措施，暂停及提前终止试验情况，受试者权益的侵害与保护情况以及试验取得的阶段性效果等问题。通过跟踪审查对试验风险与受益情况进行追踪，关注风险与受益情况的改变并及时获取信息。

综上所述，风险与受益的评估是伦理审查工作的重要内容。伦理审查应起到“天平”的作用，既不能为了保护受试者的权益而阻碍临床试验研究的发展，也不能盲目地为了研究的利益而损害受试者的权益。

3.4 以脆弱人群为生物医学工程研究受试者的伦理问题

在研究中易受伤害和缺乏自我保护能力的人群被称为脆弱人群（Vulnerable Population），主要包括以下四种类型。[11]

（1）处于从属地位的人。如医学生或护校学生、住院医师、护士/技术员等医院中的下属人员、药厂雇员、军人、警察等。他们中有些人和研究者比较接近，容易在不正当的影响下参与临床试验，而另一些人则因处于从属地位而惧怕拒绝参与研究会招致不满或报复。

（2）处于某些强制性机构的管辖下而不具有法律行为能力的受试者。如教养所、戒毒所、监狱、战俘营、集中营内被监管或关押的人以及精神病院病人。他们最容易受到欺骗、压力、强制、胁迫或暴力，或因为完全失去人身自由，没有自由选择的权利。

（3）老弱病残群体。未成年人、婴儿/儿童、妇女/孕妇、智力/行为障碍者、残疾人、老年人/住养老院者、晚期肿瘤/绝症病人、急诊室病人等缺乏充分自主决定的行为能力或自我保护能力的受试者。

（4）社会经济地位低下人群。某些种族/少数民族、某些发展中国家人群或发达国家边缘社区人群、社会贫民、失业/领福利救济金者、流浪者/无家可归者、难民和无政治权利者。这些人群为了得到平时不可能得到的新药和新治疗措施，或为了得到某些免费医疗而愿意积极参与研究。

对于这些脆弱人群是否应作为受试者的问题，原则上来说，如果医学研究的问题能在普通受试者中得到解决，就不需要在脆弱人群中进行试验。但是在某些情况下，用孕妇、儿童、晚期病人等脆弱人群进行临床人体试验是十分必要的。伦理委员会在对脆弱人群参与临床试验进行审查时要特别注意以下问题：

（1）以脆弱人群为受试者的必要性是否已经得到科学上的论证；

（2）确保脆弱人群受试者的知情同意选择是出于真正的自主自愿，而不是在不正当影响或欺骗、强制、压力、胁迫或暴力之下做出的；

（3）无行为能力的脆弱人群受试者必须由其监护人或法定代理人代行知情同意决定，并在受试者能力所及的程度内取得其本人的同意或赞同；

（4）要保护脆弱人群受试者的权利和福利，向受试者和相关脆弱人群承诺在研究结束后为他们合理地提供作为研究结果的诊断、治疗、预防产品和措施；

（5）研究给脆弱人群受试者带来的风险一般不应超过最低风险，即不超过日常医学和心理学检查所造成的风险，必要时还可建立独立的数据与安全性监督委员会（Data and Safety Monitoring Board，DSMB），对研究过程中的安全性进行监督，或向他们提供医学和心理学帮助，同时还要避免对这类潜在受试者的过度使用，禁绝对他们的剥削。

此外，我们还需要重点关注未成年人、妇女、囚犯等参与医学人体试验时的法律问题。

（1）未成年人参与医学人体试验的法律问题

在世界范围内，经常会出现使用未成年人进行人体试验研究的案例。虽然未成年人参与某些试验在医学上是极其有意义的，但由于未成年人与成年人相比，在生理及心理上都存在着很大的区别，所以对是否允许未成年人参与人体试验，很多人存在着不同的意见。有人认为，为保护未成年人的正当权利，应绝对禁止进行未成年人人体试验。美国学者哈特指出，任何人都不应当替孩子表示同意，让孩子去做那类主要是以积累科学知识为目的的医学试验的受试者，除非面临瘟疫，而这种瘟疫给这个孩子带来的危险程度与参与人体试验的危险程度大致相同。但也有人认为哈特的观点过于绝对，他们认为，有些研究有坚实的医学根据和正当的理由，对科学和人类利益至关重要，同时对未成年受试者没有可以察觉的危险，这类试验应当被允许，否则，将会极大地阻碍儿童相关医学研究的发展。

在进行涉及未成年人的医学研究之前，研究者必须确保研究满足以下几个条件：

① 若以成人为受试对象，研究不能同样有效地进行；

② 研究的目的是获得有关未成年人智力或行为障碍者的健康的知识；

③ 其父母或法定代理人给予了许可，获得了每位未成年人在其能力范围内所给予的同意或者赞成；

④ 未成年人拒绝参加或者拒绝继续参加研究的诉求将得到尊重。[12]

（2）妇女参与人体试验的法律问题

对于妇女参与人体试验的问题，研究者、研发单位或伦理审查委员会不应排除育龄期妇女参加生物医学研究，研究期间有怀孕的可能不能作为排除或限制其参加研究的理由。但是，研究相关人员需要详尽讨论该研究可能给孕妇和胎儿带来的风险，这是妇女参加临床研究的先决条件。讨论内容主要包括，如果受试者怀孕，参加研究是否会危害到胎儿或她本人。研究者和研发单位应以妊娠试验确认可能的受试对象未受孕，受试者应在研究开始之前及过程中采取有效的避孕措施。如果由于法律的或宗教的原因，受试者不能这样做，研究者就不应招募可能怀孕的妇女进行有这类风险的研究。

孕妇作为受试者，还会有一些特殊的情况需要具体讨论。假定孕妇有资格参加生物医学研究，那么研究者和伦理审查委员会应确保已怀孕的可能的受试者被充分告知有关她们自己、她们的身孕、她们的胎儿和后代、她们的生育力的风险和受益。此外，研究目的仅仅是针对孕妇或其胎儿特有的健康需要或孕妇总体的健康需要，并且如果合适，有来自动物实验，尤其是关于致畸风险的可靠证据予以支持，在这种情况下，研究人员才能在该人群中实施研究。[12]

对孕妇来说，任何的试验都不容小觑，因为她们所要承担的风险和可能得到的利益会涉及两个人——孕妇和胎儿。在进行试验前，应使孕妇全面了解试验可能会给自己和胎儿带来的影响，同时，也应当征求其丈夫的意见。在试验过程中，研究者要时时监控孕妇及胎儿对试验措施的反应，遇到情况及时解决，避免使用一些可能给孕妇和胎儿造成不良后果的试验措施。在试验中如果出现严重不良反应或可能会给她们带来严重后果的情况，应向伦理委员会和药品监督管理局及时汇报，同时必须改变试验措施或停止试验。

（3）囚犯参与医学人体试验的法律问题

自古以来就有把囚犯作为人体试验受试者的做法，如古代波斯国王曾将死囚交给医生用于活体解剖；再如公元前 137 年，小亚细亚的帕加马国王，用毒药和消毒剂在死囚身上做过试验；第二次世界大战期间，大批囚犯成了法西斯人体试验的牺牲品（见图 3.2）。即使在第二次世界大战以后，以囚犯作为人体试验受试者的现象仍然大量存在。是否可以用囚犯进行人体试验，在现代社会仍存在两种截然相反的观点。首先，由于囚犯所处的特殊地位，他们可能会因为悔罪、急于立功，以及希望获得减刑、假释等原因接受人体试验，因此很难判断他们参与人体试验是出于自愿，还是因为外部压力。这就违背了人体试验需要遵守的尊重自主原则。其次，由于囚犯所处的特殊地位，试验者在对待囚犯时可能会出现心理上的微妙变化，影响他们对试验的认知，造成不公正地对待囚犯等现象。最后，毫无疑问的是，囚犯因实施了危害社会的行为，必须受到一定的惩罚。但依刑法的一般规定，对囚犯适用的刑罚方法可能是剥夺其政治权利、财产，限制其人身自由，甚至终结其生命等，其中并未包括囚犯必须接受人体试验。在人权保护日益受到重视的今天，即便是对囚犯而言，他们所拥有的没有被法律剥夺或限制的权利，仍然应得到充分的尊重。

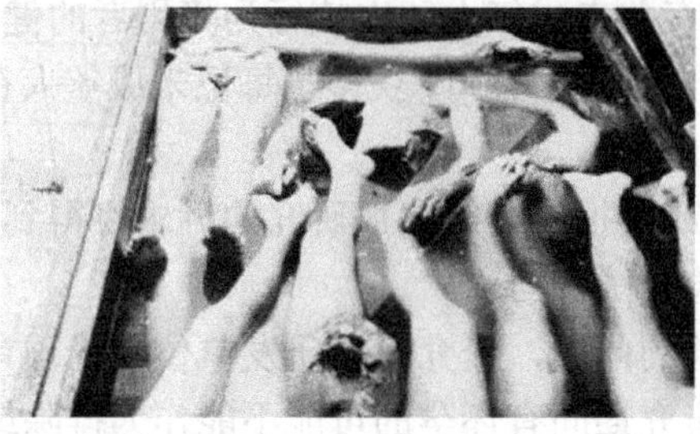

图 3.2　囚犯人体试验

3.5　知情同意

知情同意（Informed Consent）是指研究者在告知受试者一项临床试验的相关情况后，受试者出于自愿，确认同意参加该项临床试验的过程。《纽伦堡法典》是国际上第一部关于人体试验的法律规范，明确了十条涉及人体的生物医学试验的伦理规范，其中最为关键和核心的一点就是“受试者的自愿同意是绝对必要的”。世界医学协会制定的《赫尔辛基宣言》则进一步加强了对人体试验的规范，该宣言确定了人体试验中的两大基本原则——受试者的知情同意和对人体试验进行充分的伦理审查。所谓知情，对于研究者来说是一种告知义务，即按照医疗规范或者自身道德良知的要求，把关于人体试验的干预风险、操作程序、预计价格等相关信息尽可能详尽地告知受试者，并让他们充分理解的义务；所谓同意，指的是受试者拥有自由决定是否参与治疗或人体研究的道德权利，是人的自由本质的体现，是知情同意权的核心。知情同意应遵循“完全告知、充分理解、自主选择”的原则，并给予受试者包括其家属或其法定代理人充足的考虑和商量时间。

在试验开始前，研究者必须得到伦理委员会的批文，准备好知情同意书和其他提供给受试者的书面材料。在试验程序开始之前，研究者必须得到受试者的知情同意。不允许在受试者对试验不明了的情况下开展试验，或者强制其参加试验。在临床研究进行的过程中常出现新的相关信息，相应地，知情同意书的修订需要再次提交给伦理委员会以获得再次批准。一旦得到批准，必须再次征得受试者的同意。

知情同意原则中常见的主要问题有：受试者对自身知情同意权的保护意识缺乏或淡薄；知情同意书的信息不完整；由于知情同意书的语言文字表达过于专业，或者部分研究者告知受试者的信息不全面、内容不具体，使得受试者未能“充分理解”；知情同意书的签署时间滞后于参加临床试验的时间；在签署过程中出现的例如筛选失败的受试者未签署知情同意书；在研究过程中出现涉及试验的重大新信息或问题时，研究者未再次取得受试者同意等。知情同意书是确认每位受试者自愿参加某一临床试验的文件证明，必须妥善保存。

3.5.1　知情同意的伦理学标准

知情同意权包括知情和同意两部分。在人体试验中，知情指研究者将试验运行的原理、试验开展的过程、试验中可能面临的风险等内容告知受试者并且使受试者充分理解。受试者具有认知能力和理解能力才可行使知情权，才可成为合格的受试者。同意则是潜在受试者在知情之后的同意，需要个体在全面理解试验及其存在的风险后，同意成为受试者参与到试验中。因此和知情一样，同意也要求个体有行为能力。另外，受试者必须出于自愿，也就是在不受任何外界因素干扰、引诱、强迫的情况下，做出参加试验的决定。在自愿方面，弱势群体如儿童、孕妇、囚犯、精神病患者等所做出的决定较易受到外界影响，更好地保障他们的知情同意权尤为重要。

具体来说，受试者的知情同意权，是指受试者有权对人体试验研究的目的、方法、经费来源、任何可能的利益冲突、科研工作者与其他单位之间的从属关系、课题预计的好处以及潜在的风险和可能造成的痛苦等信息充分知悉，有权自主、理性地表达同意或拒绝参加人体试验的意愿。

(1)“知情”的要求。研究者要向受试者提供关于人体试验的真实、足够、完整的信息，而且要使受试者对这些信息有正确的理解，使他们可以根据这些信息做出理性判断。相反，提供虚假片面的信息使受试者无法理解、难以理性判断，是不符合知情同意原则的。

(2)“同意”的要求。第一，受试者必须具有同意的能力，一般考虑年龄和精神状况这两个可操作的因素，即受试者是否能够胜任这种“同意”决策，是否有昏迷、痴呆等精神障碍。第二，受试者的同意必须是自主自愿的同意，研究者需取得受试者的自愿同意后才可进行试验。这样做不仅遵守了国际通用的医学法规，保护了受试者的利益，同时也尊重了人的基本权益和尊严。

对知情同意的特殊处理，也就是知情同意的保留，是指在人体试验中，存在知情同意原则的例外。这是由于人体试验的某些性质和目的要求，有时无法完全向受试者揭示。例如，患者的医疗记录常在未经本人同意的情况下被研究者取用，用于确定某些疾病的流行规律。但是由于知情同意原则是人体试验合理化的基础，其保留必须被限定在特殊范围内。

知情同意的例外必须符合四个条件：第一，为了准确的试验数据必须做出知情同意的保留；第二，试验造成的风险不会超过规定的最低限度；第三，受试者知道自己被隐瞒或者不被完全告知；第四，受试者在以上三个条件下同意参与试验。

3.5.2 确保受试者自愿参与

受试者在理解研究者的说明与告知后，必须自愿做出同意才能参与试验。因此，受试者必须具备同意能力，即必须具备理解与做出理性决定的能力，才有资格行使同意权，进而参与试验。自愿且具备同意能力是受试者做出同意过程中的两个重要条件。参与试验的同意必须出于自愿，即必须在自由意志下做出同意，这样才能保障受试者的自主权；反之，若受试者的同意并非出于自愿，即其同意是在他人意志的支配下做出的，那么受试者将沦为受到他人操纵与剥削的客体。《纽伦堡法典》规定，禁止在获得同意的过程中使用任何形式的强迫、欺骗、威胁利诱、弄虚作假。《国际人类基因组研究伦理委员会关于遗传研究正当行为的声明》和美国《贝尔蒙特报告书》都将受试者非自愿的情况区分为受到强迫或受到不当引诱。所谓强迫，是指有意利用威胁或暴力控制受试者，从而使其顺从，例如，暗示患者如果不参加他本来不大愿意参加的人体试验，他就得不到应有的治疗。不当引诱则是通过提供过分的、无保障的或不适当的报偿或其他要约，而使受试者做出他本来不会做出的决定，如暗示患者如果参加人体试验就能得到额外的医疗服务或奖金，或者研究者在欠发达地区进行人体研究项目时以免费体检、误工补助之类的承诺和举措来招募受试者等行为，都属于不当引诱的范畴。同意能力是知情同意的前提，是自愿采取行动和理解信息的先决条件。在人体试验中，同意能力是指受试者能够理解试验的程序、目的、风险和好处等信息，能够根据自己的情况权衡利弊得失，能够对面前的选择做出评价，能够理解所采取行动的后果，能够根据这种知识和运用这些能力做出决定。是否具备同意能力可以参照民事行为能力制度的判断标准，以具体受试者有无识别能力为判断依据。

3.5.3 脆弱人群的知情同意

通常认为，生物医学研究中脆弱人群受试者包括成为受试者的危重症患者、婴幼儿、孕妇、哺乳期妇女、老年人、囚犯等。对这些受试者尤其需要清楚地解释参与人体试验研究和医疗的区别，客观地说明研究本身不同于医疗，其目的在于获取与医疗和健康有关的知识，研究中有不少未知因素，既可能给他们带来利益，也可能带来风险，这样做是为了防止他们产生错误观念，把研究和医疗混为一谈。确保脆弱人群受试者的选择完全出于自主自愿原则，而不是在不正当的影响或欺骗、强制、压力、胁迫、暴力之下做出的。

3.5.4 知情同意文件和知情同意过程

在实际的试验过程中，知情同意包括知情同意文件和知情同意过程两方面，二者存在紧密联系。

1．知情同意文件

知情同意文件是书面的、签有姓名和日期的知情同意书，故知情同意文件也被称为知情同意书。知情同意书的内容涉及该人体试验研究的目的、过程、计划以及潜在危险和益处，还应列明受试者或病人权利等要素。记载内容应以具体、真实为标准，使用易被受试者理解的方式予以表明。图 3.3 为某医院利用人体进行课题研究的知情同意书模板。

科研课题知情同意书模板

（仅供参考，不管以何种形式，都要涵盖下述内容）

知情同意书

尊敬的患者

我们邀请您参加××××（课题来源）批准开展的×××××课题研究。本研究将在××××、××××等医院共同开展，估计将有××名受试者自愿参加。本研究已经得到×××伦理委员会的审查和批准。

本文涵盖的部分内容由法规要求而定，并且为了保护参加研究的患者的权益，本文经伦理委员会审核并同意。

为什么要开展本项研究？

研究背景：

研究的目的：

试验范围：

该研究是怎样进行的？

本研究将比较 ××× 和安慰剂。安慰剂将被制成与×××一样的外观，但不含有任何药物。其中一组病人将服用 ×××，另一组病人将服用安慰剂，然后比较两者的有效性，包括优效和劣效。

本研究的研究医生和病人都不会知道哪组病人接受的是哪种治疗。这样是为了更客观地评价结果。

由计算机对所有病人随机分组，您将有均等的机会被分到每个组。您和您的研究医生都不能选择您的治疗组别。在研究期间，您和您的研究医生也不会被告知您接受哪种治疗。

在整个研究过程中，我们将通过一系列检查和步骤来收集您对研究药物的反应和您的健康状况。

研究中我该做什么？

本研究将持续 ×× 周共 ×× 次访视，在此期间，您需要来医院做一些检查、按日程进行回访，并告诉我们您的任何变化。

我是否有其他的治疗选择？

参加本研究可能改善或不能改善您的健康状况，您可以选择：

- 不参加本研究，继续您的常规治疗。
- 参加别的研究。
- 不接受任何治疗。

请与您的医生协商您的决定。

参加该研究将如何影响我的生活？

您可能会觉得这些访视和检查会带来不便，并且需要特殊的安排。此外，一些检查还会使您感觉到不舒服。如果您有关于研究中检查和步骤的任何疑问可以向研究医生咨询。

研究期间，您不允许使用×××药。您的研究医生会告知您在研究期间哪些药物能服用，哪些药物不能服用。在服用任何新的处方药物前请咨询您的研究医生。

图 3.3　某医院科研课题知情同意书模板

知情同意书主要包括以下要素：

（1）试验名称、试验的性质、试验目的、参加试验的大致人数；

（2）试验内容简介、被随机分到各组的概率、试验期限；

（3）受试者的责任，应遵循的试验步骤（须明确告知所有侵入性操作，试验步骤应简明易懂，必要时采用流程图的形式）；

（4）与试验相关的不便、预期风险、不适和不良反应（风险告知应充分而具体，尤其是当存在影响胚胎、胎儿或哺乳婴儿的风险时），以及当发生与试验相关的损害时，受试者可以获得的治疗和相应的补偿；

（5）预期的受益，当受试者没有直接受益时，应告知受试者（免费的试验药物、检查不属于受益，受益一般包括对受试者个人疾病的诊断、治疗以及预期的社会效益）；

（6）受试者可获得的备选治疗，以及备选治疗重要的潜在风险和受益；

（7）试验相关的费用，应告知试验过程中哪些费用由受试者承担，哪些费用由申办方承担，是否有补偿/交通费及具体的数额和支付方式；

（8）受试者隐私的保护，说明如何对受试者信息进行保密，对可以接触受试者个人资料（包括医疗记录、生物学标本）的人员的规定，说明在必要时，试验项目申办者、伦理委员会、政府管理部门按规定可以查阅参加试验的受试者的资料；除法规允许外，受试者参加临床试验的相关记录应保密，不得公开；如果发布试验结果，受试者的身份信息仍应保密；

（9）说明参加试验是自愿的，可以拒绝参加或有权在试验的任何阶段随时退出试验而不会遭到歧视或报复，其医疗待遇与权益不会受到影响；

（10）当存在有关受试者权利的问题，以及发生试验相关伤害时，有联系人及联系方式（包括研究者的姓名、联系方式）；

（11）受试者可能被终止试验的情况和/或理由；

（12）当出现新的影响受试者继续参加试验的信息时，仍应及时告知受试者或其法定代理人；

（13）试验结束后的安排（如有）；

（14）研究的资金来源，对申办方的介绍。

以上要素中的（1）～（10）是重点，是知情同意书必须包含的。

知情同意书应由伦理委员会审核通过并应包括需要让受试者知道的所有信息，负责征集知情同意的研究者或工作人员也应在同意书上签名。知情同意不只是在宣读同意书后让受试者签字的例行公事，而应该是一个互动的过程。如果研究项目比较复杂，应该允许受试者保留一份知情同意书。在一些特殊情况下，知情同意可以采取口头形式，但要求有一位独立的证人在知情同意书上签字证明受试者已表示口头同意。有些受试者由于文化程度低而根本无法理解知情同意书的内容，这时研究者可以用口头方式向受试者做详细解释，取得受试者的口头同意。在这种情况下，一般需要有一个证人签字。

2. 知情同意过程

知情同意被定义为一个过程，即某个人通过这个过程在了解了试验的所有相关信息之后，自愿表达他或她参加该项试验的意愿。

知情同意过程的要素是“理解”。

（1）知情同意的说明过程应采用受试者或其合法代表能够理解的语言和文字（例如采用受试者的母语、以通俗易懂的文字书写以及尽量避免使用专业术语等）。

（2）研究者或其委托执行知情同意过程的人，应当对受试者不明白的内容或提出的任何与试验有关的问题，给予详尽而清楚的解释。

（3）必须给受试者充分的时间来考虑是否愿意参加该项目。

（4）对没有能力表达同意的受试者，应向其法定代理人提供上述介绍与说明。

（5）知情同意的过程应当在安静和独立的环境下进行，避免受试者受到压力。

（6）无论研究者本人还是有关人员均不能胁迫或不正当地影响受试者做出是否参加试验的决定。

签署知情同意书是知情同意过程的又一要素，包括以下几点：

（1）必须由受试者或其法定代理人在知情同意书上签字并注明日期；

（2）执行知情同意过程的研究者或其代表也需在知情同意书上签名并注明日期；

（3）在受试者或其合法代表均无阅读能力时，则在整个知情过程中应有一名见证人在场，经过详细解释知情同意书后，受试者或其合法代表做口头同意，并由见证人签名和注明日期；

（4）对无行为能力的受试者，如果伦理委员会原则上同意，且当研究者认为受试者参加试验符合其本身利益时，则这些病人也可以进入试验，同时应由其法定监护人签名并注明日期；

（5）如果由受试者、见证人或监护人签字的知情同意书均无法取得，则必须由研究者将上述情况和不能取得的详细理由记录在案并签字；

（6）向每一个受试者提供一份双方都签过字的知情同意书复印件。

知情同意书中不能出现使受试者放弃合法权益的语言，也不允许含有为申办者或研究者开脱过失责任的语言。知情同意书及有关试验说明资料在交给受试者之前，必须经伦理委员会批准。研究者和申办者无权修改已被伦理委员会审核批准的知情同意书。

知情同意书与知情同意过程组成知情同意。知情同意书仅仅是一份研究者或医方履行如实告知义务的证据，是受试者或患方行使选择权的书面依据。但是知情同意书不等于知情同意。因此，研究者或医方不要把它当作护身符，相应地，受试者或患方也不要把它视为生死契约，即不要夸大知情同意书的作用。

知情同意书和知情同意过程是相互联系的。知情同意的本义是：对患者的权利、尊严、人格和自由的尊重，只能在知情同意过程中获得。知情同意书只是知情同意过程的结果，因此，知情同意过程重于知情同意书。知情同意的基础是研究者和受试者有一个共同的利益目的——治疗疾病、维护人体健康。双方不是对立的两极，而是利益的统一体。受试者或患方应当尊重研究者或医方；研究者或医生应严格履行好告知和说明义务，明确这是法定义务。尊重受试者或患者的知情同意权，就是尊重法律，这也是医生及生物医学工程工作者保护自己的最好方式。

3.5.5　研究过程中的知情同意

在执行知情同意过程中容易出现以下情况，如部分研究者不了解知情同意的相关法规要求，对所负责的临床试验项目的试验方案、试验的医疗器械等相关信息不熟悉，从而造成告知的信息不全面、内容不具体；研究者态度生硬，与受试者缺少沟通，知情告知时不给予解释或干脆将知情同意书给受试者自己阅读，对受试者提出的问题不予以回答或加以解释；研究者进行知情谈话时避重就轻，也不给受试者提问的时间和充足的考虑空间。上述种种现象均可导致受试者在不充分知情的情况下签署知情同意书。

在周期较长的研究项目中，研究者有时需要定期请受试者重新确认其知情同意，或取得新的知情同意，主要包括以下几种情况：

（1）当研究方案发生实质性改变时；

（2）在研究项目结束前就已经获得可能影响受试者知情同意态度的研究结果时；

（3）出现了有可能影响对研究产品的风险利益评估的新文献资料时；

（4）出现了有可能影响研究项目的其他新的诊断、治疗、预防方法时。

在上述情况下，研究者必须及时将有关信息向受试者通报，使其充分考虑是否愿意继续参与研究。

3.6 保护个人隐私和保密

隐私是指个人生活中不愿向他人公开或被他人知悉的秘密。隐私包括如下敏感信息：[13]

（1）性取向、性表演、性工作者的信息；

（2）酗酒或滥用毒品的信息；

（3）不法行为的信息；

（4）一些如果泄露出来可以对个人的经济地位、工作、名誉造成不良影响的信息；

（5）一些通常只记录于患者病历，如果泄露会造成社会舆论或歧视的信息；

（6）个人心理健康状况的信息；

（7）其他并无列出，但在某些文化背景中被认为是敏感的不宜公开的信息。

隐私权是受试者享有的一项重要的人格权。医学研究存取、管理和使用受试者个人信息，往往会涉及受试者的一些隐私。

与人体医学研究相关的隐私，主要包括以下几个方面：[13]

（1）受试者的姓名、住址、电话；

（2）病历资料，包括疾病诊断、就诊记录、理化检查报告等；

（3）肖像；

（4）身体肌肤形态等。

如何处理研究需要与数据收集造成的隐私侵犯之间的矛盾，以及如何保护受试者隐私等问题，是研究工作顺利开展的重要保障。对受试者人格、尊严的尊重要求研究者确保受试者基于充分的信息做出自主决定，此外，研究者还应对受试者的个人试验资料采取有效的保密措施。这是隐私权的要求。隐私权涉及私人生活秘密、私生活空间以及私生活的安宁状态等内容。与临床试验相关的个人试验资料，主要涉及的是受试者的私生活秘密。根据隐私权的四项基本权能，权利人对相关信息享有隐瞒、利用、维护、支配的权利。在临床试验中，隐私权主要体现为受试者有权要求隐瞒个人试验资料。相应地，研究者、申办者对此负有保密义务。为有效地对受试者的相关信息进行保密，临床试验禁止采用实名制。受试者的全名不得出现在病例报告表等记录文件中，通常以姓的拼音及入选编号组成的代码替代。在知情同意的告知过程中，研究者应明确向受试者说明其享有隐私权。除研究者之外，相关信息的传阅仅限于申办者、伦理委员会、药监部门等，且信息传阅仅能在符合相关规定的情况下进行。

3.6.1 保密、保护个人隐私与伦理学基本原则

伦理学的核心问题是对人的尊重，而尊重人的一个重要方面是尊重人的隐私。无论是在医疗还是在研究工作中，保密和保护个人隐私都是必须恪守的原则。隐私的泄露有可能造成对病人/受试者的严重伤害和难以预计的社会后果，例如，遭受羞辱和歧视，这是受试者参与

研究可能遇到的重要风险之一。研究者的伦理学义务就是要采取一切可能的措施保障受试者的隐私权，对研究资料保守秘密，使受试者不会因为资料和个人隐私的泄露而受到伤害。[11]

在医疗过程中，病人为了寻求医生的帮助并出于对医生的信任会把一切情况都告诉医生，包括病情、心理状态、家庭情况、职业环境乃至一些深藏于心、不愿意被任何其他人知道的秘密的个人行为和私人问题。尊重和保护病人的隐私被认为是医生最重要的职业道德。《希波克拉底誓言》中说，“凡我所见所闻，无论有无业务关系，我认为应守秘密者，我愿保守秘密”。绝大多数医生在行医过程中都非常严肃地遵守了这一誓言。在生物医学研究中，受试者也会向研究者提供各种涉及他们自身的资料。尊重人，就是不把受试者简单地看作研究的工具，而要保证他们有足够的隐私保密权，以保护他们的尊严和利益。对这一问题的关注反映在许多国际文件中。[11]

《赫尔辛基宣言》说，“必须采取一切措施保护受试者的隐私并对个人信息进行保密。”

国际医学科学组织委员会（CIOMS）联合世界卫生组织（WHO）制定的《人体生物医学研究国际道德指南》指出，“研究者必须采取安全措施，保护受试者研究数据的机密”。

国际协调会议的《临床实践规范》规定，“能识别受试者身份的记录，其保密性应受到保护，并且在现行法律及/或法规所允许的范围内不得公开提供这些资料”。

美国联邦法规 45CFR46 规定，知情同意的基本要素中应包含“一项关于能识别受试者身份的记录的保密程度说明”。

我国卫计委颁布的《涉及人的生物医学研究伦理审查办法》规定，“切实保护受试者的隐私，如实将受试者个人信息的储存、使用及保密措施情况告知受试者，未经授权不得将受试者个人信息向第三方透露”。

欧盟在用于人类的医学产品的临床实践规范中指出，“……受试者的……隐私权及与之相关的数据安全将受到保护……”。

保密的具体措施包括如下几点。[13]

（1）最小限度地涉及受试者的个人隐私，避免收集对研究不必要的个人隐私的资料，避免过多地侵害受试者的隐私。

（2）妥善处理相关的电子文件或纸质文件，要进行加密或上锁。

（3）加强研究人员的保密意识：研究人员要从受试者的角度考虑问题，避免主观臆断，例如，在研究人员所在的文化背景中是可以公开的一件事，而在受试者所在的文化背景中可能就是一个隐私。

（4）使用编码管理个人信息，最好的保护个人信息和保密的方法是使用匿名。

（5）如果签字的知情同意书会对受试者隐私甚至安全造成威胁，则可以在知情同意的前提下免除知情同意签字。这是因为将受试者真实身份和研究相关联的唯一记录是知情同意文件，并且主要风险就来自于机密遭到破坏。例如，对 HIV 阳性等患者来说，任何能联系到受试者的纸质文件都可能增加泄密的危险，而签署知情同意书本身也就认可了一些原本应是隐私的事实，且技术上也可以通过各种方式根据签名来识别受试者的身份，从而对受试者造成威胁。因此，在一些特殊情况下，可以在知情同意的前提下免除知情同意签字。

（6）限制使用这些隐私信息的权限。

3.6.2 破坏隐私和保密可能造成的后果

在医疗和医学研究中进行保密和保护隐私首先是对病人的独立个性和隐私意识的尊重；同时，它也是良好的医患关系的基石。建立良好的医患关系在对病人的健康关护中至关重要，也是医学的基本目的。对保密的承诺使病人相信他向医生/研究者所提供的资料不会被泄露，从而鼓励他忠实坦诚地与医生或研究者交流。这种信托关系无论是对病人的诊断与治疗还是对保证研究资料的真实性来说都是非常重要的。研究工作涉及个人或群体/社区的资料及数据的收集和储存。受试者参与了某个医学研究项目这件事情本身，还有其提供给医生或研究者的一切资料，以及从研究过程中获得和产生的一切资料都属于隐私和保密的范畴，应该受到保护而不应随意被泄露。这在许多国际性和国家性准则中均有规定。医生或研究者泄露上述资料是违反职业道德的，会造成伤害、痛苦和许多严重后果，这在艾滋病、遗传病、肿瘤、精神和行为等相关研究中尤其突出。[11] 例如，患艾滋病或者 HIV 阳性或参与艾滋病药物临床试验的信息泄露有可能给病毒携带者带来被歧视、失业、失去保险、被社会拒绝等风险；患有某种遗传病的信息泄露有可能使被检测者受到歧视、失业、失去保险、恋爱婚姻破裂，甚至使整个家族被打上有遗传病的烙印而受到歧视；关于某个种族或社区/地区的人群有某种遗传病的信息如果被泄露，有可能使整个种族或社区/地区被打上有遗传病的烙印而受到歧视等。

3.6.3 关于保密与保护隐私的知情同意及研究者的保密权限

在研究项目开始之前，应就有关研究资料保密和保护隐私的问题取得每个受试者的知情同意，并向受试者详细说明以下具体内容：[11]

（1）说明研究所收集资料的性质和内容；

（2）说明这些资料能否识别受试者身份，是否准备进行匿名化或编码处理；

（3）说明研究资料将如何保管，哪些人可以接触和利用这些资料，哪些人不能接触和得到这些资料，研究者将如何保护受试者隐私和对资料保密；

（4）说明以后是否会有其他研究者（如流行病学研究者）以不泄露受试者身份的形式利用这些研究资料；

（5）说明本研究所收集的人体组织标本以后是否有可能以不泄露受试者身份的形式被其他研究项目所利用；

（6）说明在为了科学目的进行研究资料的交流或出版时，研究者将如何避免泄露受试者的身份、隐私和机密。

与此同时，在知情同意过程中必须向受试者清楚地说明，研究者保护受试者隐私和资料机密的能力是有一定限度的，是受法律、法规和政府行政命令制约的。研究者应该说明，在哪些特定情况下研究者必须向有关部门或人员披露某些资料，从而会违背保护隐私和保密的承诺，还需说明违背这一承诺可能会对受试者带来哪些伤害和引起什么样的不良社会后果。

CIOMS/WHO 在《人体生物医学研究国际道德指南》中明确指出，“受试者应被告知研究者保守机密的能力受到法律和其他规定的限制，以及机密泄露的可能后果”。换言之，研究者承担着双重伦理学责任：他既有义务保护受试者的隐私和机密，又必须对国家、社会和公众健康负责。事先让受试者理解这一点是至关重要的。

研究者保护受试者隐私和资料保密的能力在以下情况中受到限制：[11]

（1）当国家要求研究者向政府卫生机构报告某些传染病时；在这种情况下，为受试者保密将会严重危害公众健康；

（2）当为受试者保密会直接和严重危及其配偶或性伴侣的安全和健康时，如当受试者患有艾滋病时；

（3）当法庭要求研究者提供法律所需要的证据时，例如，在涉及亲子鉴定、谋杀、强奸、虐待儿童或其他刑事案件时；

（4）当为遗传病基因携带者保密会严重影响其他家族成员的健康时，特别是当该遗传病是一种需要在出生后尽早开始治疗并有可能被纠正的遗传病，或者是一种危及生命因而需要进行生育控制的严重遗传病时；

（5）当国家药品监督管理局、数据与安全监察委员会或资助者的督察组需要审查研究进展情况和研究记录时。

在上述情况下，研究者向指定机构或人员报告或披露某些研究资料不应视为侵犯个人隐私和违反保密原则；相反，在这种情况下坚持为受试者“保密”是违反伦理学准则的。

3.6.4　研究结果的发表与资料保密和保护隐私

研究结果的发表涉及资料的公开，直接关系到病人要求保护隐私和保密的权利。研究数据一般应在综合分析之后以图或表的形式体现。如果需要引用个案资料，则必须删去一切能够识别个人身份的资料，包括文字、照片和家族谱系，除非得到本人或监护人的书面知情同意。[11]

国际医学期刊编辑委员会在其《生物医学期刊投稿的统一要求》中，专门就“保护病人隐私权”做出以下规定：

“在未取得知情同意的情况下，病人的隐私权不得侵犯。能识别身份的资料不得以文字、照片或家谱的形式发表，除非该资料有十分重要的科学目的，而且病人（或父母、监护人）已就资料的发表给予书面知情同意。为此目的而征求知情同意时，需要将准备发表的稿件交给病人过目。”“能识别身份的细节应予删除，如果它们并不十分重要的话。但是，在任何时候都不得为了达到匿名化而更改或伪造病人的数据。完全匿名化是很难做到的，当有疑问时应取得知情同意。例如，在照片上仅仅遮挡眼部对于匿名保护是不够的。”“关于知情同意的规定应该包含在杂志的作者须知中。如果取得了知情同意，应该在发表的文章中说明。”

尊重病人的隐私权和保护公众利益有时是冲突的。例如，某个社区有结核病暴发流行，能否因为该社区不希望发表该资料或不给予知情同意就不发表呢？有人认为尽管在通常情况下利用病人的记录必须要得到知情同意，但如果研究的意义和得到有关记录十分重要，获取知情同意又不可行，而能识别身份的标志已在可能范围内被删除，研究者对自己的保密责任也十分清楚，则发表这些资料应该是可以被允许的。但是道德的平衡是一个奇妙的问题，当研究在未得到知情同意的条件下进行时，研究者就是在做一件道德上的错事，问题在于如何保持错误的程度和对病人的潜在利益之间的平衡，以及对研究服务于公众利益的考虑。[11] CIOMS 的《流行病学研究伦理审查的国际准则》中对这个问题是这样说的：“在不造成伤害与说明事实和公布科研发现之间是可以有冲突的。如果解释数据的方式能注意到保护有风险的人们的利益，则伤害可以减轻，而同时符合科学的真实性。只要可能，研究者应该预见并避免可能导致伤害的错误解释。”

思考与讨论

1．世界首例“基因编辑婴儿”非法人体试验的发生，引发了国际范围内的普遍不安和强烈谴责，科学工作者如何平衡人体试验的风险和科学利益？

2．国际合作的人体试验应当怎样评估风险与受益的合理性，以及如何执行知情同意这一伦理道德标准？

3．在随机对照研究中，怎样在受试者利益和研究的科学利益之间寻求平衡？

4．在涉及人的生物医学研究中，如何实现受试者的“完全知情”？

5．思考在大数据时代背景下涉及人的生物医学研究的伦理管理方法。

参考文献

[1] 黄丁全. 医事法. 北京：中国政法大学出版社，2003.

[2] 黄丁全. 医疗、法律与生命伦理. 北京：法律出版社，2004.

[3] 朱勇，崔玉明. 新医疗处遇的法律问题与研究. 北京：中国经济出版社，2005.

[4] John D. Enderle，Joseph D. Bronzino. 生物医学工程学概论. 3 版. 封洲燕，译.北京：机械工业出版社，2014.

[5] 卫生和计划生育委员会．关于《涉及人的生物医学研究伦理审查办法》的解读． http://www.nhfpc.gov.cn/qjjys/s3580/201611/e83d2ecb1e6645999437506a4e060a27.shtml

[6] 陆麒，姜柏生. 谈《涉及人的生物医学研究伦理审查办法》的修订对我国伦理审查工作的影响. 医学与哲学，2017，38（11）：1～4.

[7] 国家食品药品监督管理总局. 药物临床试验管理规范（局令第 3 号）2003.

[8] 汪秀琴，熊宁宁，刘沈林，等. 临床试验的伦理审查：风险与受益分析. 中国临床药理学与治疗学，2003，8（6）：718～720.

[9] Levine, Robert J. Ethics and regulation of clinical research, 2nd ed. Baltimore: Urban and Schwarzenberg,1986.

[10] 董平平，张志敏，秦叔逵. 临床试验伦理审查中风险与受益评估初探. 中国医学伦理学，2016，29（4）：639～641.

[11] 陈元方，邱仁宗. 生物医学研究伦理学. 北京：中国协和医科大学出版社，2003.

[12] 卜擎燕，熊宁宁，吴静. 人体生物医学研究国际道德指南. 中国临床药理学与治疗学，2003，8（1）：107～110.

[13] 刘夕宁，汪秀琴. 涉及人体医学研究中关于隐私的保护. 世界中西医结合杂志，2010，5（2）：167～168.

第 4 章　动物实验的伦理问题

引导案例 1

猴子辐射试验[1]

美国马里兰州有一座“陆军辐射生物学研究所”（简称 AFRRI），该研究所所做的一些动物实验非常残忍。研究人员把动物直接绑在椅子上用辐射线照射，再让它们操纵手柄以测验辐射线在它们身上产生的影响。研究人员还训练猴子去转动一种名为“活轮”的圆筒状踏车。猴子必须使踏车保持在时速 1 英里以上，否则就会遭受强烈的电击。AFRRI 的行为科学家卡洛儿·法兰兹训练了 39 只猴子，训练为期 9 周，每天两个小时，直至它们能够连续 6 小时轮流“工作”与“休息”。训练好的猴子要接受不同剂量的辐射线，接受剂量较高的猴子会频繁出现呕吐现象。然后，这些猴子被放回“活轮”，来测试辐射线对它们的“工作”能力的影响。在此期间，如果某只猴子有一分钟以上的时间未能转动轮子，电击的强度将会增加至 10 安培（这是极强的电击，其造成的痛苦也非常严重）。在“活轮”中，有些猴子会持续呕吐。法兰兹记录了不同剂量的辐射线对猴子工作能力的影响，受到辐射的猴子均在一天半至五天内死亡。

引导案例 2

***Nature* 论文险因违反动物福利被撤稿[2]**

2011 年，来自麻省理工学院、哈佛医学院和 Broad 研究所的研究人员在 *Nature* 杂志发表题为 *Selective killing of cancer cells by a small molecule targeting the stress response to ROS* 的研究论文。该论文指出，一种小分子的荜茇酰胺（piperlongumine）可以有选择性地杀死小鼠体内的癌细胞。2015 年 9 月，*Nature* 发表勘误表，以该研究中部分小鼠体内的肿瘤体积超出允许的最大直径 1.5 cm 为由，撤销了论文中的部分数据，而率先提出质疑的科学家则认为这篇论文应被撤稿。最终的处理方式为，论文作者向公众道歉，*Nature* 杂志社要求以后涉及动物实验的论文需明确列出动物使用委员会所允许的最大肿瘤尺寸，并声明这一尺寸不会在试验期间被超过。

4.1　动物保护与动物实验的社会认知

4.1.1　动物保护的社会认知

1. 中国传统文化中的动物保护思想

中国人一出生就与动物结下了缘分，每个人都有自己的动物生肖，终身不变，仅由此就可看出中国人与动物的亲密程度。在中国古代文明的发展过程中，人类逐渐认识到自己只是自然万物的守护者，人类的行为不应只考虑自身的利益，还应关照动物的生存，让人与天地万物的生命都获得充分的发展。这些思想在中国古代的儒家、佛教、道家文化中都有不同程度的体现。

1）儒家、墨家文化中的动物保护思想

儒家文化讲究“仁义礼智信”，主张“仁者爱人”及“仁者爱物”；孟子见了待宰的牛，感叹道：“见其生不忍见其死”“不忍其觳觫”；圣人孔子也曾经建议人们把田猎从三次改成两次，以利动物繁育；《礼记·祭义》中有“断一树木，杀一兽，不以其时，非孝也”的观点。[3] 中国现代画家丰子恺在其《护生画集》中有“天地好生”图，题记引用了宋代大儒朱熹的思想，题为“天地别无勾当，只以生物为心。如此看来，天地全是一团生意，覆载万物。人若爱惜物命，也是替天行道的善事。”同一集中也有一幅“老鸭造像”，题字为“天地之大德曰生”。中国人崇尚天道，把爱护生命看作是天地间之大德，儒家文化中最重要的内容就是仁爱、恻隐。[4] 历代儒家特别是宋明理学，都秉承这一仁爱哲学，并不断增益其文化内涵。中国传统社会生活中富有人性、爱心的精神传统即来源于此。[4]

需要指出的是，在儒家文化中，对人的关爱程度更高，动物次之。而且，按照动物与人类的亲缘关系，儒家思想对不同的动物关爱程度也不同，这是儒家动物生态伦理思想的一大特色。总之，儒家文化体现出了关爱动物的思想，虽然尚有“自私物种”的狭隘性，可它具有超前的动物生态伦理思想这一事实是不可否认的。法国思想家史怀泽认为“中国伦理学的伟大在于，它天然地、并在行动上同情动物”。[5]儒家文化关爱动物的思想反映了当时人们对人与自然关系的认识，具有重要价值。

与儒家同期出现的重要学派是墨家，墨家出于儒家，但在很多思想上与儒家形成对立。在战国时代儒家与墨家都处于“显学”的地位，到了西汉“独尊儒术”后，儒家成了思想体系的正统，墨家却成为“绝学”。墨家的核心观点是“兼爱”，但其兼爱只是在人类之间，并没有延伸到动物。墨家的哲学与自然科学技术相结合，善于运用逻辑思辨，在这一点上与古代西方的哲学思想有相似之处。墨家已经看到了人与动物的区别，即人只有通过劳动才能生存，而动物则不需要。墨子认为“今人固与禽兽麋鹿、蜚鸟贞虫异者也。今之禽兽麋鹿、蜚鸟贞虫，因其羽毛以为衣裘，因其蹄蚤以为绔屦，因其水草以为饮食。故唯使雄不耕稼树艺，雌亦不纺绩织纴，衣食之财固已具矣。今人与此异者也，赖其力者生，不赖其力者不生。”（引自《墨子·非乐上》）墨家没有关爱动物的提法，但是明确指出了人与动物的根本区别在于是否需要“劳动”。可以说，墨家的观点和西方古代哲学在关于人与动物的区别在于是否具有“理性”的观点上异曲同工，只不过墨家的观点更侧重于实践，没有提炼到理论层面。

2）佛教文化中的动物保护思想

到了西汉末年，佛教传入中国，也把佛教的爱生、护生理念带到了中国。佛教的思想核心是慈悲为怀，劝诫世人要尊重和宽容所有的人和所有的生灵。[3] 佛教据此提出不能杀生的思想。杀生，指杀害人畜等一切生灵。佛教提出的保护动物的思想大致可以从三个方面进行阐述。一是普度众生。天地之大德曰生，如来之大道曰慈，人物虽异，心性是同。再是生死轮回。今生为人不善，来世可能变牛变马，现在的动物，可能就是前世造了孽的人。三是因果报应。许多人离苦得乐，消灾避难，就是因为止恶行善，爱惜和挽救了一些动物的生命，因而得了好报。[4]

在中国古代，民间吃斋、放生是受尊敬的善行。皇帝也会在重要的日子斋戒敬天，组织放生。南朝的梁武帝萧衍就下令提倡臣民吃素，祭祀天地的供品不准再宰杀三牲，而是改用面粉做的供品。[6]

3）道家文化中的动物保护思想

如果把中国文化比成一体两翼，儒家是其主体，那么佛道就是两翼。本着经世致用观念的儒家走向了庙堂，道家文化则在发展过程中形成了道教。道教代表人物庄子认为“万物齐一”，物无贵贱。世间的万事万物都是道的流行变化的一个形式，都是道的表现方式，实质是没有差别的，也就是庄子所说的“天地与我并生，万物与我合一”。在道家演变成道教之后，逐渐发展出了贵生戒杀的思想内容。《太平经》中的“夫天道恶杀而好生，蠕动之属皆有知，无轻杀伤用之也”[3]，意思是说，上天有好生之德，伤害任何的生命都是违背天意的。这也就说明，生命在道家文化中是最可贵的，不论对哪种生命体都应当尊重和爱护。

生命既然是最可贵的，那么对生命体的伤害就是绝对不应该的。道家的“尊道贵生”思想被不断继承和发展。为了教化大众，也是为了教义的现实操作，形而上的抽象思辨语言逐渐下降到了形而下的现实世界，形成了经籍戒律中各种具体的规范、约束。这些东西对道教弟子、信众的日常生活起着相当广泛的影响作用。

学道、修道、悟道、得道是道家人士的追求和向往。在体认道、追寻道的过程中，言谈举止必须与天道相合。《太上虚皇天尊四十九章经》中记载，天尊说：“子欲学吾道，慎勿怀杀想，一切诸众生，贪生悉惧死，我命即他命，慎勿轻于彼，口腹乐甘肥，杀戮充啖食，能怀恻隐心，想念彼惊怖，故当不忍啖，以证慈悲行。”[3]这句话的大意是，学道就得好生恶杀，就得有一颗慈悲心，不能为满足一己私欲而伤害生灵。在道教的戒律中关于不杀生的要求也是最基本的。《洞玄灵宝六斋十直》中规定了“道教五戒，一者不得杀生。”《老君说一百八十戒》中提道：“不得杀伤一切物命；不得冬天发掘地中蛰藏虫物；不得妄上树探巢破卵；不得笼罩鸟兽。若人为己杀鸟兽鱼等，皆不得食。若见杀禽畜命者，不得食。”《天上内秘真藏经》所记杀生之罪更为严重：“好杀物命者，死入无间狱。杀生淫祀者，死入沸山狱。烧野田山林游猎者，死入分形狱。”相反，若人们善待万物，即有善报。《洞真太上八素真经三五行化妙诀》中提道：“仁者好生恶杀，救败护成，禁忌杀伤，隔绝嫉妒，能和合阴阳，放生度死，慈悲慊疑，念念弗忘，积仁成寿，遂登神仙。”[3]

作为中国古代的主要思想流派之一，道家以形而上的道的抽象概念解释宇宙万物的生成，从根本上认定万物的平等无差，又以教义、戒律的形式教化、引导着现实中的人们爱生护生，广泛传播了关爱生命、爱护动物的理念。

总之，中国的儒释道文化中存在着多方面的动物保护的思想，在各朝各代也有较多的动物保护方面的法令。可以说“尊重生命，关爱动物”是中国传统文化的精粹。

2. 西方动物保护思想的发展

1）古代的哲学和宗教对动物的认知

在古代西方，哲学与宗教是理解人与动物关系的主要理论来源。西方历史上有很长的一个素食主义阶段。据研究，8000 多年前地中海地区就存在素食群体。当然，第一位伟大的素食思想者是大约生活在公元前 6 世纪末期的古希腊哲学家毕达哥拉斯，他是古希腊的圣人，勾股定理最早的证明者，也是西方的素食主义之父。毕达哥拉斯的道德规范作为一种哲学伦理流行于公元前490—430年，其宗旨是创造一种包括禁止杀生在内的普遍适用的法律，以禁止粗暴的流血，特别是动物祭祀，并倡导“永远不吃肉”。他认为动物和人类的灵魂是可以相互转换的，因此他坚持素食主义。他证明勾股定理后，用面粉做的牛来献祭。[7] 直至19 世纪晚期，不吃肉的人仍被称为“毕达哥拉斯的信徒”。

希腊哲学家思培窦可里斯（公元前 495—435）认为：“屠杀动物做献祭品或食物，是最令人恐惧的事情。”[8] 柏拉图（公元前 427—347）深受毕达哥拉斯的影响，他认为哲学家应该坚持素食，因为人类与动物共同分享灵魂。古希腊的一位祭司——普鲁达奇（45—125）也是素食主义者，他认为动物是理性的、有知觉的，能感受到疼痛，人类不应伤害动物。他的思想是现代动物保护理论的哲学源泉。

与上述观点不同，亚里士多德（公元前384—322）认为动物是没有理性的，自然等级远低于人类，可以被屠杀和食用。其观点影响巨大，在后世很长时间内“动物缺乏理性”这种论断成为主流思想。《圣经》强化了亚里士多德的观点，认为动物是可以被人类任意支配的。中世纪基督教哲学家奥古斯丁和托马斯·阿奎那也认为动物缺乏理性，因此动物处于服从地位。基督徒们广泛接受了这种观点。当然也有一些基督教圣徒提出要关怀动物，如圣巴西勒劝人善待动物，圣诺特等圣徒曾经阻挠狩猎。[3]

而犹太教却和基督教观点不同。犹太教认为对上帝创造的所有东西都应该给予怜悯和同情，他们看不起纯娱乐的打猎、斗牛等行为，强调虽然可以杀动物，但要尽量减轻动物的痛苦。伊斯兰教认为人类是独一无二的，其他动物是为了人类而存在的。可是先知穆罕默德在《古兰经》中说道：“任何对阿拉的造物慈善的人，就是对他自己慈善。”[7]

2）近代仁慈主义的动物保护思想

在文艺复兴时期，为了摆脱神学，学者们强调人的重要性。动物被认为是低于人类的存在。文艺复兴以来，特别是近代以来，西方社会对动物认识的主流意识是建立在17世纪法国哲学家笛卡儿主客二分的二元论基础之上的。[9] 笛卡儿建立了以灵魂与肉体的二元划分为基础的唯理论哲学体系，其关于人与动物区别的理论，收获了众多响应者。笛卡儿以是否具有自由意志来作为“灵魂”与“肉体”的分水岭，做出了“人是灵魂与肉体的紧密结合”的论断。笛卡儿曾经质疑动物是否会有疼痛感，认为它们好像表现出痛苦的样子，但是它们可能仅仅是复杂的钟表机械，被设计出来有这样的表现。动物同自动机械一样，没有灵魂，仅具有肉体。笛卡儿的“动物是机器”的观点强化了对动物认识的误解：认为动物没有灵魂，是僵死的物体，只不过是一台机器，我们对待动物的方式不涉及伦理问题。[10]

但是，即使在笛卡儿主义盛行的 17 世纪，也有人对“残酷对待动物”的合理性表示了怀疑。[9] 伏尔泰就强烈反对笛卡儿的机械论哲学，他认为“自然已经把所有的感觉器官都安置在动物身上了，难道它们会感觉不到任何东西？”艺术家达·芬奇是一个著名的素食主义者；著名散文大家蒙田批判对动物的残酷行为；剧作家莎士比亚则描绘了动物的苦难；约翰·洛克认为社会应教育孩子要善待动物；大卫·休谟认为，可以对动物施以同情；英国实用主义哲学家杰里米·边沁认为，动物也能感觉到快乐与痛苦，而且并不比人类的感觉轻微，认为“那些残酷地对待动物的人在处理与其他人的关系中也心肠冷酷”。

1641 年，一位名叫华德的律师说服马萨诸塞（时为英国殖民地）当局制定了一项法律：

任何人不得专制地或残酷地对待那些向来供人使用的牲畜，人有责任让它们定期地休养生息。[9] 1693 年，英国著名思想家洛克在《关于教育的几点思考》一书中，也对笛卡儿的思想提出了质疑。在他看来，动物是能够感受痛苦的，毫无必要地伤害它们在道德上是错误的。他对许多儿童残酷地对待那些落入他们手中的小鸟、蝴蝶和其他可怜动物的行为表示担忧，因为折磨和杀死其他动物的这种习惯，会潜移默化地使他们对人也变得凶狠起来；而且，那些从低等动物的痛苦和死亡中寻找乐趣的人，也很难养成对其同胞的仁爱之心。他主张人们不仅要善待以往那些被人拥有且有用的动物，而且还要善待松鼠、小鸟、昆虫——事实上是要善待"所有活着的动物"。

边沁是近代西方第一个把道德关怀运用到动物身上的功利主义伦理学家。他在写于 1789 年的《道德与立法原理导论》一书中指出，一个行为的正确或错误取决于它所带来的快乐或痛苦的多少；动物能够感受苦乐；因此，在判断人的行为的对错时，必须把动物的苦乐也考虑进去。边沁反对把推理或说话的能力当作在道德上区别对待人与其他生命形式的根据，问题的关键应当是它们是否能够感受到苦乐。边沁据此认为，最不道德的行动就是带来最大痛苦的行动。而与对较低形式的生命的残酷比起来，对神经系统最发达的人的残酷是更坏的行为，但是这种差别仅仅是数量上的。一个有道德的人或有道德的社会应该最大限度地增加快乐，并最大限度地减少痛苦，不管这种痛苦是人的痛苦还是动物的痛苦。他所处时代的开明人士对奴隶解放的关注曾鼓舞了他对道德进步的信心。他说："我们已经开始关心奴隶的生存状态；我们得把改善所有那些给我们提供劳力和满足我们需要的动物的生存状况作为道德进步的最后阶段。"对边沁来说，那些对人有益的动物（如马和鸡）所占据的伦理地位低于奴隶，但高于其他生命形式。他预言："这样的时代终将到来，那时，人性将用它的'披风'为所有能呼吸的动物遮挡风雨。"边沁所说的"披风"即指道德地位和法律保护。[9]

19 世纪的亨利·塞尔特将英国扩展伦理共同体的思想推到了顶峰。他在 1892 年出版的《动物权利与社会进步》是动物解放运动的理论总结，对英美后来的环境伦理思想产生了重要的影响。他认为，如果人类拥有生存权和自由权，那么动物也拥有。二者的权利都属于天赋权利，就动物而言来自动物法。他觉得在英美人的态度中缺乏一种与非人类存在物的真正亲属感。道德共同体的范围需要扩展。因此，他提出了一个独到的观点："如果我们准备公正地对待低等种属（即动物），我们就必须抛弃那种认为在它们和人类之间存在着一条'巨大鸿沟'的过时观念，必须认识到那个把宇宙大家庭中所有生物都联系在一起的共同的人道契约。"他号召人们把"所有的生物都包括进民主的范围中来"，从而建立一种完美的民主制度；人和动物最终应该也能够组成一个共同的政府。[9]这是因为，"并非只有人的生命才是可爱和神圣的，其他天真美丽的生命也是同样神圣可爱的"。未来的伟大共和国不会只把它的福恩施惠给人。况且，把人从残酷和不公正的境遇中解放出来的过程将伴随着动物解放的过程。这两种解放密不可分地联系在一起，任何一方的解放都不可能孤立地完全实现。塞尔特还抨击了"气势汹汹"的工业神话，因为它为了让悠闲的绅士和少妇能够用"借来的羽毛和皮毛装饰自己"，而使数以万计的动物遭受灭顶之灾。塞尔特将那些游猎运动谴责为"业余屠杀"。他领导的仁慈主义者同盟经过十年的抗争，成功地解散了皇家逐鹿猎犬队。塞尔特在环境伦理学方面的重要贡献是把古老的天赋人权论与 18、19 世纪的自由主义结合起来，并把它直接应用于人与动物的关系，开启了当代动物解放论学派的环境伦理思想。[11]

3）动物解放论

1975年澳大利亚的应用伦理学家彼得·辛格出版了《动物解放》一书，通过揭示使用动物进行研究的残忍性和动物所遭受的痛苦，再一次让人们把审视和批判的目光投向了科学家。辛格第一次系统地从伦理的角度，有力地揭示了人类的“物种歧视”偏见。辛格把“无视动物利益”，对待动物的不平等行为称为“物种主义”（Speciesism）。在《动物解放》一书中，辛格主张“人的生命，或者只有人的生命是神圣不可侵犯的这一信念，是物种歧视的形态之一”。辛格认为，物种主义与种族主义都是相同的歧视形式，如果说动物因为属于低等生物而没有价值，就等于说奴隶或者女人没有道德价值，正如种族歧视和性别歧视是错误的一样，物种歧视也是错误的。[1]

以辛格为代表的动物解放论的哲学基础是边沁的功利主义。功利主义伦理学的两个基本原则是平等原则与功利原则。动物解放论认为，具有感受能力的存在物至少有权拥有一种利益：即体验愉快和避免痛苦的利益。辛格认为避免痛苦就是善，施加痛苦就是恶。平等原则所关心的是“利益”，而不管这个利益的主体是谁。如果我们既不想违背平等原则（平等地关心每一个存在物的利益），也不想违背功利原则（最大限度地追求快乐，或把痛苦降低到最低限度），或想把平等原则和功利原则贯彻到底，那么，我们就必须把道德关怀的范围也扩展至动物，将动物的苦乐利益也作为道德计算的相关因素。

辛格指出“动物的解放是人类的解放事业的继续”“凡是解放运动都意在结束某种不平与歧视”“凡是解放运动总是要我们把我们的道德领域扩充得更广。平常视为理所当然之事，细察之下原来是起于不公的偏见”。最后，他提出了一个值得深思的问题：“动物解放运动比起任何其他的解放运动，都更需要人类发挥利他的精神。动物自身没有能力要求自己的解放，没有能力用投票、示威或者抵制的手段反抗自己的处境。人类才有力量继续压迫其他物种……我们是继续延续人类的暴政，证明道德若是与自身利益冲突就毫无意义？还是我们应该当得起挑战，纵使并没有反抗者起义或者恐怖分子胁迫我们，却只因为我们承认了人类的立场在道德上无以辩解，遂愿意结束我们对于人类辖下其他物种的无情迫害，从而证明我们仍然有真正的利他能力？”概而言之，辛格理论的目标就是解放所有的动物。[12]

在实践中，动物解放论反对残暴的动物实验，主张废除“工业化农场”，坚持素食主义，反对为人的饱餐而饲养和杀戮动物。辛格动物解放的哲学思想再一次掀起了20世纪末维护动物权利和福利运动的高潮。

4）动物权利论

动物权利论的代表人物是美国哲学家汤姆·雷根，他从康德的道义论出发，对动物权利进行了深刻且严密的论证。这是一种比较激进的社会思潮，它认为动物和人类一样应该有免受折磨的权利。换句话说，动物应该被当作人、被同等看待，而不仅仅被当作人类的财产或工具。[13]

雷根所主张的动物权利是指道德权利——独立于法律权利且比法律权利更根本，即不受伤害和不受干涉的权利。这种思想与其批评者的分歧即在非人类动物是否拥有消极的道德权利这一问题上。雷根认为我们每个人都拥有平等的道德权利。这种权利是上天赋予的，不是由他人或任何组织授予的，也不是由于人们具有某些特殊能力（如理性或道德自律能力）或做了某事而获得的。每一个人之所以同等地享有这种权利，是由于每一个人都具有一种“天赋价值”（Inherent Value，亦译为内生价值，固有价值）。具有这种价值的存在物必须被当作一种目的本身，而非工具来对待。这种价值应获得恰当的尊重。[14]

雷根指出，人拥有固有价值的根据是，人是“生活的主体”（the Subject-of-a-life）。生活主体的特征包括：拥有生命和意识，拥有期望和愿望，拥有感觉、记忆和未来（包括自己的未来）意识；拥有一种伴随着愉快和痛苦感觉的情感生活；拥有偏好和福利；拥有发动行为以实现自己的愿望和目标的能力；拥有一种历时性的心理上的同一性；拥有一种独立于他人的功用性的个体幸福状态。然而，这些生活主体的特征，动物（至少某些哺乳动物）也具有。因而，动物也拥有值得我们予以尊重的天赋价值。动物身上的这种价值赋予了它们一种道德权利，即不遭受或不应遭受痛苦的权利。它们的这种权利决定了我们不能仅仅把它们当作一种促进我们的福利的工具来对待。相反，我们应该以一种尊重的方式来对待它们。[14]

雷根认为，动物权利运动力图实现的目标不是去改革对动物剥削的方式，使得我们对动物的所作所为更为仁慈，而是要废除对动物的剥削利用。包括“完全废除把动物应用于科学研究的传统习俗，完全取消商业性的动物饲养业，完全禁止商业性和娱乐性的打猎和捕兽行为”。

5）动物福利论

“动物福利”概念是由休斯于 1976 年正式提出的，通常被定义为一种康乐状态。在此状态下，动物的基本需要得到满足，而痛苦则被减少到最小。动物福利论认为人类可以利用动物，但这种利用必须以动物可以承受的范围为限度，人类应对动物施以“人道”的关怀。一方面，对人类而言，动物具有多种多样的外在价值（或称工具价值），因此人类利用动物是可能的、合理的；另一方面，因为动物具有感觉、记忆和认知能力等内在价值，所以应当改进和废除动物利用中那些残忍的手段和方式，尽可能使动物免受不必要的痛苦。[13]动物福利的内涵比较宽泛，目前国际上通行的是由英国农场动物福利委员会提出并由斯伯丁在《动物福利》一书中概括的“五大自由”原则，即免受饥饿的自由，生活舒适的自由，免受痛苦、伤害和疾病的自由，免受恐惧和不安的自由，表达天性的自由。动物福利论因其“温和性”和“实用性”而被广泛接受，早期的动物福利（保护）法均以反虐待动物为主要内容，近 100 年来，世界上有 100 多个国家和地区制定了内容更为广泛的动物福利法。

4.1.2　动物实验的社会认知

1．动物实验的概念

人类从史前时代开始就为了各种目的而利用动物，但直到现代科学初期，动物实验才成为一个特定的问题。首先我们应理解什么是动物实验。动物实验（Animal Experiment）指在实验室内，为了获得有关生物学、医学等方面的新知识或解决具体问题而使用动物进行的科学研究。

目前，动物实验主要应用于四个方面。

（1）科学研究。比如利用动物建立人类生理和疾病的动物模型，从而鉴定使人致病的病原体。科学家将可能的致病体扩培后转接到健康的实验动物身上，以此来鉴定这种物质是否是该种疾病的病原体。随后可以针对这种病原体开发出相应的药物活疫苗。再比如通过研究转基因猪，为人类提供可供移植的器官等。

（2）常规检测。药品、化妆品和家用产品清洁剂的安全测试，以及疫苗的测试、药物的筛选、长期毒性试验、过敏试验，等等。

（3）教学实验。目的是验证知识，练习操作，主要包括学校教学、解剖展示等。

（4）外科练手。很多困难的外科手术，尤其是器官移植手术等首先都是在动物身上进行演练的。器官移植之后，人体可能发生很多并发症，寻求对策同样也离不开动物实验。[15]

借动物解剖来探索人体奥秘的实践活动，公元前就早有记载。对后代医学影响很大的古罗马名医盖伦（129—200）曾对猪进行活体解剖，研究神经切除对生物体的影响，还确定了输尿管的位置。因为在当时，人体解剖是被严格禁止的，所以盖伦只能进行动物解剖实验。他通过对猪、羊、狗、猴子等动物进行活体解剖实验，在解剖学、生理学和病理学等方面有很多重要的发现。哈维（1578—1657）发现血液循环的规律，也是通过解剖小鹿和其他动物才得以实现的。

动物实验作为一种科学方法，一直到 19 世纪才开始建立自己的地位并被大量运用于生理学的研究中。这项进展主要归功于两位著名的法国生理学家弗朗索瓦·马让迪（1783—1855）和克洛德·贝尔纳（1813—1878）。马让迪被誉为实验生理学的先驱人物，他强调用实验取代推测，主张采用活体解剖的方法研究生命现象。[16]他的学生贝尔纳发展了实验生理学的思想，在活体解剖的基础上还进行实验生理学的教学，获得了极大的成功。贝尔纳曾经说过一句话：“良好的方法能使我们更好地发挥运用天赋的才能，而拙劣的方法则可能阻碍才能的发挥。”他于 1865 年出版的《实验医学研究导论》一书被认为是生理学发展史上的一个里程碑。贝尔纳认为首先应该将自然研究与实验区分开来，在实验中必须控制某些因素，而自然研究则只是单纯观察会发生什么现象。他认为传统医学有两个缺陷。第一，作为一门观察科学，同自然史学一样，它是完全被动的。生理学的发展需要在实验者控制的条件下进行积极的观察，而病床边很多细小的事情会妨碍准确的观察。第二，病理损伤本身并不是疾病的起因，而应是病变的结果。病理生理学要发现无机物质的规律，就必须深入到物体或机器内；要了解生命物质的特性和规律，就必须拆开生物机体深入到它的体内环境。所以，为了探索和看到机体内隐藏的各部分的功能，在解剖尸体之后，还必须做活体解剖。可是人类曾经反对解剖尸体，因此当时的医学界只好解剖在构造上与人体尽可能接近的动物尸体，同时也取用活体动物做实验。

生物医学研究通过临床研究和实验室研究这两个途径来进行，而不论是临床研究还是实验室研究都离不开动物实验。特别是当医学科学从“经验医学”发展到“实验医学”阶段，动物实验就显得更加重要。动物实验的应用和发展，促进了医学科学的迅速发展，解决了很多以往不能解决的重大理论问题和实践问题。从某种意义上说，只有经过严格的、系统的动物实验才能把医学置于真正的科学的基础之上，也才能获得比较可靠的事实，同时避免出错。[17]

俄国生理学家和心理学家巴甫洛夫曾经指出：整个医学，只有经过实验的火焰，才能成为它所应当成为的东西。只有通过动物实验，医学才能获得最后的胜利。[16] 这些观点，已经并且正在被医学发展的历程所证实。毫无疑问，动物实验已经成为科学家探索真理和尽可能接近真理所能使用的唯一的方法。

2．动物实验的意义

实验动物和动物实验在生物医学和预防医学的发展中做出了重要贡献。可以说，没有实验动物和动物实验，就没有今天的实验医学。19 世纪中期，以动物实验为主要内容的实验医学问世之后，生物医学的每一次重大发展与进步，几乎都与动物实验息息相关，动物实验在整个生命科学发展历程中具有举足轻重的作用。人类的各种疾病的发生、发展十分复杂，由于各种因素的限制，医学研究不可能也不允许直接在人身上做实验，但为了深入探讨人类疾病的发生机制及防治措施，只能在动物身上进行研究。动物和人虽有本质区别，但也有共性。研究者可以通过对动物的各种疾病和生命现象的研究，获得相关知识，进而推用到人类的身上。因此，实验动物是人类的替难者。通过动物实验，可以深入探讨人类各种疾病的发病机理、发展过程、预防与治疗，使人体的复杂问题简单化；通过复制动物模型，可以研究临床上发病率低、不易遇到、潜伏期长或病程长的疾病，如肿瘤、烈性传染病、毒气中毒、放射损伤等；通过动物实验，可以进行药物的长期疗效和远期疗效观察，如临床试验前对药物的“致癌、致畸、致突变”三畸性实验都必须在健康的实验动物身上进行。

大量事实已证明，如果不认真、严肃地做必要的动物实验，就会造成严重的后果。震惊世界的“反应停”就是很典型的实例。20 世纪 50 至 60 年代初，一种新药“反应停”（沙利度胺，Thalidomide）在全世界被广泛使用，它能够有效地抑制女性怀孕早期的呕吐现象。很多人在吃过反应停之后，恶心的症状得到了明显的改善，于是它一度成了“孕妇的理想选择”（当时的广告用语）。1959 年 12 月，原西德的一名儿科医生首先报告了一例女婴的罕见畸形。1961 年 10 月，在原西德妇科学术会议上，又有三名医生分别报告发现很多婴儿有类似的畸形。这些畸形婴儿没有臂和腿，手和脚直接连在身体上，很像海豹的肢体，故被称为“海豹肢畸形儿”或“海豹胎”。医学研究表明，“海豹胎”的病因是妇女在怀孕初期服用了反应停。从 1956 年反应停进入市场至 1962 年撤药，全世界 30 多个国家和地区共报告“海豹胎”1 万余例。各个国家畸形儿的发生率与同期反应停的销售量呈正相关，如在西德就引起至少 6000 例畸胎，英国出生了 5500 个这样的畸胎，日本也有约 1000 余个畸胎诞生。造成该悲剧的原因是药厂老板唯利是图，销售前并未做严肃的毒性实验，没有提供动物长期服用该药品后的病理学数据以及孕妇服用反应停后是否会损伤胎儿的资料，结果造成了这场世界性的灾难。[15]

现如今，动物实验的重要性越来越被人们所认识，这是因为在医学和生命科学领域内，凡是关于人并最终应用于人的生命规律和保健知识与技术，必须首先进行动物实验，然后再做人体实验，最后才能够实际应用。而且在这三个阶段之间，只有前一个阶段的研究结论具有可靠的科学性、安全性、有效性等，才可以考虑转入下一个阶段。在开展人体实验之前，必须借助动物实验去探索生命的奥秘，攻克癌症的堡垒，研究各种疾病与衰老的机制，监测公害和污染，从而保护人类生存的环境，生产更多、更好的农畜产品为人类生活造福；在药品、生物制品、农药、食品、添加剂、化学产品、化妆品、航天、放射性和军工产品的研究、试验与生产中，在进出口商品的检验检疫中，动物实验都是不可或缺的科研环节，并且总是由实验动物替人类去先行承担安全评估和效果试验的风险与伤害。因此，我们不得不承认，在很长一段时间内，医学的发展是不能够杜绝动物实验的。在当代的生物医学科研中，高水平的动物实验也是中标研究课题，顺利进行研究，获得重大成果的前提条件。

3. 动物实验的伦理学争议

1）支持动物实验的理由

美国实验动物科学协会曾发表文章声援动物实验，文中论证了实验动物用于医学实验的合理性。动物实验为人类带来了大量益处，每个美国人都从动物实验的结果中受益。20 世纪初期，美国成年人的平均寿命只有 47 岁，而到了现在，美国人平均寿命已经超过 75 岁。这主要归功于基于动物实验的医药学的进步。因此，弄清楚有效研究在我们生活中所起到的有利作用就会明白动物实验的重要性。目前，世界上正有成千上万的人因为疫苗而保持着健康，而这些疫苗的研发都得益于动物实验。糖尿病是显示生物医学研究中动物实验重要性的又一个重要例子。每 20 个美国人中就有一例糖尿病患者，每年差不多有 60 万的人罹患糖尿病。超过 10 万的糖尿病人需要每天注射胰岛素以维持血糖水平，否则他们就会死亡。在确定糖尿病成因的研究中，狗起到了至关重要的作用并最终促成了胰岛素的研发。动物实验在那些由心脏和血液循环系统导致的疾病的研究中起到的作用也是不容忽视的。狗在心外科手术、心脏起搏器、心脏移植的研究中起到了特别重要的作用，这些技术改变了对重症心脏病患者的治疗方式。虽然在 20 世纪中，人类在医学上取得了显著的进步，但是还有很多工作需要完成。[18]

一个针对美国医药协会成员的调查表明，大部分医生坚持认为动物实验是不可或缺的。诺贝尔奖也对动物实验对医学进步的贡献给予了一个衡量尺度，从 1901 年诺贝尔奖设立开始，有超过 70%的生理学或医学诺贝尔奖项颁给了包含动物实验的研究。1990 年诺贝尔生理学或医学奖的获得者约瑟夫·默里说："没有动物实验，今天那些受益于器官移植和骨髓移植的人将无一生存。"支持动物实验的科学家在反驳动物保护主义者对他们的指控时指出，动物保护和权利论者认为大部分实验动物是灵长目动物或者被偷的宠物，而实际情况根本不是这样。数据显示，在每 2000 万只实验动物中有 90%是老鼠或其他啮齿类动物，只有 1%是灵长目动物。2005 年，为英国医学研究提供实验动物的斯塔福德郡农场，因受到动物保护极端分子的威胁，宣布停止饲养天竺鼠，关闭农场。为此，英国 3 名诺贝尔奖得主、190 位英国皇家协会院士和皇家医学院院士、250 多名教授等共 500 多位英国知名科学家在"科学保护学会"起草的声明书上签名，再一次重申他们支持把动物应用于医学研究的立场。声明称，医学研究涉及的动物"数量虽小但至关重要"。这显示了英国支持人道动物研究的力度和深度。[19]

研究者还认为对于药理学和毒理学研究，动物实验是至关重要的，停止动物实验就意味着阻止对人类有利的发现。事实表明，由于缺乏合适的动物实验，很多特效药物被推迟使用和普及。比如青霉素从 1928 年被英国科学家弗莱明意外发现到 1944 年被普及使用，经历了漫长的等待。除了发展特殊的培养器具，检查培养条件包括培养基、温度、氧气含量、活性成分生成等因素时需采用新的生物技术和第二次世界大战时期纳粹政权的影响之外，缺乏合适的动物实验也是一个重要因素。

另一个支持动物实验的观点是人类中心主义。人类中心主义认为，动物和地球上其他存在物都可以用来为人类服务，无论是被食用还是被用来进行各项实验都是合乎道德的，因为人类的道德是仅限于人类范畴的，不适合也不可能扩展到其他生物的领域。

2）反对动物实验的理由

有学者认为，使用动物进行人类疾病的模仿和研究经常是靠不住的，而且偶尔还会误导科学研究的方向，还会浪费大量本可用于其他公共卫生项目的宝贵的财政资源。[20]人均寿命的提高主要得益于动物实验的说法是错误的。来自波士顿和哈佛大学的研究者发现，从 1900 年开始，美国的医学手段（药物和疫苗）在降低整体死亡率中起到的作用不超过 3.5%，对生命期望值的提高主要来源于类似于肺结核、猩红热、天花、白喉等致命流行病的减少，而这些恶性传染病在特效疗法出现之前（大部分情况是很久之前）已经得到了控制。这些疾病的消亡带来的死亡率的下降在很大程度上依托于环境、卫生、饮食和生活标准等因素的进步。当然，医学的进步在改善人类生活上起到了至关重要的作用。在这一系列的进步中，动物实验的作用是狭隘的。John Marle 和 Anthony Michael 在 1991 年的《澳大利亚医学通讯》中说："我们正常的关于'引起'疾病的知识主要来自传染病学的研究，主要方法是进行特定团体和典型个体之间的分类学对照。"

还有学者认为部分动物实验几乎没有任何益处，对动物、对人类也没有好处，只是为了满足不少人的私欲。《动物解放》一书中就针对这种"不知所云的医药实验"提到，当某些实验顶着"医药"的名称进行时，我们往往不假思索地认为其所导致的痛苦是名正言顺的，因为其目的是为减轻痛苦。但我们已经说过，为医药所进行的试验并不一定是对所有的人有最大的好处，而可能是为了替某些人谋取最大的利益。"医学研究"这个金字招牌也可以只为了满足某些人的好奇心。这些好奇心，如果不导致生命的摧残与痛苦，当然是可以接受的，但如果导致，就不可忍受。

4.2　开展动物实验应遵循的基本原则

动物实验的准则比起人体实验的准则来说，更加难以规范。最大的不同就在于，人类可以被告知实验的内容，并且可以表示同意或者反对，而动物则没有办法做到这一点，没有一只动物可以了解实验的内容是什么。那么我们应该如何决定什么样的动物实验是不道德的，而哪些是在道德规范允许的范围之内的？

4.2.1　动物实验的 3R 原则

1959 年，英国动物学家威廉·罗素和微生物学家雷克斯·伯奇在研究有关动物实验人道主义技术的基础上出版了著作《人道试验技术的原则》，第一次全面系统地提出了著名的 3R 原则，即 Reduction（减少）、Replacement（替代）和 Refinement（优化）。3R 原则的含义就是“在不影响实验结果的前提下，尽量减少使用动物的数量或采用替代的方法以及通过合理优化实验程序来减少实验动物的数量”。

Reduction（减少）是指在科学研究中进行动物实验时，使用较少量的动物获取同样多的实验数据，或使用一定数量的动物来获得更多的实验数据的方法。减少的目的不仅是降低成本，更重要的是要用最少的动物达到所需要的目的，这同时也是对动物的一种保护。动物的使用量应该是能达到实验目的的最少数量，这样可以减少动物所承受的痛苦总量。不能以节省时间或方便操作以及其他理由为借口，使用超过能获得有意义的实验结果所需要的最少的动物的数量。

目前，减少动物使用量常用的几种方法如下：[21]

（1）充分利用已有的数据（包括先前已获得的实验结果及其他信息资源等），建立实验动物资源数据库，通过网络实现动物实验数据的资源共享，以避免不必要的动物实验；

（2）实验方案的合理设计和实验数据的科学统计分析；

（3）替代方法的使用；

（4）动物的重复使用（应根据实验要求和动物质量、寿命来决定），例如，在即将被处死或已死亡的动物身上进行外科手术实习；

（5）从遗传的角度考虑动物的选择，如在生物制品效力毒性测定中，测定结果受所使用实验小鼠的微生物状态以及饲养条件等因素的影响，即反应性在很大程度上取决于基因型，因此，使用国际标准小鼠可以确保测定结果的敏感度和准确度，同时可达到减少检验中使用动物数量的效果；

（6）严格操作，提高试验的成功率；

（7）使用高质量的实验动物。

Refinement（优化）是指在必须使用动物进行有关实验时，应尽量减少非人道程序对动物的影响范围及程度，如通过改进和完善实验程序，避免、减轻或减少给动物造成的疼痛和紧张，或者给动物提供适宜的生活条件，以保证动物的健康，提高动物的福利。疼痛和紧张可能由实验或非实验的因素造成，而这些都可以通过良好的实验方案来解决。近代科学技术和实验动物医学的最新成就可以为进一步降低和避免给动物造成疼痛和不安提供新的途径。从科学的角度来说，只有给动物提供最好的、最接近它们自然生活环境的条件，才能让动物在生理和心理上都达到最接近自然的状态。只有这样，科学实验的结果才能最接近真实的结果，从而保证动物实验结果的可靠性。[22]

优化的主要内容包括以下两点：

（1）实验方案设计和实验指标选定的优化，如选用合适的实验动物种类及品系、年龄、性别、规格、质量标准，采用适当的分组方法，选择科学、可靠的检测技术指标等；

（2）实验技术和实验条件的优化，如麻醉剂、镇痛剂或镇静剂的合理使用，实验操作技术的掌握和熟练，实验环境的改善等。

Replacement（替代）是指使用没有知觉的实验材料代替活体动物，或使用低等动物替代高等动物进行试验，并获得相同实验效果的科学方法。

实验动物的替代物范围很广，所有能代替整体实验动物进行试验的化学物质、生物材料、动植物细胞、组织、器官，以及计算机模拟程序等都属于替代物，其中也包括低等动、植物（如细菌、蠕虫、昆虫等）。此外，替代还包括使用小动物替代大动物（如使用转基因小鼠替代猴，进行脊髓灰质炎减毒活疫苗的生物活性检测等）的情况，同时也包括方法和技术的替代（如用分子生物学方法代替动物实验，来鉴定致癌物或遗传毒性的遗传毒理学体外实验方法等）。

替代根据是否使用动物或动物组织，可分为相对性替代和绝对性替代。相对性替代是用无痛方法处死动物，使用其细胞、组织或器官，进行体外试验研究，或利用低等动物替代高等动物的实验方法；而绝对替代则是在实验中完全不使用动物。根据替代动物的不同，替代可分为直接替代（如志愿者或人类组织等）和间接替代（如使用鲎试剂替代家兔做热源试验等）。根据替代的程度差异，替代又可分为部分替代（如利用替代方法代替整个实验研究计划中的一部分或某一步骤等）和全部替代（如用新的替代方法取代原有的动物实验方法等）。[23]

经过动物保护主义者的广泛宣传以及科研人员的接受和应用，以减少、优化和替代为核心的 3R 原则已经成为目前生物医学研究中进行动物实验的伦理准则，它对推动生命科学及相关学科研究的发展起到了重要的作用。

3R 原则在动物实验流程中的体现如图 4.1 所示。在动物实验准备阶段，主要遵循减少和替代原则。准备中应该注重实验计划、岗前培训、麻醉准备以及伦理审查的质量，尤其是要做好预实验的工作。在预备工作中，尽量使用无脊椎动物替代高等生物，甚至可以使用高分子材料来代替动物。在实验过程中和实验结束后，主要遵循优化原则，例如，在为大鼠尾部静脉注射麻醉药物时，需要严格把握推送时间，不得为了节约实验时间而过快注射，给动物带来不必要的痛苦。此外，在注射时，应轻抚大鼠背部使大鼠镇定，缓解动物的痛苦。

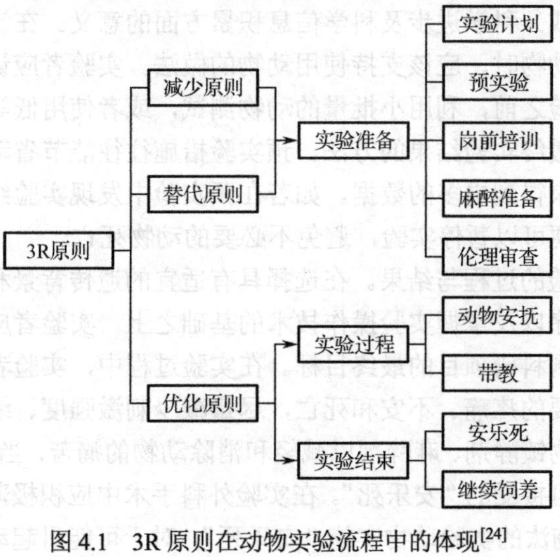

图 4.1　3R 原则在动物实验流程中的体现[24]

4.2.2　动物实验的 5F 原则

5F 是指实验动物的五大福利，即

（1）免受饥饿的自由；

（2）生活舒适的自由；

（3）免受痛苦、伤害和疾病的自由；

（4）免受恐惧和不安的自由；

（5）表达天性的自由。

实验者在进行动物实验时必须遵从 5F 原则，以保证动物实验的科学性。5F 原则在动物实验的具体应用中主要体现在以下方面：在动物饲养环境上必须做到使动物享有免受饥饿的自由，每天要给予动物充分的饲料使其生长，这是实验动物所拥有的权利；在笼中，必须给予动物翻转、舔梳、站立、卧下和伸腿的空间来保证动物舒适地生活；在实验过程中，要尽量避免实验动物的痛苦，做轻抚等动作来安定动物；不能在实验动物面前宰杀其他动物，引起动物不安、焦虑的情绪，以防止在抓取实验动物时，动物会啮咬实验者，造成不必要的麻烦。[25]

4.2.3 动物实验应遵循的其他原则

（1）关于动物实验的目的与价值。不进行没有必要的动物实验，任何动物实验都要有正当的理由和有价值的目的，只有在用其他替代技术尝试失败后才可使用动物进行实验。实验者应该充分了解、承认和尊重动物生命的价值。只有在为了改善人和动物生存（生命、生活）质量和（或）为了科学进步而又没有其他更好的选择的前提之下，才能使用动物进行实验研究。

（2）关于动物实验的准备。在使用动物之前，实验者应对所有资料和相关文件进行详细的研究，并充分利用各方面的资料尽可能地在研究中不使用动物。一旦需要使用实验动物，实验者应该提交详细的研究计划书，包括合理的实验步骤和实验程序，预期在改善人或动物生命质量和（或）科学进步及科学信息积累方面的意义。在没有证据和理由可以证明其他方法能够替代动物时，应该支持使用动物的做法。实验者应认真进行预实验。预实验措施是指在正式实验之前，利用小批量的动物测试，或者使用低等生物替代原本用于实验的高等动物，查看最终实验结果的方法。预实验措施往往能节省动物的使用量，更合理地利用一定量的动物来得到更多的数据。如若在预实验中发现实验结果与理论不符，则说明理论出现了偏差，便可以暂停实验，避免不必要的动物死亡。

（3）关于动物实验的过程与结果。在选择具有适宜的遗传背景和高质量的实验动物、设计好合理的实验程序以及掌握实验操作技术的基础之上，实验者应该知道如何能够选用最少数量的动物来达到科研项目的最终目标。在实验过程中，实验者应善待实验动物，不给实验动物造成不必要的疼痛、不安和死亡，尽量减少刺激强度、缩短实验时间。在实验过程中应给予实验动物镇静剂、麻醉剂以减轻和消除动物的痛苦，当发现痛苦无法缓解时，要迅速采用人道主义可接受的“安乐死”。在实验外科手术中应积极落实实验动物的急救措施，对术后或者需要淘汰的实验动物实施“安乐死”。对于可能引起动物痛苦或给动物带来危害的实验操作，应小心进行，不得粗暴。凡需对动物进行禁食和禁水的研究，都只能在短时间内进行，不得危害动物的健康。对清醒的动物应进行一定的安抚，以减轻它们的恐惧和不良反应。

（4）关于动物实验的环境与条件。实验用动物必须采用统一的标准进行饲养管理，建筑设施、笼器具应舒适、安全，要为动物的运输和饲养提供最佳条件，防止疾病发生。必须每日检查实验动物在繁殖、代养或使用时的环境状况。必须由专业人员观察实验动物的福利及健康状况，以避免疼痛、痛苦及持久损伤。

（5）关于动物实验人员的培训。所有进行实验、参与实验、照顾实验动物、监督动物生活的相关人员，均需接受适当的教育及训练。实行或监督实验进行的人员，应该接受有关其负责的实验工作的精确而充分的训练，例如，动物的抓取和固定、动物品种的鉴别、动物性别的辨别、注射和灌药、活体动物的取样（血液、粪、尿和组织）、麻醉、安乐死、解剖等。岗前培训是一个容易被实验者忽略的问题，岗前培训制度是书本上的理论知识与实验室实践操作之间的桥梁，严格的岗前培训有利于实验者更好地遵守实验动物的伦理原则。培训老师必须详细介绍实验室的规章制度和动物伦理问题。

（6）关于动物实验的伦理审查。从事动物实验相关工作的单位，应成立由管理人员、科技人员、动物实验专业人员和本单位以外人士组成的实验动物福利伦理审查委员会（简称伦理委员会），来具体负责本单位有关实验动物的福利伦理审查和监督管理工作。各类实验动物的饲养和动物实验都应在获得伦理委员会的批准后再开始，实验相关单位还需要接受日常的监督检查。

4.2.4　动物实验伦理审查的基本原则

与西方发达国家相比，我国动物实验基础明显无法满足生物高科技的发展需求。近些年来，为提高动物实验科学技术水平、加强动物实验工作的管理，科技部联合有关部门努力工作，使我国动物实验工作逐步走上了法制化、标准化的道路。科技部在 2006 年制定了《关于善待实验动物的指导性意见》，强调了关于动物实验中 3R 原则的重要性，体现了我国政府在动物实验中坚持落实动物福利、在伦理原则方面积极与世界接轨的指导思想。科技部在该意见中明确提出，要成立动物福利审查组织并对动物实验项目进行福利伦理审查。实验动物许可证验收要求中也明确了，实验动物的生产和使用单位应有实验动物管理委员会和动物福利伦理委员会，或者应当设置实验动物管理与使用委员会（Institutional Animal Care and Use Committee，IACUC），并有效开展活动。

在国际范围内，动物实验项目的申报与实施都必须经过权威的伦理委员会审查，其审查的基本原则有以下几点。

（1）动物保护原则。这一原则是对 3R 原则的综合运用，它要求审查委员会审查动物实验的必要性，对实验目的、预期利益与造成动物的伤害、死亡进行综合的评估。禁止无意义地滥养、滥用、滥杀实验动物，禁止没有科学意义和社会价值或不必要的动物实验；优化动物实验方案以保护实验动物特别是濒危动物物种，减少不必要的动物使用。

（2）动物福利原则。保证实验动物在运输、生存过程中享有最基本的生活权利，享有免受饥渴、生活舒适的自由，享有良好的饲养条件和标准化的生活环境，各类实验动物管理要符合该类实验动物的操作技术规程。

（3）伦理原则。既要考虑实验动物的利益、善待动物，还要保证从业人员的安全。动物实验的方法和目的符合人类的道德伦理标准和国际惯例。

（4）综合性科学评估原则。综合性科学评估主要涉及评估的公正性、必要性和利益平衡三个方面。公正性体现为伦理委员会的审查工作应该保持独立、公正、科学、民主、透明，不泄密，不受政治、商业和自身利益的影响；必要性体现为各类实验动物的饲养、应用或处置必须具有充分的理由；利益平衡体现为既要遵循当代社会公认的道德伦理价值观，又要兼顾动物和人类利益。在全面、客观地评估动物所受到的伤害和动物应用者由此可能获取的利益的基础上，负责任地出具实验动物或动物实验伦理审查报告。

4.3 动物实验替代方法的概念、研究内容与相关技术

4.3.1 动物替代研究的概念、内容与分类

动物替代研究（Nonanimal Alternatives），也称非动物研究（Nonanimal Research），是指利用替代活体动物的方法，实现生命科学及其他相关研究的实验目的。动物替代研究方法的理论代表为3R原则，即替代（Replacement）、减少（Reduction）和优化（Refinement）。3R是现今动物实验替代方法的发展方向，有时就是替代实验的代名词。其主要内容包括：①减少动物的使用数量和时间；②以非动物模型来替代动物模型的使用；③优化动物的使用方法，以减少给动物带来的疼痛和不适等。

按研究范围来分，动物替代主要包括动物检测替代（Animal Testing Alternatives）和动物使用替代（Animal Use Alternatives）。

（1）动物检测替代。在程序方面，以体外检测方法代替动物整体检测，如使用组织培养技术和数学模型等，提倡在科学研究或实验室诊断中使用替代动物整体检测的检验方法。

（2）动物使用替代。在研究、检验和教育中使用替代动物的方法，以达到相同目的。按实验动物替代的层次可分为：非生物替代，如以数理化、计算机等方法实现替代；使用发育较低的动物替代较为高级的动物，如使用鱼、昆虫等作为替代；减少型替代，减少实验动物的使用数量和时间；优化型替代，若确实要进行动物实验且没有其他替代方法，则需注意优化实验程序，包括动物饲养、运输、麻醉、实验全过程、实验结束后的尸体处置等。[26]

4.3.2 动物实验替代的相关技术方法

1. 动物实验替代技术方法的接受情况

动物实验替代方法已逐渐为自然科学领域的研究者所接受，正在逐步替代或部分替代动物实验而被应用到各个研究领域中，如化妆品、化学品、药品、食品、农药等产品的开发与研制。近20年来，动物实验替代方法也逐步获得了国际上诸多机构或组织的更广泛的认可，其中包括经济合作与发展组织（Organization for Economic Co-operation and Development，OECD）、美国食品药品监督管理局（Food and Drug Administration，FDA）、美国环境保护署（Environmental Protection Agency，EPA）等。

科技进步始终是动物实验替代方法得以快速发展的驱动力量。表4.1列举了近15年来已获认可或已向OECD提交草案的毒性测试替代方法，这些方法包括皮肤腐蚀试验、皮肤刺激试验、经皮肤吸收试验、眼刺激试验、皮肤过敏试验、光毒性试验、内分泌干扰试验、

胚胎毒性试验、血液毒性试验、遗传毒性试验等。此外，动物实验替代方法还包括应用于热源试验、疫苗生产、生物制品测试等医疗领域的方法。这些方法被欧洲药典以及人用药品注册技术要求国际协调委员会（International Conference on Harmonization of Technical Requirements for Registration of Pharmaceuticals for Human Use，ICH）等组织所接受。例如，脊髓灰质炎疫苗的毒力测试废除了猴子实验，改用体外培养的细胞；生物制品的热源实验废除了兔子实验，改用血细胞测试等。

表 4.1　已被验证或被认可的替代方法[27]

毒理学终点	替代方法简称	验证或认可情况	首次认可时间，最近更新时间	3R 相关性
急性经口毒性	固定剂量法	EU B.1bls，OECD TG420	1992，2002	减少
	急性毒性分类法	EU B.1tris，OECD TG423	1996，2002	减少
	上下法程序法	OECD TG425	1998，2008	减少
	正常人角质细胞或 Balb/c 3T3 细胞中性红摄取试验（NHK NRU，3T3 NRU）	OECD DG129，EURL-ECVAM 推荐	2010	减少和替代
急性吸入毒性	急性毒性分类法	OECD TG426	2007	减少和优化
皮肤刺激/腐蚀	人工皮肤模型腐蚀实验	B.40，OECD 430	2004，2015	替代
	大鼠经皮肤电阻实验	B.40，OECD 431	2004，2016	减少和替代
	皮肤刺激的重组人表皮模型试验	OECD 439	2010，2015	替代
	皮肤腐蚀的体外膜屏障试验方法	OECD 435	2006，2015	替代
眼刺激性/腐蚀性	牛角膜混浊和渗透性试验（BCOP）	B.47，OECD 437	2009，2017	替代
	离体鸡眼试验（ICE）	B.48，OECD 438	2009，2017	减少和替代
	荧光素漏出试验（FL）	OECD 460	2012，2017	替代
	短期暴露试验（STE）	OECD 491	2015，2017	替代
	重组人角膜上皮模型试验（RhCE）	OECD 492	2015，2017	替代
	微生理仪细胞传感器试验（CM）	OECD 草案	2010	替代
皮肤致敏	局部淋巴结检测（LLNA）	B.42，OECD 429	2002	减少和优化
	LLNA-DA	OECD 442-A	2010	减少和优化
	LLNA-BrdU	OECD 442-B	2010	减少和优化
	直接多肽结合试验（DPRA）	OECD 442-C	2015	替代
	基于 ARE-Nrf2 通路的荧光酶试验（KeratinoSens™）	OECD 442-D	2015	替代
	AOP 树突细胞活化关键事件试验	OECD 442-E	2016，2017	替代
经皮肤吸收	体外皮肤吸收试验	OECD 428	2006	替代

续表

毒理学终点	替代方法简称	验证或认可情况	首次认可时间，最近更新时间	3R 相关性
光毒性	3T3 中性红摄取光毒性试验（3T3 NRU-PT）	EU B.41，OECD 432	2004	替代
遗传毒性	Ames 试验	B.13-14，OECD 471	1983	替代
	大肠杆菌恢复突变试验	OECD 472	1983	替代
	酿酒酵母有丝分裂重组试验	B.16，OECD 481	1983	替代
	体外哺乳动物染色体畸变试验	B.10，OECD 473	1983，2016	替代
	体外哺乳动物细胞微核试验	OECD 487	2010，2016	替代
	体外哺乳动物细胞 Hprt 和 xprt 基因突变实试验	OECD TG476	2016	替代
	体外哺乳动物细胞 TK 基因突变试验	OECD 490	2015	替代
致癌试验	转基因动物细胞基因突变试验	OECD 488	2011	减少和优化
内分泌干扰	雌激素受体拮抗剂和激动剂体外转染细胞试验	OECD 455	2009，2016	替代
	雄激素受体拮抗剂和激动剂体外转染细胞试验	458	2016	替代
	重组人雌激素受体结合亲和力试验	493	2015	替代
	H295R 类固醇生成试验	OECD 456	2015	—
生殖和发育	延长一代生殖毒性研究	OECD 443	2011	优化

注：截至 2017 年 10 月 10 日。

以欧洲替代方法验证中心（European Center for the Validation of Alternative Methods，ECVAM）的成立为标志，监管机构接受替代方法的速度明显加快，但总体仍不能满足工业界和科学界风险评估的需要。欧盟消费者安全科学委员会（Scientific Committee on Consumer Safety，SCCS）2015 年发布的第 9 版指南中明确指出，除了经验证的替代法，对于个案，SCCS 可以接受一些科学有效的方法和新方法，用于化妆品成分的安全评估。化妆品的应用情况表明，生物医药研究和产品评价对于替代方法的使用存在巨大需求，开发进度仍需加快。

国外动物替代方法的研究、推广迄今为止已发展了 190 多年，而中国开展替代方法的研究与西方国家相比较短，仅 40 余年。中国在替代方法的标准认可方面也跟随了国际标准的发展趋势，例如，满足化学品安全评价国家标准（见表 4.2）已等同采用了替代方法，如 GB/T 21769—2008《化学品体外 3T3 中性红摄取光毒性试验方法》和 GB/T 27830—2011《化学品体外皮肤腐蚀人体皮肤模型试验方法》等。国家质检总局作为进出口商品的专职检验检疫监管机构，于 2005 年率先启动了替代方法系列标准的研制工作，为此，国家认证认可监督管理委员会成立了化妆品行业标准专家委员会，目前已发布相关替代方法标准共 18 项（见表 4.2）。这批标准填补了国内相关标准的空白，并在检验检测工作中得到了广泛应用。

表 4.2　中国已发布的替代方法国家标准和行业标准[27]

标 准 号	标 准 名 称
GB/T 21757—2008	化学品　急性经口毒性试验　急性毒性分类法
GB/T 21769—2008	化学品　体外 3T3 中性红摄取光毒性试验方法
GB/T 21793—2008	化学品　体外哺乳动物细胞基因突变试验方法
GB/T 21794—2008	化学品　体外哺乳动物细胞染色体畸变试验方法
GB/T 27818—2011	化学品　皮肤吸收体外试验方法
GB/T 27824—2011	化学品　急性吸入毒性　固定浓度试验方法
GB/T 27828—2011	化学品　体外皮肤腐蚀　经皮电阻试验方法
GB/T 27829—2011	化学品　体外皮肤腐蚀　膜屏障试验方法
GB/T 27830—2011	化学品　体外皮肤腐蚀人体皮肤模型试验方法
GB/T 27831—2011	化学品　遗传毒性　酿酒酵母菌基因突变试验方法
GB/T 27832—2011	化学品　遗传毒性　酿酒酵母菌有丝分裂重组试验方法
GB/T 28646—2012	化学品　体外哺乳动物细胞微核试验方法
GB/T 28648—2012	化学品　急性吸入毒性试验　急性毒性分类法
SN/T 2245—2009	化学品　体外皮肤腐蚀人体皮肤模型试验
SN/T 2285—2009	化妆品　体外替代试验实验室规范
SN/T 2328—2009	化妆品　急性毒性的角质细胞试验
SN/T 2329—2009	化妆品　眼刺激性/腐蚀性的鸡胚绒毛尿囊膜试验
SN/T 2330—2009	化妆品　胚胎和发育毒性的小鼠胚胎干细胞试验
SN/T 3084.1—2012	进出口化妆品眼刺激性试验体外中性红吸收法
SN/T 3084.2—2012	进出口化妆品眼刺激性试验红细胞溶血法
SN/T 3527—2013	化学品　胚胎毒性测试　植入后大鼠全胚胎培养法
SN/T 3715—2013	化妆品体外发育毒性试验大鼠全胚胎试验法
SN/T 3824—2014	化妆品光毒性试验联合红细胞测试法
SN/T 3882—2014	化学品皮肤致敏试验局部淋巴结法：BrdU-ELISA
SN/T 3898—2014	化妆品体外替代试验方法验证规程
SN/T 3899—2014	化妆品体外替代试验良好细胞培养和样品制备规范
SN/T 3948—2014	化学品体外皮肤刺激：重组人表皮试验
SN/T 4150—2015	化学品离体鸡眼试验
SN/T 4153—2015	化学品牛角膜混浊和通透性试验
SN/T 4154—2015	化学品皮肤变态反应局部淋巴结试验：DA
SN/T 4577—2016	化妆品皮肤刺激性检测重建人体表皮模型体外测试方法

注：不包括遗传毒性部分。

2. 动物实验替代新技术[27]

传统的替代技术，主要是从动物实验系统向体外实验系统的转换，如利用体外培养的细胞和组织、离体的材料和重建的组织/器官，建立“一对一”的替代方法（见表 4.1）。现代研究中的替代方法，主要借助先进技术的精华并加以整合，如标志技术、分子生物学、组学技术（基因组、蛋白组、代谢组、细胞组）、组织工程技术、干细胞技术、图像分析、高通量试验、计算机模拟技术等，替代方法更复杂化、多元化，也更有逻辑性且更接近将人作为整体的实际情况。

1）非测试方法

非测试方法（Non-testing Methods）通常是指任何基于计算机开发的预测方法。主要包括定量构效关系（Quantitative Structure-Activity Relationship，QSAR）、分类法（Grouping Approaches）、交叉参照（Read-across）、毒理学阈值（Threshold of Toxicological Concern，TTC）和专家系统（Expert Systems）等。这些方法在经济合作与发展组织、欧盟、美国和日本等国家和地区发展较快，已经有不少模型和工具被应用到毒理学安全性评估中，例如，OECD QSAR Toolbox、Toxtree、CAESAR、TEST 及 HESS 等，毒性终点涉及经皮吸收、皮肤刺激、眼刺激、皮肤致敏、急性毒性、重复剂量染毒、生殖发育、遗传和致癌等。在工业化学品领域，交叉参照已被多个国家的管理机构所接受。

2）组学技术

2003 年，人类基因组计划（Human Genome Project，HGP）的所有目标全部实现，这标志着后基因组时代正式开始。基因组学（DNA 序列）、转录组学（基因表达描述）、蛋白质组学（基因表达产物）、代谢组学（代谢产物识别）、细胞组学等技术的飞速发展，以及不断发展的生物信息学，为毒理学替代方法的快速发展创造了一个难得的机会。把组学技术应用于替代方法的开发主要有以下优势：一是利用人源细胞或干细胞进行体外试验，与人的相关性更高，有助于建立更有效的安全性评估策略和毒性预测技术；二是将基因表达作为了解生物学过程的指标，有可能在亚临床水平或低剂量下进行体外测定，发现不同于以往病理学或临床效应的指标，而且通过相关性分析可能发现这些指标更加适宜；最后，如果不同的试验系统具有相同的基因表达，那么动物试验就会减少，体外试验就会增加，而且后者更易实现标准化而被广泛应用。

3）新型体外试验系统

实验用组织工程皮肤的构建技术始于 20 世纪 90 年代，从 2D 原代细胞培养起步，到生物材料的开发，再发展到三维皮肤模型重建，共经历了 30 多年的时间。体外重建皮肤技术的成熟直接推动了替代方法的发展，如现有法规已认可的眼刺激的重建角膜方法、皮肤腐蚀的皮肤模型方法等。目前，商品化和实验室自行构建的皮肤模型，基本可以满足科学研究、产品开发和检验检测的需要。

今后，替代技术将向更复杂的系统性毒性和靶器官毒性深入，替代技术的进步在很大程度上依赖于先进的体外试验系统的建立。因此，我们重点关注的领域是如何在体外构建复杂器官，要充分发挥 3D 打印在硬件和微量精确控制方面的优势，加上多细胞培养技术的起步，可以实现在体外重建含有多种细胞类型的 3D 器官，如肝脏、肾脏、中枢神经和心脏系统。随着微流控技术、组织微织造技术和精准实验体系构建技术的发展，多器官人体芯片技术为系统的毒理学替代方法的建立提供了条件。目前，循环、内分泌、胃肠、免疫、表皮系统、肌肉骨骼、神经、生殖、呼吸和排尿系统的器官芯片已有商业化产品。人体芯片技术的开发，可以实现在人体组织中检测新药的安全性和功效，阐明组织对化合物的反应机制，更好地模拟器官的生理特性和细胞之间的相互作用，更好地开发疫苗、生物产品和新药，更精准地代替传统动物实验。2017 年 4 月，美国食品药品监督管理局（FDA）已经测试了波士顿生物技术公司 Emulate 制造的同型肝脏芯片。使用芯片器官代替动物测试用于新药研发，为法规接受人体芯片技术提供了一个具有说服力的理由。

4）干细胞研究

干细胞研究取得的巨大进步，以及体细胞重编程产生多能干细胞（诱导的多能干细胞，iPSCs）的技术的发展，为替代方法的研究提供了稳定的人类干细胞衍生细胞，因此有望解决物种间外推的需要。无论是基于胚胎干细胞（ESC），还是神经干细胞，研究者都开发出了用于毒性测试的替代方法。早在 1997 年，德国动物试验替代方法评价中心就建立了利用两种小鼠细胞系（成纤维细胞 3T3 和胚胎干细胞 D3）进行胚胎毒性测试的替代方法（如表达序列标签方法，Expressed Sequence Test，EST）。2003 年，EST 方法通过了 ECVAM 的验证，被用于胚胎和发育毒性的预测。近年来，传统的 EST 方法已取得了重要进展，例如，采用 iPSCs 技术解决了人胚胎干细胞来源困难的问题，使用基于心肌分化蛋白的流式细胞分析方法提高了检测的效率等。这些技术上的改进提高了 EST 方法的适用范围，同时也为干细胞技术应用于其他毒性测试替代方法的研发提供了参考。

5）高通量和高内涵筛查技术

替代方法的开发与检测技术的进步密不可分，二者之间的密切联系与测试系统的复杂化、毒性效应参数的增多和检测样品的多样化有直接关联。高通量（High Throughput Screening，HTS）和高内涵筛查（High Content Screening，HCS）技术，是基于分子水平和细胞水平的活性评价方法（模型），以微板形式作为实验工具载体，通过自动化操作系统执行试验过程，以灵敏快速的检测仪器采集实验结果数据，以计算机分析处理实验数据，是一种能够在短时间内对数千种样品进行生物活性等检测的技术体系。HTS 的最大优势是可以实质性地减少昂贵的动物使用和花费，此外，还可以被用于检测化学物在不同的体外实验系统中暴露的生物学反应。

4.4　实验动物福利管理和质量认证

4.4.1　动物福利的概念

随着人类社会的进步，以及生命科学技术的发展，实验动物作为医药研发、生命科学及医学研究的重要支撑条件日益受到人们的重视。基础医学研究、药物研发、医疗器械评价等领域均会涉及实验动物和动物实验，国际上已经把实验动物科学条件和福利管理作为衡量一个国家科学技术现代化水平的标志，不同国家对实验动物管理和立法的特点虽有不同，但在保障动物福利和保证实验动物质量这两个方面是具有共识的。

对于动物福利（Animal Welfare）的概念，国内外有种种解释，但其实质都是相同或相近的，其基本出发点都是让动物在康乐（Well-being）的状态下生存或在无痛苦的状态下死亡。动物福利是动物在整个生命过程中得到保护的具体体现，是动物生活环境的客观条件的反映。动物福利的实质就是保证动物的康乐，动物康乐是指动物自身感受的状态，也就是“心里愉快”的感受状态，包括无任何疾病，无行为异常，无心理的紧张、压抑和痛苦等。从理论上讲，动物康乐的标准是对动物需求的满足，动物的需求包括三个方面：维持生命的需求、维持健康的需求和维持舒适的需求。人们往往重视的是维持生命和健康的需求，而忽视维持舒适的需求。[28]

1822 年，英国的人道主义者马丁提出了禁止虐待动物的议案并获得通过，首次以法律条文的形式规定了动物的利益，是动物福利保护史上的里程碑。随后，世界上许多国家相继制定和通过了禁止虐待动物的法律。例如，1850 年法国通过了反虐待动物法律；爱尔兰、德国、奥地利、比利时等国也都先后通过了反虐待动物法律；1866 年美国也通过了反虐待动物法律，虽比其他国家在时间上滞后，但它的适用范围已不仅限于猪、马、牛、羊等大家畜，也包括野生动物和家养动物。

因此，我们不难看出，动物福利这一概念是从反虐待动物过渡而来的。约 200 年前，英国人提出“反虐待动物”这一概念，主要是针对人粗暴地对待动物、残忍地杀害动物而提出的，虽然当时也有其他方面的动物福利问题但不是突出矛盾；而后来提出的“动物福利”概念，是针对现代畜牧生产和伴侣动物（宠物）、工作动物（如警犬、耕牛、役马、动物园的动物）而提出的，现代社会人类的生产、生活需要给动物福利带来了诸多问题。因此，“动物福利”逐渐取代了“反虐待动物”这一说法。同时，这一概念很快就扩展到了实验动物的身上，实验动物福利问题引起了人们的重视和关注。1966 年，美国颁布了《实验动物福利法》，随后经过四次修订，国会于 1985 年通过了《提高实验动物福利标准法》修订案；1986 年，欧洲议会制定了《保护用于试验和其他科学目的脊椎动物的决定》；英国 1986 年通过了《科学实验动物法》；澳大利亚在 2000 年通过了《动物福利保护法》。这些法律的制定，对于提高本国实验动物及实验动物产品的整体质量、健全本国实验动物及实验动物产品的管理机制、构建养殖技术与设备的标准化体系、促进本国的实验基础平台建设、加快实验动物管理的法治化进程及实验动物科学的发展等方面都起到了非常重要的作用。

4.4.2 动物福利的基本内容

动物福利包括物质（身体）和精神两个方面。物质方面一般指食物和饮水及居住的设施；精神方面相对复杂，包括生存环境的舒适程度，能否使动物免受疼痛之苦，免受惊吓、不安和恐惧等，也包括当必须处死实验动物时所采取的处死方式和措施等。

国际上普遍认可的动物福利包括以下五方面的基本内容：[28]

（1）为动物提供适当的清洁饮水以及保持健康和精力所需的食物，使动物不受饥渴之苦，即免受饥饿的自由；

（2）为动物提供适当的房舍或栖息场所，能够舒适地休息和睡眠，使动物不受困顿不适之苦，即生活舒适的自由；

（3）为动物做好防疫，预防疾病并给患病动物及时诊治，使动物不受病痛、伤痛之苦，即免受痛苦、伤害和疾病的自由；

（4）保证动物拥有良好的条件和处置措施，使动物不受恐惧和精神的痛苦，即免受恐惧和不安的自由；

（5）为动物提供足够的空间、适当的设施及同类动物的陪伴，使动物能够自由表达正常的习性，免受身体热度不适，即表达天性的自由。

4.4.3 实验动物福利管理

随着实验动物在生命科学研究和产品检验中的广泛使用，各个国家对于实验动物以及动物实验的管理也逐渐重视起来。西方发达国家基本上在 20 世纪 50 至 70 年代相继制定法律，保障动物福利，近几十年也在不断完善和改进相关制度。与西方发达国家相比，我国实验动物立法管理明显落后，但也处于快速发展的阶段。依据国际实验动物福利的 3R 基本原则，开展动物实验，并对实验动物福利进行管理与评价已成为世界潮流。

1. 英国实验动物福利管理

动物福利法起源于英国。1822 年，人道主义者查理·马丁提出的《禁止虐待动物法令》在英国国会顺利通过，这部法令也因此被称为“马丁法令”。“马丁法令”是人类历史上第一部反对人类任意虐待动物的法令。在 1835 年、1849 年和 1854 年，英国又相继出台三项增补法案，将“马丁法令”保护动物的范围延伸至“所有人类饲养的哺乳动物和部分受关养的野生动物”。

从 20 世纪开始，英国着手建立了较为完善的涉及农用动物、实验动物、伴侣动物和野生动物的动物保护及其福利法规体系，如《动物保护法》《动物福利法》《宠物法案》《动物麻醉保护法案》《动物遗弃法案》《兽医法案》《动物寄宿法案》《野生动物保护法》《防止虐待动物法》《科研用动物居住和管理操作规程》《繁育和供应单位动物居住和管理的操作过程》《实验动物法》《运输过程动物福利条例》《动物设施中的健康与安全规定》等。[29]

2. 美国实验动物福利管理

1866 年 4 月 19 日，纽约立法当局通过了一项禁止残酷对待所有动物的法案，即《禁止残酷对待动物法》。美国第一个反动物虐待的联邦法律是 1896 年的《28 小时法》，该法律是针对当时大量家畜长途运输的情况制定的，要求在时间超过 28 小时的长途运输过程中，必须给予动物良好的运输条件、休息照料、饮水和食物。在 1966 年以前，美国并无任何联邦法令涉及实验动物福利，尽管当时科学界也正在改善实验室中的动物管理及动物福利。在 1966 年，美国生活杂志以一系列专栏文章及照片报道了有关动物被弃置、被虐待及供货商窃取宠物以供应实验室使用的情况，并建议政府制定管理规则及监督执行机制以保障动物权利。这些文章促进了当年国会表决通过第一版的《动物福利法》（Animal Welfare Act，AWA）。依据规定，美国农业部（USDA）为该法律的监督及执行机构，同时，美国境内所有的研究机构及动物供货商，均需就其动物饲养场所在 USDA 注册登记或取得执照，并接受 USDA 的定期检查。如发现有不符合规定者，USDA 检查员将依法予以举报。目前美国所有的州都有关于保护动物的法律，有些州的立法甚至将虐待动物的行为上升为犯罪。[29]

在 AWA 实施初期，动物福利相关的检查工作并未涵盖实验研究设施，研究机构中的动物管理及使用依旧由研究人员自行负责。之后，该法律根据研究中使用动物时出现的问题，从动物福利的角度又进行了多次修订。AWA 对各种科学用动物的饲养管理、运输、实验操作、饲料饮水、饲养条件和空间、工作人员的资格和职责、专职兽医师的任务等都进行了详细的规定。

除联邦法律外，美国政府和政府各部门根据行业的特点和要求，也制定了具体的法律法规，如美国政府颁发的《检测、研究和教学中饲养管理和使用脊椎动物的法规》（US Government Principles for the Utilization and Care of Vertebrate Animals Used in Testing, Research and Training）。该法规是政府所有部门都必须遵守的法规，由美国公共卫生署负责监督并修正补充，于 1986 年并入 PHS 政策，即《美国公共卫生署人道管理和使用实验动物政策》（Public Health Service Policy on Humane Care and Use of Laboratory Animals）。PHS 政策是美国公共卫生署动物福利办公室（Office of Laboratory Animal Welfare，OLAW）负责制定并监督执行的一个重要的政府部门法规，它包含了对用于科学研究、教学、生物检验或测定以及相关目的的脊椎动物福利的要求。

AWA 和美国公共卫生署的法规均要求研究机构成立机构动物饲养和使用管理委员会（Institutional Animal Care and Use Committee，IACUC），并切实承担责任。

美国公共卫生署的政策是既采信国际实验动物评估和认可委员会（the Association for Assessment and Accreditation of Laboratory Animal Care International，AAALAC International）的评价结果，也同意由各机构实施对设施与操作程序的审查。依规定，IACUC 必须就机构内涉及动物活动之计划及设施（包含附属设施）进行评审并形成书面报告，且每年至少评审两次。另外，PHS 政策中要求机构对参与动物应用的科学家、动物操作技术人员及其他相关人员，给予适当的培训和指导。

除法律法规之外，由政府资助，在实验动物资源研究所（Institute of Laboratory Animal Resources，ILAR）的督导下编写的《实验动物管理与使用指南》（Guide for the Care and Use of Laboratory Animals）和《实验动物管理及使用之职业健康与安全》（Occupational Health and Safety in the Care and Use of Research Animals）等文件也被政府采纳作为技术依据和检查准则。

3．我国实验动物福利管理[29]

我国关于动物福利的立法相对较晚。改革开放后，我国的科学研究事业发展迅猛，对实验动物的质量要求越来越高。在 1988 年，经国务院批准，由当时的国家科委发布了《实验动物管理条例》，标志着我国实验动物工作开始被纳入法制化科技管理体系。条例的第二十九条规定“从事实验动物工作的人员对实验动物必须爱护，不得戏弄或虐待”，这也是对实验动物福利的基本要求。随后发布的配套技术要求，如 GB 14925—2001《实验动物环境及设施》和 GB 50447—2008《实验动物设施建筑技术规范》等，对生产和使用实验动物的设施、环境等的要求均考虑了福利方面的需求。在 2001 年发布的《科研条件建设“十五”发展纲要》中，明确提出了要建立与国际接轨的动物福利保障制度，并把这项工作当作“全面推行实验动物法制化管理”的重要内容之一。2006 年，科技部发布了《关于善待实验动物的指导性意见》，这是我国第一个针对实验动物福利伦理管理的政府部门规范性文件。该指导性意见对于提高实验动物管理工作质量和水平，维护动物福利，特别是适应对外开放的需要，有重要和积极的意义。

此外，许多地方的实验动物法规也增加了动物福利的内容。2004 年 12 月修订、2005 年起正式实施的《北京市实验动物管理条例》明确规定，从事实验动物工作的单位和个人，应当维护动物福利，保障生物安全，防止环境污染；从事动物实验的人员应当遵循替代、减少和优化的原则进行实验设计，使用正确的方法处理实验动物。《湖北省实验动物管理条例》于 2005 年 10 月 1 日起施行，条例明确规定实验者应当为动物创造良好的生存条件，在符合科学原则的前提下，尽量减少动物使用量，减轻被处置动物的痛苦。《重庆市实验动物管理办法》于 2006 年 7 月 1 日起施行，其中明确规定，从事实验动物工作的单位和个人，应当关爱实验动物，维护动物福利，不得戏弄、虐待实验动物，鼓励开展动物实验替代方法的研究和使用。

我国第一个实验动物福利相关的国家标准 GB/T 35892—2018《实验动物福利伦理审查指南》于 2018 年 2 月发布，2018 年 9 月 1 日起正式实施，这标志着我国实验动物的福利伦理审查工作进入了新阶段。该标准对实验动物生产、运输和使用过程中的福利伦理审查和管理提出了要求，适用于实验动物福利伦理审查及其质量管理。中国医学科学院医学实验动物研究所的所长秦川教授说：“这个新标准参照国际最佳做法。”虽然中国以前没有实验动物福利相关的国家标准，但是绝大多数省份的实验室都采用了国际通用的操作技术标准。这个国家标准有助于规范实验动物福利伦理审查活动，还能促进各个实验室采取有利于实验动物福利水平的技术方法。我国动物管理相关条例、规范管理体系如表 4.3 所示。

表 4.3　我国动物管理相关条例、规范管理体系

分　级	文 件 名 称	发 布 机 构
行政法规	实验动物管理条例	国务院批准，国家科委发布
部门规章	实验动物质量管理办法	国家科委、技监局联合发布
	实验动物许可证管理办法（试行）	科技部等七部局联合发布
	国家实验动物种子中心管理办法	科技部
	关于善待实验动物的指导性意见	
地方性法规（举例）	北京市实验动物管理条例	北京市人大常委会
	湖北省实验动物管理条例	湖北省人大常委会
	重庆市实验动物管理办法	重庆市人大常委会
地方规章	各地方实验动物管理办法、细则等	地方政府
规范性文件	各有关部门的实验动物管理文件	各行业主管部门
技术标准	实验动物国家标准（实验动物福利伦理审查指南）	国家质检总局
	各地方实验动物质量、检测等标准	地方技术质量管理部门

4.4.4　实验动物福利质量认证

随着我国生命科学的快速发展和全球医药研发行业竞争的日益激烈，在世界范围内尤其是欧美等发达国家的新药研发市场正逐步向以中国为代表的亚洲地区转移，这是我国生命科学研究和药物研发行业发展壮大的绝佳机会。我国近年来在这一领域已经有了较快的发展，但是要想进入国际市场，就必须在管理和认证等方面与国际接轨，积极开展国际实验动物的评估与认证。

国际实验动物评估与认证是实验动物管理和科学应用高标准的象征，是国际认可的质量标准。国际实验动物评估和认可委员会（the Association for Assessment and Accreditation of Laboratory Animal Care International，AAALAC International）是设立在美国的一个非营利性民间组织。该机构的宗旨是通过自愿评估和认证，在生命科学研究和教育的过程中，保证和促进实现高质量的动物管理与使用，保证动物福利等环节的规范化。它要求在生物科学以及医药领域中，人道、科学地对待动物。该组织的认证范围包括实验动物中心和研究实验室两部分，涉及实验动物项目的方方面面，从硬件到软件，从人员培训到管理、监督体制，并且都是严格进行现场检查。为了保证和推动动物实验的质量，美国食品药品监督管理局（FDA）和欧盟强力推荐在有 AAALAC 认证的实验室开展的动物实验。

目前，全世界已有 34 个国家的 770 多家制药和生物技术公司、大学、医院和其他使用动物的研究机构和实验室获得了 AAALAC 认证。这些机构自愿取得 AAALAC 认证，严格遵行《实验动物管理与使用指南》（Guide for the Care and Use of Laboratory Animals），为实验动物领域树立了高标准。该认证体系已经得到国际上的公认，并且在欧美等国家的生物、化学和医药研发中被普遍采用。为了取得欧洲药品管理局（European Medicines Agency，EMA）和美国食品药品监督管理局（FDA）的批准，世界 500 强生物制药工司的动物实验都取得了 AAALAC 认证。

AAALAC 认证是实验动物质量和生物安全水准的象征，也是国际前沿医学研究的质量标志。全面通过 AAALAC 认证，不仅体现了高标准，是对责任承担制和对动物福利的承诺，而且是讲求伦理的实验室动物管理工作的里程碑和基准，从而提高了生物医学研究成果的社会性及公众的认可度。因此，通过 AAALAC 认证，就标志着实验动物管理质量标准获得国际认可，有助于相关机构在生命科学研究和医药研发领域开展动物实验的国际项目合作、获得经费支持、创建全面符合国际标准的新药临床前安全性评价技术服务平台（药物非临床研究质量管理规范，Good Laboratory Practice，GLP）、吸引人才和投资、提升实验的科学性与合法性、促进新药安全评价研究与国际接轨和互认、提高动物实验管理水平。同时，通过该认证也是保证完成国家新药创制重大专项任务的硬性指标。

思考与讨论

1. 中国传统文化中包含了哪些动物伦理思想？
2. 动物解放论的主要观点是什么？
3. 开展动物实验应遵循哪些伦理原则？
4. 实验动物福利包括哪些内容？
5. 进行实验动物评估与认证有什么意义？

参考文献

[1] Peter Singer. Animal Liberation. New York: Harper Collins Publishers, 2009.

[2] 高虹. 引起动物福利伦理争议的动物实验. 科技导报，2017，35（24）：54～56.

[3] 孙江，王利军. 动物保护思想的中西比较与启示. 辽宁大学学报（哲学社会科学版），2012，40（2）：100～107.

[4] 维韦卡·梅农，坂元正吉. 天、地与我：亚洲自然保护伦理. 张卫族，马天杰，译. 北京：中国政法大学出版社，2005.

[5] 史怀泽. 敬畏生命. 上海：上海社会科学出版社，1992.

[6] 孙江，何力，黄政. 动物保护概论. 北京：法律出版社，2009.

[7] 杨通进. 当代西方环境伦理学. 北京：科学出版社，2018.

[8] Dombrowshi D. A. The Philosophy of Vegetarianism. Amherst: University Massachusetts Press, 1984.

[9] 林红梅. 试论西方动物保护伦理的发展轨迹. 学术交流，2005，131（2）：21～24.

[10] Ronald Monson. Intervention and Reflection: Basic Issues in Bioethics. Belmont, CA: Wadsworth Publishing Company, 2016.

[11] 刘芳. 生态伦理小常识. 合肥：安徽文艺出版社，2012.

[12] 林红梅. 关于辛格动物解放主义的分析与批判. 自然辩证法研究，2008，24（2）：76～80.

[13] 黄雯怡，王国聘. 西方动物伦理思想的演进、困境和展望. 南京社会科学，2016（6）：56～62.

[14] 彼得·辛格，汤姆·雷根. 动物权利与人类义务. 曾建平，代峰，译. 北京：北京大学出版社，2009.

[15] 吴能表. 生命科学与伦理. 北京：科学出版社，2018.

[16] 黄丁全. 医疗法律与生命伦理. 北京：法律出版社，2015 .

[17] 曹雄辉. 动物实验对近代医学发展的贡献. 中国医药导报，2005，4（15）：130.

[18] 黎娟. 动物实验的伦理问题述评. 湖南文理学院学报（社会科学版），2006，31（1）：76～80.

[19] 何屹. 科研不因威胁而却步：英 500 名知名科学家支持动物实验. 科学日报，2005-11-10.

[20] Tamara L. Roleff. The Rights of Animals. San Diego: Greenhaven Press, 1999.

[21] 宁磊，吴祥林. 实验动物福利与 3R 原则. 微生物学免疫学进展，2006，34（3）：53～56.

[22] 瞿叶清，哈惠馨，郭玉琴，等. 3R 原则在医学动物实验工作中的应用. 实验动物科学，2010，27（6）：84～85.

[23] 贺争鸣，李冠民. 动物实验替代方法概论. 北京：学苑出版社，2003.

[24] 黄山，许畅，邹旭辉，等. 实验动物伦理研究进展. 医学综述，2015，21（1）：66～68.
[25] 王祥，郑虹. 医学实验动物伦理及福利. 实用器官移植电子杂志，2016，4（2）：116～120.
[26] 张素慧，周志俊. 国内外动物实验替代方法发展概况与思考. 毒理学杂志，2013，27（5）：394～398.
[27] 程树军. 动物实验替代技术研究进展. 科技导报，2017，35（24）：40～47.
[28] 沈红，张永红，崔德凤，等. 动物伦理与福利. 北京：中国农业出版社，2017.
[29] 吕京，史光华. 实验动物福利管理制度比较. 实验动物与比较医学，2015，35（6）：504～508.
[30] 向宗尚，蔡永明，王海荣，等. 国际实验动物评估与认证的程序及意义. 药物评价研究，2011，34（1）：44～48.

第 5 章 伦理委员会

引导案例 1

孕晚期终止妊娠的伦理问题

孕妇小舟，在孕 13 周时被发现胎儿存在发育迟缓问题，孩子的四肢不发育。一开始小舟不愿意放弃，坚持妊娠。然而在孕 28 周时，胎儿问题还是没有改观，小舟不得不做出终止妊娠的决定，而此时腹中胎儿的月份已经比较大了。

不属于中晚期妊娠六种致死性畸形范围的孕妇和家属按照自身情况申请终止妊娠的，必须经过医院产前诊断伦理委员会的同意和批准，而小舟的情况恰好在这六种情形的范围之外。在小舟提交终止妊娠申请后，医院产前诊断伦理委员会调查发现，她的上一个孩子曾存在同样的问题，虽然生了下来但还是不幸夭折。最终，伦理委员会通过了小舟终止妊娠的申请。

出生缺陷是导致婴幼儿死亡或残疾的重要原因，严重影响出生人口素质。根据《产前诊断技术管理办法》相关配套文件的规定，中晚期妊娠六种致死性畸形，如无脑儿、严重脑膨出、严重开放性脊柱裂、严重胸腹壁缺损等，都必须终止妊娠。如果预计胎儿出生后有存活可能，但手术等处理后预后不佳的，可由产妇本人及家属向伦理委员会提出终止妊娠申请。

引导案例 2

动物实验中的伦理监管不严格问题

2015 年 12 月 5 日，西安医学院北校区基础实验楼 6 层天台上有大量的狗被用于实验然后遗弃，狗的数量有 30 多只，部分狗身上的毛发已被烧光，裸露出烧焦的皮肤；部分狗毛发被剃净，裸露出长逾 10 厘米的刀口，刀口使用黑线缝合。这些实验用狗大多卧倒在天台的水泥地上，身上随意地裹着蓝色无菌巾，四肢和嘴用白色的纱布捆扎。它们卧倒在地，四肢不停抽动挣扎，嘴里哼叫声不断。狗身上满是伤痕，有的疑似手术伤口且还在流血，伤口导致它们疼得一直在抽搐。在这些被遗弃的狗中还有博美等伴侣犬。除了这部分被遗弃的狗外，还有一部分即将被用于实验的狗被拴在铁管上，看到人靠近都显得十分害怕。

该医学院开展的动物实验已取得伦理委员会的批准，按照规定，实验后的狗应该交由专业的公司和人员进行处死和处理。任由这些狗在天台冻死、饿死，有违人道主义精神，属于违规操作，伦理委员会也负有监管不严格之责。事后，陕西省教育厅和科技厅对西安医学院做出了暂停一切动物实验的处罚。

5.1 国际组织或部分国家对涉及人（或动物）的生物医学研究的伦理审查规定

国际科学界形成了一系列科研伦理准则、规范和评价标准，通过各种伦理委员会对科研伦理行为起着督导、约束甚至禁止的作用。众多国际组织以及不同国家对涉及人或动物的生物医学研究的伦理审查有着不同的规定。

5.1.1 国际组织与伦理审查

包括世界卫生组织、联合国教科文组织、世界医学协会在内的多家国际组织，发布了一系列在国际上有重要意义的公告和文件，促进了全世界伦理审查工作的独立发展，为各级伦理委员会和伦理审查体系的建立、组成和操作程序的发展提供了基本的指导，为涉及人类受试者研究的伦理审查提供了维护与保护受试者及其所代表群体的基本措施。

5.1.1.1 世界卫生组织

世界卫生组织（WHO）是联合国下属的一个专门机构，总部设在瑞士日内瓦，只有主权国家才能加入，是国际上最大的政府间卫生组织。1949 年，世界卫生组织和联合国教科文组织共同创办了国际医学科学组织委员会（CIOMS）。2002 年，CIOMS 修订发布的《人体生物医学研究国际道德指南》，是自 1982 年和 1993 年以来的第 3 次修订，推动了全世界伦理审查工作的合理化进程。

《人体生物医学研究国际道德指南》中规定：人体生物医学研究的伦理合理性在于有望发现有益于人类健康的新方法。只有在研究的实施中尊重、保护和公平地对待受试者，并且符合研究实施所在社会的道德规范时，其研究才具有伦理学上的合理性。此外，将受试者暴露于有风险而没有可能受益的非科学的研究是不道德的。因此，研究者和申办者必须保证所提议的涉及人体受试者的研究符合公认的科学原理，并有充分的相关科学文献作为依据。

所有涉及人类受试者的研究计划，都必须提交给一个或一个以上的科学和伦理审查委员会，以审查其科学价值和伦理的可接受性。审查委员会必须独立于研究组，他们的审查结果不应视研究中可能得到的任何直接的财务或物质上的利益而定。研究者必须在研究开始以前获得批准或许可。伦理审查委员会应该在研究过程中，根据需要进一步进行审查，包括监察研究的进展。

国外申办组织和个体的研究者，应向申办组织所在国提交研究方案，进行伦理学和科学审查，伦理评价标准应和研究实施所在国同样严格。东道国的卫生管理部门，及其国家的或地方的伦理审查委员会应确认研究方案是针对东道国的健康需要和优先原则的，并符合必要的伦理标准。

对于所有的人体生物医学研究，研究者必须获得受试者自愿做出的知情同意，若在个体不能给予知情同意的情况下，必须根据现行法律获得其法定代理人的许可。免除知情同意被认为是不寻常的和例外的，在任何情况下都必须经伦理审查委员会批准。

5.1.1.2 世界医学协会

世界医学协会（WMA）是一个代表全球 800 万医师的各国医学协会联盟。世界医学协会的职责就是努力在医学教育、医学科学、医学艺术、医学道德以及世界人民的卫生保健等方面制定最高的国际标准以服务人类。

世界医学协会于 1976 年发布了《世界医学协会赫尔辛基宣言》，简称《赫尔辛基宣言》，并历经 9 次修订，于 2013 年发布了《赫尔辛基宣言》（2013 版）。该宣言制定了涉及人体的医学研究的道德原则，包括以人作为受试对象的生物医学研究的伦理原则和限制条件，是关于人体试验的第二个国际文件。虽然宣言主要以医生为对象，但世界医学协会同时鼓励参与涉及人类受试者的医学研究的其他人遵守这些原则。

《赫尔辛基宣言》中指出了医学研究的基本原则，即在医学研究中，医生有责任保护受试者的生命、健康、尊严、公正、自我决定权、隐私和个人信息。涉及人类受试者的医学研究必须符合普遍认可的科学原则，必须建立在对科学文献和其他相关信息的全面了解的基础上，必须以充分的实验室实验和恰当的动物实验为基础。研究者还必须尊重研究中所使用的动物的福利。

在研究开始前，研究方案必须提交给相关研究伦理委员会进行考量、评论、指导和批准。该委员会必须独立于研究者、资助者，也不应受到其他不当的影响。该委员会必须考虑进行研究的所在国的法律和条例，以及相应的国际准则或标准，但不可允许这些削弱或取消宣言所提出的对研究受试者的保护。该委员会必须拥有监测正在进行的研究的权利，研究者必须向该委员会提供监测信息，尤其是有关任何严重不良事件的信息。如果没有委员会的考虑和批准，研究方案不可更改。

只有受过恰当的科学训练并被认定为合格的人员才可以进行涉及人类受试者的医学研究。在病人或健康志愿者身上进行的研究必须接受有资格且有能力的医生或其他医疗卫生专业人员的监督。保护研究受试者的责任必须始终由医生和其他医疗卫生专业人员承担，而绝不是由研究受试者承担，即使他们给予了同意。

仅当医学研究为了弱势或脆弱人群或社区的健康需要和优先事项，且该人群或社区有合理的可能从研究结果中获益时，涉及这些人群或社区的医学研究才是正当的。

在每一项涉及人类受试者的医学研究开始前，都必须仔细评估对参与研究的个人和社区带来的可预测的风险和负担，并将其与给受试者以及受所研究疾病影响的其他个人和社区带来的可预见受益进行比较。

有行为能力的人作为受试者参加医学研究的行为必须是自愿的。虽然征询家庭成员或社区领导人的意见可能是合适的，但除非有行为能力的受试本人自由同意，否则他/她不可以被征召参加医学研究。

5.1.1.3　联合国教科文组织

联合国教育、科学及文化组织（UNESCO），简称联合国教科文组织，该组织于 1946 年 11 月正式成立，总部设在法国首都巴黎，现有 195 个成员，是联合国在国际教育、科学和文化领域成员最多的专门机构。该组织旨在通过教育、科学和文化促进各国合作，对世界和平和安全做出贡献。

联合国教科文组织意识到，人类具有独特的能力反思自身的存在及所处的环境，能感知不公正，避免危险，能担当责任，寻求合作，并能表现出体现伦理原则的道德观念。因此，当我们面对科学飞速发展和技术广泛应用所带来的伦理问题时，应当充分尊重人的尊严，普遍尊重并遵守人权和基本自由。鉴于此，联合国教科文组织于 2005 年修订并发布了《世界生物伦理与人权宣言》。

《世界生物伦理与人权宣言》以充分尊重人的尊严、人权和基本自由，个人的利益和福祉高于单纯的科学利益或社会利益作为基本准则。该宣言考虑到教科文组织应在确定基于共同的伦理价值观、用于指导科学技术发展和社会变革的普遍原则方面发挥作用，因此，在顾及当代人对后代的责任的同时，明确了科技领域正在出现的各种挑战。宣言还考虑到伦理问题必然是个国际性的问题，应当遵循《世界人类基因组与人权宣言》和《国际人类基因数据宣言》已经阐明的原则，科研工作不仅要考虑目前的科学背景还要考虑未来的发展，从整体上加以研究。这份宣言认识到了人类是生物圈不可分割的一部分，在相互保护以及对其他形式的生命，尤其是动物的保护方面负有重要的责任。

联合国教科文组织承认基于科研自由，科学技术的发展已经并且能够为人类带来极大的福祉，特别是在延长人的寿命和提高生活质量方面。科技发展应当以承认人的尊严和普遍尊重及遵守人权和基本自由为前提，始终致力于促进个人、家庭、各群体和社区乃至全人类的利益。人类健康不仅仅取决于科学技术研究的发展，也涉及心理-社会和文化因素，因此，就医学、生命科学及相关技术的伦理问题做出的决定可能会对个人、家庭、各群体与社区乃至全人类产生影响。

宣言中体现了生物多样性是交流、革新和创造的源泉，对人类不可或缺，从这个意义上说，是人类的共同遗产，但强调不能借此来损害人权和基本自由。人的身份包括生物、心理、社会、文化和精神等方面，联合国教科文组织深刻认识到违背伦理的科学技术行为对原住民和地方社区产生了特殊的影响，深信讲道德和进行伦理思考应该是科学技术发展过程中不可缺少的一项内容，在就科技发展所引起的问题做出抉择时，起主导作用的应当是生物伦理。我们有必要树立新的社会责任理念，确保科学技术的发展为公正、公平和人类利益服务。宣言还表明，重视妇女的地位是评估社会现状和实现社会公平的一个重要途径。此外，世界各国有必要在生物伦理领域加强国际合作，其中尤其要考虑到发展中国家、原住民社区和脆弱群体的特殊需要，在医学和生命科学研究方面的伦理标准上，应一视同仁地对待所有人。

联合国教科文组织发布《世界生物伦理与人权宣言》的目的在于提供一个普遍适用的原则和程序框架来指导各国制定生物伦理方面的法律、政策和其他文书，指导个人、群体、社区、公共或私人机构和公司的行动。科学研究的开展需要根据《国际人权法》的精神，确保尊重人的生命从而促进尊重人的尊严，保护人权和基本自由。联合国教科文组织强调科学技术的研究和发展必须遵循宣言所阐述的伦理原则，尊重人的尊严、人权和基本自由，同时承认科研自由的重要性以及科技发展所带来的益处。宣言致力于推动所有相关方之间和全社会就生物伦理问题开展多学科和多元化的对话；致力于促进公平地利用医学、科学和技术发展的成果，促进科技发展成果最广泛的传播，加快科技发展带来的知识和利益的共享，尤其是重视发展中国家的需求；致力于保护并促进当代人和后代人的利益，强调生物多样性以及人类共同保护生物多样性的重要性。

5.1.2 部分国家对涉及人或动物的生物医学研究的伦理审查规定

从美国设立第一个医学伦理委员会起，在此后 40 多年的时间里，包括欧盟、澳大利亚、日本、中国在内的很多国家和地区都建立了大大小小的各级医院伦理委员会或科研伦理审查委员会。同时，各国也相继制定和发布了相关的法律法规，对涉及人或动物的生物医学研究进行了规范和管理。

1. 美国

作为第一个设立医学伦理委员会的国家，美国在伦理委员会的建设和监管上一直处于领先地位。具有权威性的、内容完备的配套法规文件是规范伦理委员会监管工作的重要保证，在这方面美国做到了有法可依，有章可循。

美国联邦法律第 45 章第 46 部分明确规定了对人类受试者的保护。美国联邦法律第 21 章第 56 部分中写到需设立伦理委员会，并且明确了伦理委员会的工作职责以及工作范围。这两部法律分别于 1974 年和 1981 年颁布，历经多次修改，并沿用至今。[1]

对涉及人或动物的生物医学研究，除了要合法合规以外，还需进行必要的伦理审查。美国的伦理审查主要注重“四原则”，即有利原则、不伤害原则、尊重与自主原则、公正原则。

有利原则是指行动者具有维护或增进他人利益的义务，具体来说，在生物医学研究中，研究者必须遵循有利原则在科学研究行为中所包含的准确、有效、择优要求，亦需要在具体情境中结合受试者的价值观念进行具体的权衡后进行行为抉择。在此过程中，研究者和受试者之间的充分沟通与协商对于最佳研究方案的选择十分重要。

不伤害原则是指行动者具有维护他人利益，保护此种利益不被减损的义务。不伤害原则中的收益与伤害权衡是这一原则丰富内涵下衍生出的临床医学行为指导，其必要性可以体现在对身患绝症或者有其他严重疾病病人的医学处理上，特别是在决定是否采用可能会引起死亡的临床措施时。这种权衡的价值必须总是指向病人本身而不是其他人，如病人的家人。此时，病人的生命质量对于确定医学行为的收益是什么具有决定性意义。比如，在病人的生命质量极低而无药可救的情况下，放弃治疗，即令病人死去而不再继续遭受病痛折磨也许就是最大收益，虽然此时对病人的伤害也是很大的。

尊重与自主原则是指行动者具有尊崇他人、视他人为具有自身目的的利益主体的义务。在那些涉及他人利益的行动中，行动者未得到他人许可，不得对他人利益加以干涉。这种理解涉及人的自主性问题。在尊重与自主原则的临床研究中，最引人困惑的就是如何解决病人自主决定与医生的特殊干涉权之间的冲突。医生特殊干涉权的提出显然是基于医生对病人利益的考虑和保护，而且也与医生的职业情感相适应。但是如前所述，病人的价值观和医生的价值观可能是不同的，医生的立场可能并不为病人所接受。当这种冲突不可协调时，医生应该选择尊重病人的自主决定。特殊干涉权只在病人缺乏正常人的行为能力时发生效力。此外，在伦理审核中，尊重被研究对象的自主权、知情同意权、保密权和隐私权等也是非常重要的。

公正原则是指根据一个人的义务或应得而给予其公平、平等和恰当的对待。一个人所享有的权利与他所履行的义务相等，是社会公正的根本原则。在伦理审核中，公正原则是指对受试者应该公平对待，不应区分性别、年龄、肤色、种族、身体状况、经济状况或地位高低，决不能对受试者进行歧视。此外，研究者目光要长远，不能只关注眼前的意义和价值，科学研究更应该对人类的可持续发展有益，为子孙后代造福。

2. 英国

英国最早的伦理委员会成立于 20 世纪 60 年代中期，当时成立伦理委员会完全是一种自愿行为，不受任何法律法规或指导性文件的约束。1991 年，英国卫生部发布了指导性文件 HSG(91)5，正式要求在英国的卫生服务体系中成立伦理委员会。当时成立的伦理委员会属于地区性的伦理委员会，负责对在某一地区开展的临床试验方案进行伦理学审评。1997 年，英国卫生部发布了指导性文件 HSG(97)25，要求在英国的卫生服务体系中成立多中心伦理委员会，主要负责对多个地区（要求 4 个地区以上）开展的多中心临床试验方案进行伦理学审评。为加强对英国卫生服务体系中伦理委员会的组织管理，英国卫生部 2001 年成立了伦理委员会中央办公室，对规范卫生服务体系中的伦理委员会运作做了大量工作。

英国于 2004 年颁布了《人体医学临床试验法规》，该法规明确了英国伦理委员会的具体管理部门、认可或废止程序、申请与审评程序等内容。英国法律对于涉及人类基因组的科学研究管理非常严格，任何一项涉及人或动植物的基因研究都必须接受伦理委员会的审查。[2]

英国法律对于涉及人类基因的研究或其应用，尤其在生物学、遗传学与医学领域，明确规定了不应该轻视对个人或有关群体的人权、基本自由与尊严的尊重。鉴于人类基因组研究在伦理和社会方面的影响，研究人员在进行研究及介绍和利用研究成果时，应做到细致、谨慎、理性、诚实与正直，这是人类基因组研究框架中需要特别关注的题目。相关部门科学政策制定者也同样负有这方面的特殊责任。

3. 中国

我国的伦理委员会制度与英美相比，建立较晚。直到 20 世纪 80 年代末期，我国才建立了第一个伦理委员会。但值得注意的是，我国伦理委员会的发展速度非常快，到目前为止，几乎所有涉及人或动物的生物医学研究，都需要进行伦理审查，各级伦理委员会也已建立齐全。

在法律法规方面，国家卫生和计划生育委员会于 2016 年 12 月 1 日起开始施行《涉及人的生物医学研究伦理审查办法》，对涉及人的科学研究进行了伦理规范。该办法公布了涉及人的生物医学研究范围：

（1）采用现代物理学、化学、生物学、中医药学和心理学等方法对人的生理、心理行为、病理现象、疾病病因和发病机制，以及疾病的预防、诊断、治疗和康复进行研究的活动。

（2）医学新技术或者医疗新产品在人体上进行试验研究的活动。

（3）采用流行病学、社会学、心理学等方法收集、记录、使用、报告或者储存有关人的样本、医疗记录、行为等科学研究资料的活动。

所有上述的科学研究活动均需在各级伦理委员会接受伦理审查，审查时需满足以下伦理原则。

（1）知情同意原则。尊重和保障受试者是否参加研究的自主决定权，严格履行知情同意程序，防止使用欺骗、利诱、胁迫等手段使受试者同意参加研究，允许受试者在任何阶段无条件退出研究。

（2）控制风险原则。首先将受试者人身安全、健康权益放在优先地位，其次才是科学和社会利益，研究风险与受益比例应当合理，力求使受试者尽可能避免伤害。

（3）免费和补偿原则。应当公平、合理地选择受试者，对受试者参加研究不得收取任何费用，对于受试者在受试过程中支出的合理费用还应当给予适当补偿。

（4）保护隐私原则。切实保护受试者的隐私，如实将受试者个人信息的储存、使用及保密措施情况告知受试者，未经授权不得将受试者个人信息向第三方透露。

（5）依法赔偿原则。受试者参加研究受到损害时，应当得到及时、免费治疗，并依据法律法规及双方约定得到赔偿。

（6）特殊保护原则。对儿童、孕妇、智力低下者、精神障碍患者等特殊人群的受试者，应当予以特别保护。

审查通过后，各级伦理委员会还应对项目进程中的伦理问题进行全方位的跟踪和调查。[3]

知情同意权是人体实验受试者自主权的集中体现和主要内容，然而实验动物却不能拒绝参与研究，这是人体实验和动物实验在伦理审查中的最根本区别。因此，在动物实验伦理审查中，不可能采用审查知情同意书的形式，而是主要依靠研究者、审查者的专业知识和所参照的法律、惯例、规则等来判断研究是否有违伦理准则。审查的内容主要包括研究者资质、动物的选择、实验目的、方法和条件、动物的处死等方面。

2006年9月，中国科技部颁发了《关于善待实验动物的指导性意见》，第一次明确规定了动物实验项目必须经实验动物伦理委员会批准才能进行。该意见使得实验动物福利和伦理审查工作受到实验动物生产和使用单位的普遍重视，在实验动物工作人员和科研人员中普及了实验动物伦理学相关知识，提高了他们对实验动物福利和伦理的认识，使他们在实际工作中自觉关爱动物、保护动物。许多单位还成立了实验动物伦理委员会，对本单位的实验动物生产、饲养、运输及动物实验过程中涉及实验动物福利与伦理的内容进行指导、审查与监管，使得实验动物福利与伦理工作在实际研究中得以落实。[4]

针对具体的动物实验方案，下列10种情况通常不能通过伦理审查：

（1）缺少动物实验项目实施或动物伤害的客观理由和必要性的。

（2）直接接触实验动物的生产、运输、研究和使用的人员未经过专业培训或明显违反实验动物福利伦理原则要求的。

（3）实验动物的生产、运输、实验环境达不到相应等级的实验动物环境设施国家标准的；实验动物的饲料、笼具、垫料不合格的。

（4）在实验动物保种、繁殖、生产、供应、运输和经营中缺少维护动物福利、规范从业人员道德伦理行为的操作规程，或不按规范的操作规程进行的；虐待实验动物，造成实验动物不应有的应激、疾病和死亡的。

（5）动物实验项目的设计或实施不科学，没有利用已有的数据对实验设计方案和实验指标进行优化，没有科学选用实验动物种类及品系、造模方式或动物模型以提高实验的成功率的；没有采用可以充分利用动物的组织器官或用较少的动物获得更多的试验数据的方法的；没有体现减少和替代实验动物使用原则的。

（6）在动物实验项目的设计或实施中没有体现善待动物、关注动物生命，没有通过改进和完善实验程序，减轻或减少动物的疼痛和痛苦，减少动物不必要的处死和处死数量的；在处死动物的方法上，没有选择可以有效减少或缩短动物痛苦的方法的。

（7）活体解剖动物或手术时不采取麻醉方法的；对实验动物的生和死的处理违反道德伦理的；使用一些极端的手段或会引起社会广泛伦理争议的手段进行动物实验的。

（8）动物实验的方法和目的不符合我国传统的道德伦理标准或国际惯例或属于国家明令禁止的各类动物实验的；动物实验目的、结果与当代社会的期望、与科学的道德伦理相违背的。

（9）对人类或任何动物均无实际利益并导致实验动物极端痛苦的各种动物实验。

（10）对有关实验动物新技术的使用缺少道德伦理控制，违背人类传统生殖伦理，把动物细胞导入人类胚胎或把人类细胞导入动物胚胎中培育杂交动物的各类实验；以及对人类尊严亵渎、可能引发社会巨大的伦理冲突的其他动物实验。

5.2 伦理委员会的目的与作用

伦理委员会主要是对以人为研究对象的研究进行研究初始阶段及进程中的伦理审查、监督的机构，是为了促进伦理准则的贯彻实施而组建的机构/单位内部的委员会，是保护参与/投身于科学研究的人的权利和利益的组织。

国家医学伦理专家委员会、国家中医药伦理专家委员会（以下称国家医学伦理专家委员会）负责对涉及人的生物医学研究中的重大伦理问题进行研究，提供政策咨询意见，指导省级医学伦理专家委员会的伦理审查相关工作。

省级医学伦理专家委员会协助推动本行政区域涉及人的生物医学研究伦理审查工作的制度化、规范化，指导、检查、评估本行政区域从事涉及人的生物医学研究的医疗卫生机构伦理委员会的工作，开展相关培训、咨询等工作。

从事涉及人的生物医学研究的医疗卫生机构是涉及人的生物医学研究伦理审查工作的管理责任主体，应当设立伦理委员会，并采取有效措施保障伦理委员会独立开展伦理审查工作。

医疗卫生机构未设立伦理委员会的，不得开展涉及人的生物医学研究工作。

5.2.1 建立伦理委员会的目的

科学的飞速发展及其在临床上的广泛应用，带来了大量的社会、伦理和法律问题，引起整个社会的关注。为了保证科学的健康发展、相关技术的正确运用，保护受试者的尊严、权利、安全和福利以及研究结果的可信性，成立伦理委员会已经成为国际国内常规的做法。根据国际有关医学伦理规范文件和国内有关法律文件的规定，我国许多医疗机构、大学、学术期刊和卫生行政机构等也纷纷成立了伦理委员会。以下几方面问题促进了各级伦理委员会的设置。

1．新技术带来科学伦理界限的模糊问题

现代科学与技术正经历着一场新的革命，在科学、技术与社会深度融合的过程中，科学技术对传统社会的整体冲击不可避免，而新技术应用对社会伦理架构的影响和挑战也成为新时期的重要课题。但相对于诸如经济、社会、环境等其他领域，新技术应用对传统伦理的影响具有潜移默化的特点，从而容易被人们忽视。从这个意义上说，新技术带来的这种社会文化问题是技术时代的人们不得不面对的最重要的难题之一。

医学与生物技术伦理是新技术引发伦理冲突最明显的领域。伴随着生物科学与医学的发展，克隆技术、基因技术、3D 打印、合成生物学等新技术的突破性发展也对传统伦理问题产生重要影响。人工智能与大数据发展中出现的伦理问题也是近年来表现非常突出的一个问题。进一步来说，这些伦理争议可以总结为三个方面。

首先，技术手段的进步能否替代传统社会的人文关怀。技术在方便人和人沟通与交往的同时，也挤压了人与人直接面对面情感交流的空间。冷冰冰的技术交往无形中隔离了人们之间的传统情感联系与沟通，交往和生活的便捷与人和人之间亲情的相对疏远成为科学技术发展的一个悖论，人们的生存方式与价值理想也随之受到极大冲击。

其次，新技术发展带来伦理责任的不确定性问题。传统伦理关系由于新技术的介入充满了各种不确定性问题，无论是评价对象还是伦理对象都存在不确定性。例如，对于伦理对象是个体还是社会集体这一问题，由于技术后果的不确定性，伦理评估和判断存在不透明性。

最后，隐私与信息安全问题成为当代各种新技术都难以跨越的一道难题。人们普遍意识到，对隐私和个人数据安全的威胁是新技术革命带来的最大问题，如何在技术时代保护人们的信息安全与隐私成为解决诸多新伦理问题的抓手。

因此，新技术带来的不确定性造成了伦理界限的模糊，因为不管是研究者还是审核者都对该技术的应用和潜在应用缺乏完整的认知，这会导致有时候研究者在不知不觉间就触犯了伦理的禁区。

2．伦理优先还是成果和经济利益优先的问题

科学技术的应用是一种大规模的、有计划的社会活动，其创新开发与商业运作紧密相关。在追求功用和效益的过程中，技术的功利性价值不断被强化，人文关怀却遭忽视，并带来一种错误论调：凡是科技上能够做到的，都应百无禁忌地去运用。按照这种观点，只要有了技术上的可能性，为了某种功利性目的，就可以也应该去做。在这种功利主义价值导向下，科学技术的社会应用出现了一种不良倾向，即排斥人的道德责任，排斥伦理规范对技术的指导作用，甚至不惜将经济利益置于人的利益、社会利益之上，导致技术的滥用。[5]

尽管国际、地区和机构等不同层次均有为规范科学技术发展而制定的各类伦理准则和规范，但在技术发展的过程中，行动者极易做出偏离价值目标、追求利润最大化的道德失范行为。而伦理程序和制度安排的缺失，无法有效支持伦理规范，也无法使伦理规范在法定的规则框架内执行其约束力。因此，当下的伦理研究，不能仅停留于“技术行为是否应当”的伦理分析，而应开始着手解决如何通过制度安排来实现价值选择与技术实践的沟通问题。

这种现实需求就给研究人员设置了一个难题，一方面是伦理道德的约束，另一方面是经济利益和科研成果的巨大诱惑，二者该如何取舍呢？从研究主体的责任与道德来看，科研人员在求真的同时必须有向善的价值追求，尊重各伦理主体的不同道德利益，在公正的原则上实现沟通互动。承担责任与创新理论并举，坚持科学研究的整体性、持续性、包容性和未来性，持续满足人们在时间轴上不同时刻的需求，实现道德伦理对科学研究的动态规约。

3. 伦理的监管问题

都说科学研究无禁区，但伦理道德却有禁区。科学工作者对未知的科学领域进行探索是值得鼓励的，但所从事的科学研究活动应该在伦理和道德允许的范围内进行。从事医学、生命科学和生物技术的科学工作者应尊重人的尊严和权利，保护生物多样性，加强对人、社会和生态环境的责任感，遵循国际和国内科学技术界认可的知情同意、保护隐私、保密、避免伤害、为人类造福、公正等伦理要求。这些伦理要求，只有通过专业性的伦理委员会的监管才能更有效地被贯彻实施。所有从事生命科学和生物技术研究的单位均应建立机构审查委员会或伦理委员会，对研究计划进行伦理审查和监督。同时，政府有关部门和有关科研/管理部门，应在探讨专业中的伦理问题的基础上，参照国际上已有的法律或条例，制定对医学技术、生命科学和生物技术相关研究的监督管理办法。

5.2.2 伦理委员会的作用

伦理委员会的主要职责是保护受试者合法权益，维护受试者尊严，促进生物医学研究规范开展。此外，伦理委员会还应对本机构开展的涉及人或动物的生物医学研究项目进行伦理审查，包括初始审查、跟踪审查和复审等。在本机构内组织开展相关伦理审查培训，也是伦理委员会的职责之一。

1. 从政策上宏观把控

根据国家卫计委 2016 年发布的《涉及人的生物医学研究伦理审查办法》，国家医学伦理专家委员会主要负责研究重大伦理问题，提供政策咨询意见，指导省级医学伦理专家委员会的伦理审查相关工作，在政策上进行把控。

在监管工作中，国家医学伦理专家委员会对省级医学伦理专家委员会的工作进行指导、检查和评估。省级医学伦理专家委员会应当对医疗卫生机构的伦理委员会进行检查和评估，重点对伦理委员会的组成、规章制度及审查程序的规范性、审查过程的独立性、审查结果的可靠性、项目管理的有效性等内容进行评估，并对发现的问题提出改进意见或者建议。

国家和省级的伦理委员会在推动我国生物医学研究伦理审查、传播伦理理念、开展重大医学伦理问题研究、组织伦理学培训交流等方面发挥了重要作用。[6]

2. 在项目申请时开展伦理审核

在接到有关实验项目的申请文件后，由伦理委员会主任指定一名委员为项目评审的执行委员，执行委员对项目进行初审，提出初审意见；再由执行委员召集评审会，综合评审委员的意见后做出审查决定。参加评审会的委员不得少于伦理委员会委员的半数。伦理委员会应尽量采用协商一致的方法做出决定；若无法协商一致，则依少数服从多数的原则决定。

常规项目首次评审后，如有申请同类项目的，可不经评审会审议，由主任或副主任直接签发。对于新立项目或有争议的项目，应聘请伦理委员会以外的有关专家参加评审，并编写评审报告，内容包括各位评审专家的意见以及决定形成的情况等。必要时，申请者可以申请现场答疑，并可以申请对项目保密或申请让涉嫌影响评审公正性的委员回避。[7]

对伦理审查决定有异议时，申请人可以补充新材料或在改进后申请伦理委员会复审。

3．在实践中监督管理

经伦理委员会批准的研究项目需要修改研究方案时，研究项目负责人应当将修改后的研究方案再报伦理委员会审查；研究项目未获得伦理委员会审查批准的，不得开展项目研究工作。

对已批准研究项目的研究方案做较小修改且不影响研究的风险受益比的研究项目和研究风险不大于最小风险的研究项目可以申请简易审查程序。

简易审查程序可以由伦理委员会主任委员或者由其指定的一个或者几个委员进行审查。审查结果和理由应当及时报告伦理委员会。

经伦理委员会批准的研究项目在实施前，研究项目负责人应当将该研究项目的主要内容、伦理审查决定在医学研究登记备案信息系统进行登记。

在项目研究过程中，项目研究者应当将发生的严重不良反应或者严重不良事件及时向伦理委员会报告；伦理委员会应当及时审查并采取相应措施，以保护受试者的人身安全与健康权益。

对已批准实施的研究项目，伦理委员会应当指定委员进行跟踪审查。

伦理委员会对批准的涉及人体或动物的实验项目应进行日常监督检查，发现问题后，应提出明确整改意见；对于严重违规者，应立即做出暂停项目的决定。项目结束时，项目负责人应向伦理委员会递交该项目伦理终结报告，接受对项目的伦理终结审查。[8]

5.3　伦理委员会的组建与工作流程

伦理委员会的设立应当上报本机构的执业登记机关进行备案，并在医学研究登记备案信息系统登记，受本行政区域和国家卫生行政部门的监督和管理。

我国法律规定，伦理委员会受所在医疗卫生机构的管理和受试者的监督，国家卫生健康委员会、国家中医药管理局以及县级以上地方卫生行政部门负责对伦理审查工作进行检查、督导或日常监督管理。

伦理委员会应建立公开的标准操作程序，注明伦理委员会的主管部门、伦理委员会的功能和职责、成员资格的要求、任期及任职的条件、办公室和秘书处的结构、内部程序和对法定到会人数的要求。伦理委员会应按既定的操作程序工作。

5.3.1　伦理委员会的组建

伦理委员会审查生物医学研究的目的是为保护所有实际的或可能的受试者的尊严、权利、安全和福利。涉及人类受试者研究的主要原则是“尊重人的尊严”，研究的目的虽然重要，但绝不能超越受试者的健康、福利和权利。伦理委员会的成员组成应考虑公正的原则。公正原则要求研究利益和负担在社会所有团体和阶层中的公平分配，同时考虑年龄、性别、经济状况、文化和种族等因素。

伦理委员会应对研究项目进行独立的、称职的和及时的伦理审查。伦理委员会的组成、运作和决定应不受政治、机构、职业和市场的影响。同样，委员会应在自己的工作中证明其工作能力和效率。

伦理委员会的组成应保证其有能力对研究项目的所有伦理问题进行审查和评价，并保证能在没有偏倚或影响其独立性的情况下进行工作。

伦理委员会的组成应是多学科和多部门的，除了具有相关的科学技术专长、拥有均衡的年龄和性别分布等特点外，人员组成还应具有多样化的特点，比如要有代表社区利益的非专业人士参加。[9] 图 5.1 为某医院伦理委员会的结构图。

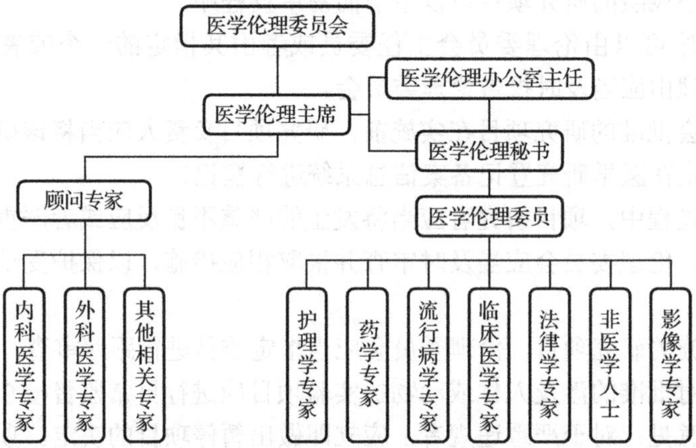

图 5.1　某医院伦理委员会结构图

伦理委员会的组建还需加强以下几方面的工作。

1. 成员资格

应建立招募和筛选伦理委员会成员的明确程序，应拟定选举候选人的程序，其中应列明伦理委员会成员义务和职责的要点。应确立包括以下内容的成员资格要求：负责任命机构的名称；成员选择的程序，包括任命成员的方法（如一致同意、多数表决通过、直接任命）；任命时应避免利益冲突，如不能避免，关于这类利益的说明应该公开透明；若采用成员轮转制，应考虑保证伦理委员会成员的连续、专业知识的发展和维持，并不断吸收新的观点和方法。

2. 任期

应确定委员会成员的任期，包括任职期限、连任的规定、取消资格的程序、辞职的程序、替换的程序。

3. 任命的条件

任命条件的陈述包括以下几点：成员应同意公开他/她的完整姓名、职业和隶属关系；伦理委员会内部和有关的工作报酬与其他开支，应该有记录，并能应要求公布于众；成员应签署一项有关会议审议、申请、受试者信息和相关事宜的保密协议；伦理委员会的所有行政工作人员也应签署类似的保密协议。

4．办公室

为了更好地进行伦理审查，伦理委员会应建立有明确职责的办公室。办公室要对伦理委员会内部的行政人员构成（如主席、秘书）、设立每个办公室的必备条件、办公室名称与地位、办公室的职责和义务（如会议日程安排、会议记录、决议通告）予以说明。应建立选择或任命行政人员的明确程序。

除伦理委员会的行政人员外，伦理委员会应有足够的辅助人员来行使职责。

5．法定人数的规定

伦理委员会应制定审查和批准一项申请所需法定人数的明确要求。这些要求包括：

（1）构成法定人数所需的最少的到会成员人数（如超过半数成员）。

（2）专业资格的要求（如医生、律师、统计学家、医疗辅助人员、非专业人士），以及法定人数中专业人员分布的要求；法定人数中不能完全由某一专业或某一种性别的人组成；法定人数中至少应有一名成员的主要技术专长是非科学领域，并至少有一名成员独立于机构/研究场所。

6．独立顾问

伦理委员会可以聘请或委任常任独立顾问，他们可以就所提议的研究方案向伦理委员会提供专门的意见。这些顾问可以是伦理或法律方面的、特定疾病或方法学的专家，或者也可以是社区、病人或特定利益团体的代表。伦理委员会应规定独立顾问的职权范围。

7．伦理委员会成员的教育

伦理委员会成员需要参加生物医学研究的伦理道德和科学方面的初始培训和继续教育。任命条件中应规定伦理委员会成员有接受相关初始培训和继续培训的机会，以提高他们的伦理审查能力。任命条件中还应包括初始培训和继续教育的要求和预期目标。这种教育可以与同地区、国家和领域内的其他伦理委员会合作安排，或者与针对伦理委员会成员教育的其他机会相联系。

5.3.2 伦理委员会的工作流程

伦理委员会应按既定的工作流程开展伦理审查工作。伦理委员会的工作流程如图 5.2 所示。

1．申请

应由对该项研究的伦理和科学行为负责的、有资格的研究者提交生物医学研究伦理审查的申请。申请伦理审查的要求及相关信息应在申请程序中明确说明，需要包括以下内容：受理申请材料的伦理委员会秘书或委员的姓名、地址；申请表格；提交的格式；提交的（核心）文件中使用的语言；提交的副本份数；与审查日期有关的提交申请的截止日期；收到申请的告知方式，包括申请不完整的告知方式；审查后通知决定的预期时间；伦理委员会要求申请人补充资料或修改文件的期限；审查一项申请所需费用的构成（如果有的话）；修正方案、补充材料、可能的受试者信息或知情同意书的申请程序。

2. 文件

申请者应提供对所提议研究进行全面、完整的伦理审查所需要的全部文件，包括（但不限于）以下内容：签名并注明日期的申请表；所提议的研究方案（明确标注并注明日期），以及证实文件和附件；摘要（尽可能用非技术性语言）、大纲或流程图；对研究中涉及的伦理方面的描述（通常包括在方案中）；病例报告表、受试者日记卡和其他问卷表；当研究涉及一种研究产品（如正在研究中的药品或医疗仪器）时，有关该产品的所有安全性、药理学、制药和毒理学资料摘要，加上对该产品迄今的临床经验总结（如最近的研究者手册，公开发表的数据，产品特性的摘要）；研究者专业履历（最新的，签名并注明日期）；用于招募受试者的材料（包括广告）；获得并证明知情同意过程的描述；用受试者能理解的语言（必要时用其他语言）向他们提供的书面和其他形式的研究信息（明确标注并注明日期）；用受试者能理解的语言（必要时用其他语言）制作的知情同意书（明确标注并注明日期）；向受试者提供的因参与研究而给予的任何补偿（包括费用和获得医疗保健）的说明；对损害赔偿金安排的说明（如适用）；对受试者的保险项目安排的说明（如适用）；同意遵循相关指南规定的伦理原则的声明；所有以前其他伦理委员会或管理机构（无论是在同一地点或其他地点）对提议研究的重要决定（包括否定结论或修改方案）和对方案做修改的说明；以前的否定结论的理由。

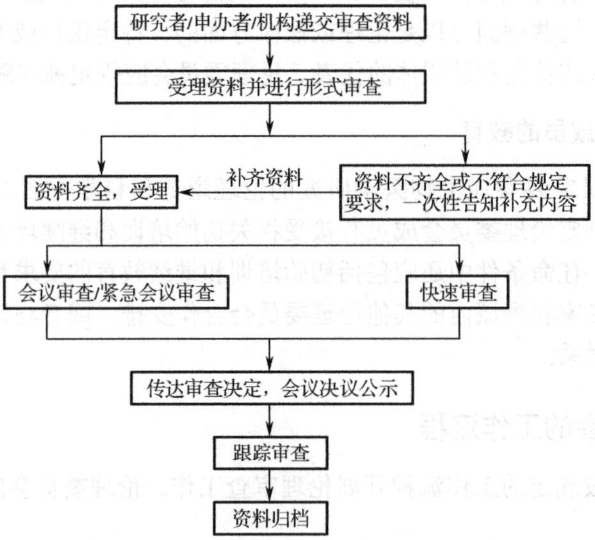

图 5.2　伦理委员会工作流程图

3. 审查

对所有正确递交的申请应及时，并按既定审查程序进行审查。

伦理委员会应按事先宣布的预定日期准时举行会议。会议要求如下：根据工作量的负荷安排会议；会议前，伦理委员会成员应有足够的时间审查相关文件；会议应有记录；应有批准会议记录的程序；申请者、申办者和（或）研究人员可应邀阐述方案或就某特定问题做详细说明；根据生效的保密协定，独立顾问可应邀与会或提供书面意见。

伦理委员会的主要任务在于审查研究方案和证实文件，应特别注意签署知情同意书的过程、方案的适宜性和可行性。伦理委员会需考虑先前的科学审查（如果有的话），以及现行法律和法规的要求。如适用，应主要审查以下几点内容：研究的设计和实施方案；招募受试者的方案；受试者的医疗和保护；受试者隐私的保护；知情同意的过程；社会舆论的考虑。

伦理委员会应建立对研究方案加快审查的程序，这些程序应详细说明下列各点：符合加快审查的申请、修改和其他需要考虑的事项的类型；加快审查的法定到会人数的要求；决定权（如是否需要全体伦理委员会成员确认）。

4．伦理审查的决定

在对生物医学研究伦理审查的申请做决定时，如果研究与委员会的成员存在利益冲突，那么该成员应从会议对申请审查的决定程序中退出；该利益冲突应在审查前向主席说明，并在会议纪要中记录。

只有当有充分的时间进行审查，并且除伦理委员会成员和工作人员以外的其他人员（如研究人员、申办者代表、独立顾问）均离场的情况下，才可做出决定。只有在达到法定参会人数（符合伦理委员会书面操作程序的规定）时，会议才能做决定。只有参与审查的人员才能参与决定，应按事先确定的方法做出决定（如一致同意或投票表决）；建议在可能的情况下，以一致同意的方式做出决定；若无法做到一致同意，再进行投票表决。非正式的建议可作为决定的附件；如果是条件性的决定，则应提出修改的明确建议，以及对申请重新审查程序的详细说明；应明确陈述理由以证明对申请的否定是合理的。

5．传达决定

决定应以书面形式、按伦理委员会相关程序传达给申请者，最好在做出决定的会议后两周内完成传达。决定应包括（但不限于）下列内容：所审查的研究方案的准确的题目；明确标注决定所基于的、被提议的研究方案或其修改稿，方案提交日期和版本号（如有）；审查文件的名称和专门识别号/版本号/日期（如有），包括受试者信息表/材料及知情同意书；申请人姓名和头衔；研究场所名称；决定的日期和地点；做决定的伦理委员会的名称；所达成决定的明确阐述；伦理委员会的任何建议；如属条件性决定，伦理委员会的任何要求，包括修改的建议和对申请重新审查的程序。

如审查结果是肯定性决定，则申请者应对下列责任进行书面声明：确认接受伦理委员会提出的任何要求；提交进度报告；进行方案修改时要通知伦理委员会（除非只涉及研究后勤和行政管理方面的修改）；对招募材料、可能的受试者信息或知情同意书进行修改时要通知伦理委员会；报告与研究有关的严重的或意外的不良事件；报告无法预料的情况；提供对正在从事的研究进行审查所需要的信息；提交最后的总结或报告。如为否定性决定，伦理委员会应明确说明做出否定性决定的理由，并提供伦理委员会主席（或其他被授权人）的签名（日期）材料。

6．跟踪审查

伦理委员会应建立跟踪审查程序，跟踪所有批准的研究的进展，从研究通过审批开始直到研究终止。应指定伦理委员会和申请者之间的联系热线。跟踪审查程序主要应考虑法定与会人数要求、审查程序和跟踪审查的联系程序，这些可能与最初审查的要求和程序不同。尽管研究方案每年应至少进行一次跟踪审查，但是，跟踪审查的间隔应由研究方案的性质和研究过程中的事件来决定。

7．文件和档案

伦理委员会的所有文件和往来信件，均应按书面程序注明日期、建档并存档。必须说明关于文件、文档和档案的存取和返回程序（包括授权者）。建议文件存档至少到研究结束后3年。

应建立文档并存档的文件包括（但不限于）：伦理委员会的组成、书面标准操作规程，以及常规（年度）报告；所有伦理委员会成员的专业履历；伦理委员会全部收入和开支的记录，包括给秘书处和伦理委员会成员的津贴和补偿；伦理委员会制定、公布的申请指南；伦理委员会的会议日程；伦理委员会的会议记录；申请者提交的所有材料的一份副本；伦理委员会成员与申请者或有关人员就申请、决定和跟踪审查问题的往来信件；送交申请者的决定、建议或要求的副本；跟踪审查期间收到的所有书面材料；研究完成、提前暂停或提前终止的通知；研究的最后总结或报告。[10]

5.4 伦理委员会的审查内容

对于涉及人或动物的生物医学项目，伦理委员会对项目的伦理审查贯穿于项目的所有阶段，从项目开始前的方案审查，到项目进行中的跟踪审查，直至项目完成后的结题审查。伦理委员会要始终坚持科学的伦理监督和严格的伦理审查。

伦理委员会应当建立伦理审查工作制度或者操作规程，保证伦理审查过程独立、客观、公正。当伦理委员会委员与研究项目存在利害关系时，应当主动予以回避；对与研究项目有利害关系的委员，伦理委员会核实后应当要求其回避。对风险较大或者比较特殊的涉及人的生物医学研究伦理审查项目，伦理委员会可以根据需要申请省级医学伦理专家委员会协助提供咨询意见。[11]

5.4.1 申请审查材料

伦理委员会应对初次递交的研究申请及时进行伦理审查，研究者获得伦理批件后方可开展研究。伦理审查的主要内容包括：研究方案的设计与实施、试验的风险与受益比、受试者的招募方式和招募材料、知情同意书告知的信息、知情同意的过程、受试者的医疗和保护、隐私和保密、涉及弱势群体的权益保护等。

对于所有涉及人或动物实验的生物医学研究项目，伦理委员会应根据七大标准进行伦理审核。这七大标准分别是：坚持生命伦理的社会价值；研究方案科学；公平选择受试者；合理的风险与受益比例；知情同意书规范；尊重受试者权利；遵守科研诚信规范。审查的重点内容如下。

1. 研究方案的设计和实施

与研究目的有关的研究设计、统计方法（包括样本量计算）的合理性和用最少的受试者数量获得可靠结论的可能性；权衡受试者和相关群体的预期利益与预计的危险和不便是否合理；应用对照组的理由；受试者提前退出的标准；暂停或终止整个研究的标准；对研究实施过程的监测，包括成立数据安全监察委员会；合适的场地，包括辅助人员、可用的设施和应急措施；报告和出版研究结果的方式。

2. 招募受试者

受试者的人群特征（包括性别、年龄、文化程度、经济状况和种族）；初次接触和招募受试者准备采取的方式；把所有信息传达给可能的受试者或他们的代表的方式；受试者的纳入标准；受试者的排除标准。

3. 知情同意书的审查

（1）审查知情同意书的要素包括但不限于：法规、规范要求的完整的基本信息，如试验目的、应遵循的试验步骤（包括所有侵入性操作）、试验期限；预期的受试者的风险和不便；预期的受益；当受试者没有直接受益时，应告知受试者；受试者可获得的备选治疗，以及备选治疗重要的潜在风险和受益；受试者参加试验是否获得报酬；受试者参加试验是否需要承担费用；能识别受试者身份的有关记录的保密程度，并说明在必要时，试验项目申办者、伦理委员会、政府管理部门按规定可以查阅参加试验的受试者资料；当存在有关试验和受试者权利的问题，以及发生试验相关伤害时，有联系人及其联系方式；如发生与试验相关的损害时，受试者可以获得的治疗和相应的补偿；说明参加试验是自愿的，可以拒绝参加或有权在试验的任何阶段随时退出试验而不会遭到歧视或报复，其医疗待遇与权益不会受到影响；弱势群体应有特殊的保护措施。告知信息应全面、真实、语言通俗易懂。

（2）审查知情同意过程的要素包括但不限于：自主同意原则、隐私保密、情境选择、时限要求、法定监护人或代理人的参与、公平见证人的选择等。其中，受试者（法定代理人、见证人）和研究者对知情同意书的签署应注意研究者签署时间不得早于受试者，若是法定代理人签署应注明与受试者的关系。

当发生下列情形时，研究者应当再次获取受试者签署的知情同意书：利用过去用于诊断、治疗的有身份标识的样本进行研究的；生物样本数据库中有身份标识的人体生物学样本或者相关临床病史资料，再次使用进行研究的。此外，当研究方案、范围、内容发生变化或在研究过程中发生其他变化时，知情同意书需要更新，在研的所有受试者均应重新签署新版知情同意书（签名和日期）。

（3）审查隐私保护措施的要素包括但不限于：可以查看受试者研究资料的人员规定；保证受试者个人信息保密、安全的措施；如实将受试者个人信息的储存、使用及保密措施情况告知受试者，未经授权不得将受试者的个人信息向第三方透露。

（4）特殊人群的知情同意审查要点：儿童受试者应根据中华人民共和国《民法总则》的年龄要求，签署知情同意书或意愿书，儿童要表示赞同或不赞同，并且不参加的意愿应该获得尊重；对老年受试者应注意认知功能损害的可能性；孕妇作为弱势群体参加研究，研究者应为其制定特殊的保护措施；精神、心理与行为障碍受试者参加研究应注意评估受试者的知情同意能力，实施动态同意；对决定容易受到影响的弱势群体，例如低收入人群等，知情同意应禁止诱导性内容。

4．社会舆论的考虑

若从有关社群中抽取受试者，对研究的影响和关联；研究设计阶段所采取的向有关社群咨询的步骤；社群对个人同意的影响；研究过程中所提议的社群咨询；研究对增强当地医疗卫生相关能力的贡献程度，例如增强当地医疗保健、研究，以及对公共卫生需求的应对能力；研究结束后，成功的研究产品在有关社群的可获得性和可负担性；受试者和有关社群获得研究结果的方式。

5.4.2 跟踪审查

对已批准实施的研究项目，伦理委员会应当指定委员进行跟踪审查。跟踪审查内容包括：是否按照已通过伦理审查的研究方案进行试验，研究过程中是否擅自变更项目研究内容，是否发生严重不良反应或者不良事件，是否需要暂停或提前终止研究项目，以及其他需要审查的内容。跟踪审查的委员不得少于 2 人，在跟踪审查时应当及时将审查情况报告伦理委员会。[12]

1．年度/定期跟踪审查

伦理委员会在进行初始审查时应根据研究的风险程度、研究周期决定跟踪审查的频率，至少每年一次。伦理委员会在审查研究进展情况后，应再次评估研究的风险与受益，以判断跟踪审查频率是否需要改变。伦理委员会可在年度/定期跟踪审查日到期前 1 个月提醒研究者提出申请，需递交的资料应包括年度/定期跟踪审查申请表、项目年度报告（如有）、发表文章（如有）。

伦理委员会应根据研究进展报告所提供的研究方案总例数、已入组例数、完成观察例数、提前退出例数等，对照方案的要求，评估研究的进展情况，并在必要时，提出审查建议；若研究者在研究过程中对研究方案、知情同意书等相关文件做出变更，伦理委员会应确认上述变更在实施之前已递交伦理委员会审查并获得批准；伦理委员会应确认严重不良事件已及时上报、妥善处理，并应密切关注非预期严重不良事件的报告，根据报告内容再次评估研究方案及受试者的风险/受益比；若研究过程中有与本研究相关的可能影响受试者风险/受益比的最新研究结果，伦理委员会应根据最新信息再次评估风险/受益比，确认审查是否需要告知受试者。

2．修正案审查

伦理委员会应对经伦理委员会批准的研究方案、知情同意书以及有关研究组织实施的其他文件及信息的书面修改或澄清进行审查。经伦理委员会审查批准后，项目才能以新版本的方案进行研究，并应使用新版本的知情同意书重新获得受试者的知情同意。需递交资料应包括修正案审查申请表、修正材料等。

伦理委员会应对研究的风险和受益进行再次评估，评估修正案是否改变研究的风险/

受益比，是否对受试者权益与安全有影响；伦理委员会应审查修正案是否改变受试者参加研究的持续时间和花费，若有改变需对受试者补充告知，受试者参加研究的额外花费应全部由申办者承担；伦理委员会还应审查重新获得知情同意的流程，以及相应的时限；还应考虑需要重新获得哪些受试者（已经完成研究的受试者，在研的受试者）的知情同意。有些涉及试验药物的新的重要安全性信息，可能也需要告知已经完成研究的受试者，并应对其采取相对应的保护措施。

3. 严重不良事件和非预期不良事件报告审查

伦理委员会应对批准的研究方案在执行过程中发生的严重不良事件和非预期不良事件报告进行审查。在多中心临床研究中，重点审查本研究机构发生的严重不良事件和非预期不良事件，对其他中心发生的事件进行关注并在会上通报。研究者需递交的资料应包括严重不良事件和非预期不良事件审查申请表、严重不良事件报告表等。图 5.3 为某医院 2017 年不良事件统计情况。

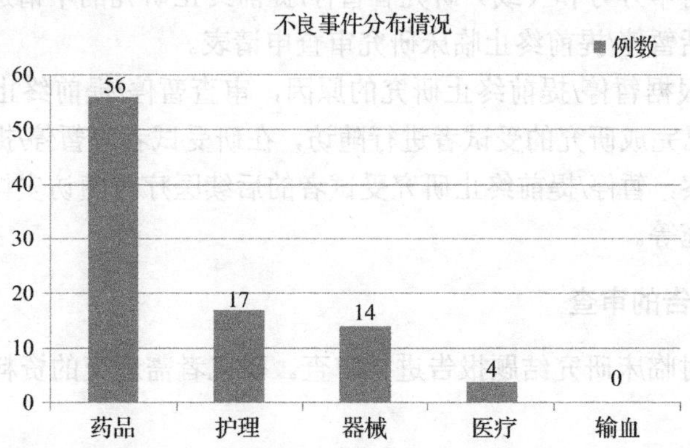

图 5.3 某医院 2017 年不良事件统计情况

伦理委员会应根据严重不良事件报告所提供的事件发生、发展和转归的情况，分析相关医学研究的干预措施与严重不良事件的发生有无合理的时间先后关系，严重不良事件的发生是否与合并用药和基础疾病有关，停药或降低剂量后严重不良事件情况是否会减轻或消失，再次接触研究药物/器械后是否再次出现同样反应，以此判断严重不良事件与研究干预措施的相关性。若与研究干预措施无明显相关性，还需判断与研究程序是否有关。伦理委员会应关注严重不良事件是否影响研究的风险/受益比，以及该事件发生后对受试者病情的追踪及严重不良事件转归随访是否完善。预期的严重不良事件需在初始审查时就对其风险/受益比进行了评估。

非预期的严重不良事件可能会影响研究的风险/受益比，伦理委员会需首先评估该事件与研究干预措施的相关性，再次评估研究风险/受益比的合理性；伦理委员会还应重点审查受试者的医疗保护措施。对于非预期的严重不良反应，可根据知情同意的“完全告知”要求，由伦理委员会考虑是否需要告知所有受试者，是否需要修改知情同意书，是否需要重新获取知情同意。

4．不依从/违背方案审查

伦理委员会应对已批准的研究方案（包括知情同意书等）在研究实施过程中发生的所有不依从/违背事件进行审查，这种不依从/违背通常没有获得伦理委员会的事先批准，或者违反了人体受试者保护规定和伦理委员会的要求。研究者需递交的资料主要包括不依从/违背方案审查申请表。

伦理委员会应根据不依从/违背方案事件的性质、影响范围和程度来审查该事件对受试者安全和权益的影响。伦理委员会应审查该事件所产生的后果是否给受试者造成了不必要的风险，是否侵犯了受试者的知情同意权；伦理委员会应审查不依从/违背方案事件对研究的科学性所产生的影响，是否影响研究数据的完整性、真实性，是否影响研究结果的可靠性。

5．暂停/提前终止研究审查

伦理委员会应对申办方和（或）研究者暂停/提前终止研究的申请进行审查。研究者需递交的资料主要包括暂停/提前终止临床研究审查申请表。

伦理委员会应根据暂停/提前终止研究的原因，审查暂停/提前终止研究的程序是否合理，是否需要召回已完成研究的受试者进行随访，在研受试者应暂停/提前终止研究还是继续完成全部研究观察，暂停/提前终止研究受试者的后续医疗与随访安排，是否需要采取其他保护受试者的措施等。

6．研究完成报告的审查

伦理委员会应对临床研究结题报告进行审查。研究者需递交的资料还应包括结题报告审查申请表。

伦理委员会应根据报告所提供的安全性信息，如严重不良事件例数、非预期的药物严重不良反应例数等，审查研究过程中实际发生的风险是否超过初始审查对研究风险的预期；对于实际风险超出预期的项目，伦理委员会应考虑是否需要采取其他保护受试者的措施，如后续的治疗与随访安排。

5.4.3 复审

当伦理委员会的审查意见为“修改后批准”或“修改后再审”时，伦理委员会应对修改之后再次送审的方案进行审查。再次送审的资料应包括修改内容及说明，以及修改后的资料。复审时，原主审委员或指定主审委员应根据原审查意见逐条核对再次送审的文件，确认研究者/申办者正确理解并完全按照伦理委员会的审查意见进行了修改。在必要时，伦理委员会可与研究者/申办者进行进一步的沟通交流。伦理委员会应认真审阅研究者/申办者根据伦理审查意见提出的异议及其理由或澄清说明，并应重视研究者/申办者的合理意见。伦理审查意见应以公认的伦理原则为依据，说明决定的理由，并应与研究者/申办者进行充分的沟通交流。

5.5 外部资助的生物医学工程研究的伦理审查

外部资助的生物医学工程项目是指在项目国实施，但该项目由国外机构资助或者资助项目由国际组织或本国以外的研究机构与制药公司、政府、相关部门或个人合作实施。

获外部资助的生物医学工程研究项目，不但要符合资助国家的伦理标准，伦理委员会还应确保研究符合项目实施国的伦理要求。外部资助机构或个体研究者应将研究方案递交资助机构所在国的伦理学和科学评审委员会，所实施的伦理学标准应该和该国的研究项目的审查标准一样严格。所在国的相应权威机构应包括一个独立的全国性或地方性伦理审查委员会或与之相当的机构，应确保该研究符合所在国的健康需要，并符合伦理学标准。[13]

5.5.1 外部资助项目的伦理学和科学性评价

项目国和资助国都有权利对项目进行科学性和伦理学审查，并且有权回绝那些违背科学性和伦理学准则的项目。如果可能的话，要保证审查的独立性，并且保证审查委员会成员和项目人员之间没有利益关系。如果项目资助方是国际组织，则对该项目的审查要符合这个国际组织独立的伦理审查程序和标准。

项目资助国或者国际组织的审查委员会要负责审定的内容包括：研究方法是否科学以及是否适合本研究；药物、疫苗或者研究需要的设备或程序是否安全；在项目国而不在本国或其他发达国家实施研究的理由是否充分有效；项目是否符合资助国或国际组织所宣称的伦理标准等。项目国审查委员会的特殊职责是审查项目是否满足本国的卫生需求，是否是优先发展领域。

判断项目在各个方面都遵循伦理标准要求委员会成员对该社区的风俗和传统有全面的了解，因此，项目国审查委员会成员或顾问要包括了解这些情况的人。这样的做法有利于对获得知情同意的方法进行评估，并且能够尊重研究对象的权利，保护他们的利益。

如果研究者或赞助者需要在其他国家开展研究，两国的伦理审查委员会可能在达成一致意见的基础上，对研究方案的不同方面进行审查。简单地说，不管项目国是否有能力进行独立的伦理审查，即使是项目资助方或研究者对其审查能力进行了培训，项目资助国的伦理审查也要遵循自己公开宣扬的标准来对项目进行严格审查；项目国伦理审查委员会更加了解项目实施地区的文化和道德观，因此在审查计划细节是否符合伦理准则方面有更大的权力。然而，对于没有独立审查能力的项目国，审查的完成需要由项目资助国或国际组织和项目国共同完成。

5.5.2 外部资助项目在伦理审查时的利益冲突政策

为了保证外部资助的生物医学工程项目的伦理审查工作具有独立性，伦理委员会有责任正确识别任何与伦理审查和科学研究相关的利益冲突。

利益冲突是指个人的利益与其职责之间的冲突，即存在可能影响个人履行其职责的经济或其他的利益。当该利益不一定影响个人的判断，但可能导致个人的客观性受到他人质疑时，也应当被判别为存在明显的利益冲突。当一个理智的人对该利益是否应该报告感到不确定时，就可能存在潜在的利益冲突。在有外部资助的研究项目的伦理审查过程中，伦理委员会成员或研究者与资助者之间常见的利益冲突如下：与资助者之间存在购买、出售、出租、租借任何财产或不动产的关系；与资助者之间存在雇佣与服务关系、赞助关系，如担任受聘公司的顾问或专家，接受申办者赠予的礼品、仪器设备、顾问费或专家咨询费；与资助者处于合同关系中，如签订了专利许可，进行了科研成果转让等；与资助者之间存在投资关系，如资助者购买了申办者公司的股票；委员、独立顾问、研究人员的配偶、子女、父母、合伙人与研究项目资助者之间存在经济利益，或委员、独立顾问与研究项目资助者之间有直接的家庭成员关系；委员、独立顾问同时承担其所审查、咨询项目的研究者职责；研究人员承担多种工作职责，没有足够的时间和精力参加临床研究，影响其履行关心受试者的义务。

针对这些潜在的利益冲突，伦理委员会应该制定相应的政策，防止项目在申请和执行过程中的伦理审核不到位，甚至是腐败的恶性事件。伦理委员会对利益冲突的管理可以采取以下措施：

（1）公开发布利益冲突政策，并将其作为委员、独立顾问、研究人员必须培训的内容。

（2）伦理委员会的委员、独立顾问在接受任命或聘请时，应签署利益冲突声明。

（3）在每次审查研究项目时，与研究项目存在利益冲突的委员、独立顾问、研究人员必须主动声明，并做相关的文字记录。

（4）审查会议进入审查决定程序时，申请人、独立顾问、与研究项目存在利益冲突的委员应离场；伦理委员会在组建或换届时应考虑配备足够数量的委员，当与研究项目存在利益冲突的委员退出时，能够保证满足到会人数的相关规定。

（5）伦理审查会议的规定到会人员必须包括与研究实施机构不存在行政隶属关系的外单位的委员；组织机构的上级行政主管部门成员不宜担任该机构伦理委员会的委员。

（6）伦理审查应考虑研究人员与研究项目之间的利益冲突，在必要时采取限制性措施，如不允许在资助者国家拥有净资产的人员担任主要研究者；不允许和研究项目有重大经济利益冲突的研究者招募受试者或获取知情同意；禁止研究者私下收受申办者的馈赠；限制临床专业科室承担临床研究任务的数量；对于满负荷或超负荷工作的研究者，限制其参加研究；限制研究者的其他工作量，以保证其有充分的时间和精力参与研究。

（7）接受食品药品监督管理部门、卫生行政主管部门的监督与检查。

若伦理委员会成员与研究项目存在利益冲突而不主动声明，即违反了利益冲突政策，伦理委员会将对其进行公开批评，相关委员将被取消资格，独立顾问将不再被邀请咨询项目，伦理委员会应限制研究人员承担新的研究项目。若该行为已产生不良后果，则相关研究员将被取消研究者资格。

伦理委员会致力于建设公正的伦理审查文化与客观的科学研究文化。因此，委员、独立顾问、研究人员应监察并报告任何可能导致利益冲突的情况，以便伦理委员会和医院相关职能管理部门采取恰当的措施进行处理。

思考与讨论

1. 在涉及人或动物的生物医学研究过程中，违背伦理道德的事件时有发生，造成这些伦理问题的主要诱因是什么？

2. 伦理委员会的成员在面对一些潜在的伦理问题时，会有哪些顾虑？如何保证伦理公正的权威性？

3. 对于外部资助的生物医学研究项目，分析伦理委员会在监督项目的实施过程中可能面临的伦理困境，并指出有何办法防止项目的资助者和执行者串联违规？

4. 中国有数量众多的伦理委员会，负责对涉及人或动物的生物医学研究进行伦理审查与监督，但实际公布的违规案例却少之又少，造成伦理委员会缺乏有效监管的主要原因有哪些？

5. 分析伦理委员会在伦理审查中有哪些让人容易忽略的误区，如何走出这些误区？

参考文献

[1] 田冬霞，张金钟. 美国机构伦理审查委员会认证体系的启示. 中国医学伦理学，2006，19（4）：15～19.

[2] 翁新愚. 英国伦理委员会的现状与分析. 中国新药杂，2008，17（19）：1724～1727.

[3] 熊宁宁，刘海涛，李昱. 涉及人的生物医学研究伦理审查指南. 北京：科学出版社，2014.

[4] 荣瑞章. 实验动物的奥秘. 北京：北京科学技术出版社，2014.

[5] 王玥，郜玮. 伦理委员会的工作. 中国医学伦理学，2018，31（11）：1495～1498.

[6] 赵丽. 医疗法律与生命伦理概论. 北京：中国传媒大学出版社，2013.

[7] 陈元方，邱仁宗. 生物医学研究伦理学. 北京：中国协和医科大学出版社，2003.

[8] 郭自力. 生物医学的法律和伦理问题. 北京：北京大学出版社，2002.

[9] 邱仁宗，翟晓梅. 有关机构伦理审查委员会的若干伦理和管理问题. 中国医学伦理学，2013，26（05）：545～550.

[10] 胡晋红. 医院伦理委员会标准操作规程. 北京：化学工业出版社，2015.

[11] 杨建军，王传中. 生物医学伦理学导论. 武汉：武汉大学出版社，2007.

[12] 施卫星. 生物医学伦理学. 杭州：浙江教育出版社，2010.

[13] 杨丽然. 国际生命伦理重要准则演变研究. 北京：中国社会科学出版社，2017.

第6章　基因工程中的伦理问题

引导案例1

基因编辑婴儿案例

2018年11月26日，来自中国深圳的科学家贺建奎在第二届国际人类基因组编辑峰会召开前一天宣布，一对名为露露和娜娜的基因编辑婴儿于11月在中国健康诞生。这对双胞胎的一个基因经过修改，使她们出生后即能天然抵抗艾滋病。

2018年11月27日，122位国内科学家在微博发布“科学家联合声明”，对该事件进行坚决反对和强烈谴责。国家卫健委回应“基因编辑婴儿”事件，表示将认真调查核实，依法依规处理。11月28日中午，贺建奎在位于香港的第二届人类基因组编辑国际峰会会场上发表演讲，向公众致歉，并对自己的研究过程进行披露。

针对备受关注的基因编辑婴儿事件，科技部副部长徐南平表示，2003年颁布的《人胚胎干细胞研究伦理指导原则》规定，可以以研究为目的，对人体胚胎实施基因编辑和修饰，但体外培养期限自受精或者核移植开始不得超过14天。本次“基因编辑婴儿”的出生属于被明令禁止的行为，公安机关按照中国有关法律和条例对相关责任人进行了处理。

引导案例2

基因治疗死亡案例

杰西·格尔辛格（Jesse Gelsinger）身患鸟氨酸氨甲酰基转移酶缺乏症（Ornithine Transcarbamylase Deficiency，OTCD），是一种先天性遗传代谢病。OTC缺乏症，是尿素循环障碍疾病中最常见的，属于X连锁遗传。1999年9月13日，在由宾夕法尼亚大学的詹姆士·威尔森领导的Ⅰ期临床试验中，时年18岁的杰西·格尔辛格因被注射高剂量编码OTC基因的腺病毒后发生强烈的免疫排斥反应，导致多器官衰竭而死亡。该案例也成了第一例因基因治疗死亡的病例。[5]

据美国食品药品监督管理局（FDA）调查，此次死亡案例的发生与宾夕法尼亚大学的违规操作不无关系。在临床前的动物试验中，有两只猴子死亡，但这并没有引起实验人员的足够重视。实验人员也没有及时通知美国食品药品监督管理局，更没有告知病人及家属此项临床试验的风险性。

6.1　人类基因组计划中的伦理问题

6.1.1　人类基因组计划

1985年5月，美国提出了“人类基因组计划”草案。1986年，诺贝尔奖得主杜尔贝科在*Science*上发表文章，提出“不能继续用‘零敲碎打’的方法来了解人类的基因，而应当从整体上研究和分析整个人类基因组及其序列。”同年，遗传学家马克库斯克提出应将从整个基因组的层次研究遗传的科学称为“基因组学”。这些理论的提出为人类基因组计划的实施提供了可行性论证。此后，经过美国能源部、美国科学院、美国国会和美国国立卫生研究院分别组成的专家小组的反复调查论证和辩论，在 1990 年 10 月 1 日，经美国国会批准，人类基因组计划（Human Genome Project，HGP）正式启动，旨在通过对组成人体的 5 万～10 万个基因的 30 亿个碱基对进行解密，绘制出相关遗传图谱、物理图谱、序列图谱、基因图谱，并最终破译 DNA 分子的全部核苷酸顺序。同时，在人类基因组计划中，还包括对被称为人类的五种“模式生物”的大肠杆菌、酵母、线虫、果蝇和小鼠的生物基因组的研究。计划的整体布局是在 15 年内投入至少 30 亿美元进行人类全基因组的分析。而后，英、日、法、德等国相继加入人类基因组计划。1994 年，在吴旻、强伯勤、陈竺、杨焕明等学者的倡导下，我国启动了中国的“人类基因组计划”。1998 年，中科院组建了遗传所。1999 年 7 月，中国在国际人类基因组注册，并参加到人类基因组计划中，承担其中 1%的任务，即人类 3 号染色体短臂上约 3000 万个碱基对的测序任务。2000 年 6 月 26 日，参加人类基因组工程项目的美国、英国、法国、德国、日本和中国的 6 国科学家共同宣布，人类基因组草图的绘制工作已经完成。2003 年，人类基因组精图绘制工作也已全部完成。[1]

人类基因组计划的实施与完成，可以使人类越来越清晰地了解生命体生长发育的规律、了解生命的起源，为认识种属之间和个体之间差异的原因提供信息。而且更重要的是，研究所提供的遗传信息，可以使我们更好地认识疾病产生的机制以及长寿与衰老等生命现象，为疾病的诊治提供科学依据。[2]

6.1.2　人类基因组计划的意义

人类基因组序列的测定具有重大的科学价值。人类基因组的破译将引起新的医学革命和生物学革命。

人类从微观水平上了解自身，有助于推动对遗传性疾病的诊断、治疗和预防。疾病的发生机理一直困扰着人类，以往，我们只能从组织、细胞水平认识疾病，并没有涉及疾病的本质。现代生物科学研究表明，疾病的根源在于“致病基因”，要认识疾病就一定要认识“致病基因”。只有了解了人类的全部基因，才能知道人体疾病到底是由哪个或哪些“基因错误”造成的，才能从分子水平、从本质上认识疾病。随着分离到的疾病基因的增多，以 DNA 为基础的诊断会越来越多，治疗的方法也会逐渐增多。

人类基因组研究对生物学的发展也具有重大意义。该计划的实施将极大地促进生命科学领域一系列基础研究的发展，阐明基因的结构与功能关系，解释细胞的发育、生长、分化的分子机理以及疾病发生的机理等。人们还可以通过人类基因组计划发现许多新的人类基因和蛋白质。迄今为止，人们只知道很少一部分的人类正常基因和疾病基因。人类基因组测序的成功，将会确定出大量新的基因及其编码的蛋白质。此外，人类基因组的研究将有利于对生物进化的理解。生物进化不仅表现在生物的表型上，而且表现在生物的基因型中。我们的基因组就记录着我们的进化史。如果我们知道了人类和其他生物基因的全部序列，就可以找出人类多数基因的起源。这不仅能使我们理解基因调控的规律，而且能使我们理解人在从其他哺乳动物进化而来的过程中所发生的变化。

人类基因组的研究促进生命科学与信息科学相结合，刺激相关学科的发展。生物信息学和计算生物学就是在人类基因组研究的带动下产生的新兴学科。人类基因组研究产生的巨大序列数据必须借助计算机技术来存储和分析，尽管基于计算机的信息学已经取得了长足进展，但要把人类基因组信息组织起来供全人类分享使用，一般的信息技术还不具备这样的能力。生物信息学的主要任务是设计和改进数据库的结构，把全球的数据输入程序标准化，依托互联网技术实现全球对遗传信息的共享。计算生物学则是利用计算机和数学分析方法，分析生物基因组的序列数据，寻找生物生长和发育规律。

6.1.3 人类基因组计划引发的伦理问题

对于人类基因组计划的发展是否会偏离其最初的目的，是否会不利于人类自身发展等担忧，以及对于人类基因组计划发展目的的疑虑，在计划开始时就被许多科学家和伦理学家提出了。人类基因组计划引发的伦理问题主要涉及三方面内容。

1. 基因“优生”、基因歧视及不平等所涉及的伦理问题

人类基因组研究表明，所有的疾病都是人类基因组与病原基因组中的有关基因相互作用的结果。即使是针对非生物的病因，如中毒和外伤等所引起的病症，人类机体的最初反应、病情的发展以及组织再生，都与相应的基因有关。各种遗传病以及与遗传密切相关的心血管疾病、高血压、糖尿病、精神病等未来也都可以得到早期基因诊断和基因治疗。从这一意义上说，所有的疾病都是基因病。[3]

因此，有人就把那些对人类健康有益的基因称为“好基因”，而把那些会给人类带来不良或不利影响的基因称作“坏基因”。正是基于这种对基因的优劣价值判断，人们往往会对那些生而有基因缺陷或携带某种疾病易感基因的人及其家属产生基因歧视。实际上，人的基因并无好坏之分或优劣之别，但由正常基因突变引发基因异常的情况除外。科学家发现，目前被认为会导致某种疾病的“致病基因”，极有可能是抑制另一种疾病的“御病基因”。例如，在白种人中出现频率最高的“囊性纤维变性”杂合子很可能对霍乱、伤寒等传染病有抑制作用；在非洲，那些体内携带可引起镰形细胞症的基因的人比没有此基因的正常人更能抵御致命的恶性疟疾。[4]

我们不能无视现实，因为事实上有致病基因就可能产生相关的遗传病人。即使是不健全的婴儿出生，社会也要让他们快乐地生活下去，因为所有的人生来都是平等的。同样，所有的基因也是平等的，基因本身并无好、坏之分，所谓“好”或“坏”纯粹是人为的价值判断。现实告诉我们，基因歧视在现实生活中以不可忽视的速度发展着，因而在人类基因技术的应用中，防止基因歧视是一个不容忽视的伦理问题。

《世界人类基因组人权宣言》第一章第一条例开宗明义地指出，人类基因组意味着人类家庭所有成员在根本上是统一的。它说明人类只有一个基因组——正常基因组，无论人们的遗传特点如何，都不应当成为“基因歧视”的根据，人们应把基因缺陷和各种遗传疾病视为人类遗传学上多样性的表现。[5]

2．基因隐私权、基因知情权所涉及的伦理问题

人类基因组计划的一个主要目标是绘制遗传连锁图，而通过遗传连锁图可以得知某个家庭或个体对某种疾病是否具有易感性，以及患某种疾病的概率是多少。于是，一些雇主、保险公司出于经济考虑非常想得到有关的基因信息，我们的配偶、亲属也可能很想知道我们的基因是否“健康”，公共卫生政策管理机构也认为需要掌握我们的基因信息。那么，从伦理上讲，保险公司、老板、商业伙伴，以及我们的配偶亲属或公共卫生政策管理机构是否有权得到这些信息就成了一个重要的问题。[6]

诚然，基因异常可能会导致某些疾病的发生，掌握基因信息可以避免很多损失。所以，企业的利益相关者认为自己有权知道这些基因信息。然而，所有的经济决策都存在风险，客户或员工的基因构成就可以看作是企业决策中的风险因素之一。如果所有的商业活动都想为了避免损失而探知别人的基因构成，那么每个应聘者都可能会因为基因信息的泄露而失去正常的医疗保险、失去工作，这样导致的社会问题将更为严峻和突出。因此，只要不涉及公共利益，对于他人不合理地要求公开基因信息，基因检测机构有权予以拒绝。当公开基因信息对自己不利时，基因主体有权利拒绝任何形式的检测。

如果基因信息显示一个人很可能会患某种不治之症，那么通常认为，其直系亲属应当知晓这一基因状况。这是因为，作为直系亲属，他们有很大风险会患有该病症。因此，在得知这些信息后，他们可以及时采取预防措施。国际人类基因组组织（HUGO）伦理委员会在 1997 年发表的《关于 DNA 取样：控制和获得的声明》中指出：“直系亲属之获得样本应该给予特殊的考虑。在患有或传递严重疾患的风险高，而预防或治疗可得时，直系亲属应该获得储存的 DNA，以了解他们自己的状况，在机构层次和研究关系内，这些例外情况都应该广泛地让人知晓。”医生和卫生管理机构也可能需要获得基因信息。如果医生知道了病人的基因信息，就可以对病人的生活提供一定的指导，对一些疾病做出更有效的治疗。但在这个过程中，医生必须替病人保守基因秘密，不能在当事人不知情的情况下告诉其他人。否则，医生就要对因病人基因信息泄露而产生的一系列不良后果负主要责任。公共卫生管理部门认为他们应当了解公众的基因构成以便更好地制定卫生政策，促进社会福利，这似乎也是合理的。然而，公共卫生管理部门在收集这些信息时应当遵守“公民自主自愿”的原则，不应强制公民提供基因信息。[1,7]

应该承认，基因信息是一个人最重要、最基本的隐私，关系到社会成员的命运与尊严。只有隐私得到保护，才能做到尊重个人选择，使个人免受伤害。

3．基因归属权、基因专利所涉及的伦理问题

基因资源和专利权的争夺，近年来已在国际社会中成为与人类基因组研究相伴随的一个重大伦理问题。由于人种、社会、文化、环境等原因，在不同国家和地区的人之间存在着基因差异。研究这种差异有助于我们了解和破译各种遗传疾病的奥秘，并且最终有可能获得巨大的商业利润。因此，不少私人企业利用某些国家和地区的人类原始基因数据进行基因研究，从事商业活动。一场异常激烈的基因资源争夺战已经上演，并且愈演愈烈。因为一旦争夺到“有用”的基因，就等于获得了知识产权，就具有不可估量的开发潜力，就意味着巨大的经济效益和社会效益。[8]

人类基因组约含有 5～10 万个基因，但仍然属于稀缺资源。各国、各大医药公司纷纷加入这场争夺战，加速新基因分离，并力求取得专利保护。人类基因组计划的完成，为新基因尤其是与疾病相关基因的分离鉴定提供了条件，在某种程度上更加剧了对基因资源的“争夺”，这样就形成了基因殖民主义。基因殖民主义是殖民主义在高科技时代的表现，就是发达国家凭借自己的科研实力对发展中国家基因资源的掠夺性研究，以达到商业或政治目的的行为，是比侵略土地更为可怕的殖民主义。在这场发达国家对发展中国家的“生物劫掠”中，发达国家常以合作的名义把具有巨大经济价值的基因资源归为己有，这种合作都是在一方不知详情，将来也不能分享合作的利益的情况下发生的。[9]

人类基因组计划引发的一系列伦理问题，给人类社会造成前所未有的冲击，如果对此置若罔闻，人类社会将可能陷入混乱和灾难之中。因此，我们有必要对人类基因组计划进行客观、全面的分析，深入了解由其引发的伦理问题，未雨绸缪，使其沿着有利于人类社会进步的方向前进。

6.2 基因检验与遗传筛查

6.2.1 基因检验与遗传筛查案例分析[10]

案例 1 一位年轻女士三次怀孕，三次流产。经过基因检测，医生发现她是先天愚型的平衡易位携带者。这位女士非常负责，把这一基因缺陷告诉了其母系亲属成员，促使她们也去进行基因检测，避免了家族中新的先天愚型胎儿的降生。同时，通过产前咨询和基因诊断，她终于产下了一个完全正常的健康宝宝。

案例 2 一位年轻女士的第一个孩子是男孩，孩子患有免疫系统疾病，在婴儿期就因严重感染而夭折。通过基因检测，得知她是 X 染色体隐性遗传病基因的携带者，生的男孩有 50%的概率患病。对此，她却毫不在乎，侥幸地以为 50%的患病概率不会落在自己身上。但现实情况却是，她生下的第二个孩子又重演了第一个孩子的悲剧。

这两个案例的不同结果让人认识到，基因检测具有重大的科学意义和现实价值。目前，科学家已经发现了约 1400 种遗传病基因以及约 5000 种遗传病，如遗传性的肿瘤、糖尿病、贫血等。另外，一些困扰人类健康的主要疾病，如心脑血管疾病、糖尿病、肝病等，也都与基因有关。运用基因检测，可以在个体发育早期发现异常，进行遗传预防。虽然使用传统遗传预测方法也能够预测出人体的一些遗传病，但遗传检测的针对性和局限性较大，只能确认被检测基因是否属于人类已知的基因变异种类之一，对于未知的疾病基因，则无能为力。而且，使用传统医学手段，需要反复检测，才能确定是否存在遗传变异。相反，个人基因组图谱一生只需绘制一次，使用效率高，也非常方便。因此，借助人类基因组图谱，进行遗传病的基因检测，不仅可以预知自己的健康风险，尽早采取措施，把疾病消灭在萌芽状态，还可以促使我们改变不良生活习惯，延年益寿，提高生活质量。

6.2.2 基因检验与遗传筛查存在的伦理问题探讨[11,12,13]

随着基因检测技术日益商业化，一些新的基因伦理问题也随之而来。

1. 技术风险问题

借助基因检测，我们可以预知自己可能会患上的疾病，可以知道自己是否有家族遗传病，甚至还可以预知胎儿是否聪明。那么，基因检测是否可靠，人类是否可以无节制地使用这一技术等问题需要我们深思。

目前，利用基因检测来预测疾病，仅仅是一种科学评估患病概率的方法。现有的基因检测在发布的结果报告中，往往采用“高”“中”“低”或某一百分率范围来表示个体患某种疾病的风险概率，很难为诊断或预防某一种疾病提供明确的说法。事实上，人是否会患病、患病时间、会患上哪种疾病等都是非常复杂的问题，绝大部分疾病是遗传因素与环境因素相互作用的结果。一个人即便被检测出有某种致病基因，也不一定会发病；反过来，即使检测的结果显示被检测者的基因都正常，也不能肯定他不会得病。人们进行基因检测或许能给吸烟者提供一个借口，吸烟者可以通过基因检测来测定自己患上肺癌的概率。然而，正如上文所述，针对是否会患病这一问题，除了了解基因信息外，还要考虑环境因素。因此，基因检测结果仅仅是一个风险概率，具有不确定性。此外，患病的风险概率也不是固定的，因为仍然存在其他外在因素可能对风险概率产生影响。现在医学证明，糖尿病、高血压、癌症等疾病均由多种因素引起，这些疾病是人类寿命延长的伴生物，而携带易感基因只是患病的因素之一。有时候，看起来较为理想的检测结果也可能会给个体带来不好的影响。比如，某男士做了基因检测，结果显示他没有携带肺癌的易感基因，这一结果反而使他为自己抽烟的不良嗜好找到了一个借口。此外，现在在许多基因检测项目中都存在一些不规范现象，如在实践操作过程中缺乏公认的易感基因标准，在解读基因检测结果时缺乏充足的科学依据，获取的检测样本来源只是地区性、小规模的，缺乏可靠、有效的数据等。从科学研究“求真务实”的基本要求看，在检测过程中如果样本少、检测不规范、标准不统一，很容易导致检测结果被误读。基因检测的确定因素相对较少，要准确确定患病概率是极为困难的。在这种情况下，将基因检测作为商业化的服务向公众推广，这种行为是有待商榷的。

因此，就像一枚硬币具有两面一样，基因检测具有正、负效应。对于有罕见基因变异的病人来说，进行基因检测能够预测患病风险。而且在孕前筛查、新生儿筛查和药物治疗指导方面，这种检测可以发挥很大作用。但我们也要看到，基因检测只是对疾病的风险预测做一个定性分析。也就是说，被检测者可能由于携带某个易感基因，患上某种疾病的概率会比别人高。至于患病的具体概率，则很难确定。假设某人患上了一种疾病，这时他的患病概率为 100%。在导致他患病的因素中，有可能环境起了 40%的作用，基因起了 60%的作用。而在这 60%的遗传因素中，可能并不是只有一个基因导致患者患病，而是很多基因共同参与到了这个过程中。如果只检测出一个具体的易感基因，那么有可能这个基因发挥的作用只占 10%或者 5%，甚至更少。所以，我们不能夸大基因检测技术的作用。

2. 个人自主权问题

如今在进行基因检测的人群中，有很大一部分是以防范疾病、提高生命质量为出发点的。特别是一些具有遗传病家族史的患者，为了减少罹患癌症等复杂性疾病的风险、了解遗传病对其子女的危险性以便制定生育规划，他们往往会选择基因检测。比如，澳大利亚有关方面开展了一项关于乳腺癌基因（BRCA-1 和 BRCA-2）遗传检测态度的调查，共有 461 名妇女参加了这一调查，其中 80%的妇女存在患乳腺癌的高风险。调查结果显示，有 90%处于风险中的妇女表示愿意参加这种检测，并认为参加这种检测利大于弊。

但同时，我们也要看到，在基因检测中，还存在着一些伦理问题。比如，一家体检中心在网站上推出的“基因体检”项目可谓五花八门，足足有 50 多项，既有针对胃癌等多种癌症，以及冠心病和高血压等多种慢性疾病的风险预测，也有针对消化系统、呼吸系统的基因检测，甚至还有针对一些药物对被检测者的疗效和毒性的预测。以“儿童保健类基因检测”为例，其主要项目包括肥胖、运动素质、身高、智力发育、营养状况、考试应激、文理分科才能评估等，这一系列检测标价 9860 元人民币。在众多的基因检测项目中，最昂贵的一项当数“家族性高胆固醇血症风险预测”，价格为 25710 元人民币。而针对打算怀孕的夫妻所设计的“优生优育家庭基因检测套餐”，价格也达 3830 元人民币。在这种基因检测项目中存在的一个基因伦理问题就是个人自主权往往会被忽视。尊重个体的自主权，是生命伦理学的一个基本原则。每个人都是具有自主意识和决策能力的独立个体，这就是个人的自主权。在现实社会中，我们没有干涉他人自由追求其目标的权利。依据这一伦理学的基本原则，在基因检测的情景下，个人应当有权在不受其他外在因素的影响下，自己决定参加或者不参加基因检测。但实际情况往往并非如此。很多父母带着孩子来做基因测试，虽然其出发点是为了孩子，但实际上在这种父母包办的情况下，父母的意见并不能充分代表孩子自己的想法，为孩子做的决定也不能完全体现孩子的利益。在父母为年幼的孩子购买检测服务的情况下，孩子的自主权被忽视了。那么，如何在基因检测中尊重他人的自主权，在父母的权利和孩子的最佳利益之间寻求平衡，这是基因伦理面临的又一难题。

按照基因伦理的基本原理，对儿童进行基因检测应该坚持 3 个基本原则：

（1）要强调儿童基因检测的目的是诊断或确定适宜的疾病预防策略。

（2）要确定儿童基因检测中的疾病范围，检测的疾病应是可能在孩童期出现的疾病，或是在幼年时期可以采取预防和治疗措施的疾病；对于那些将在成年时发作，而且不能获得有效治疗的遗传病，不应进行儿童基因检测。

（3）要确定儿童基因检测禁止的内容，即要禁止对那些处于正常范围内的遗传变异及对个体精神或行为特性进行的基因检测，只有这样，才能保证儿童的自主权益。

3. 个体心理问题

进行基因检测的一个主要目的是根据基因提供的信息，发出遗传病的预警信号，进行早期预防。例如，一位进行了全面基因检测的男士得到了一个“残酷而善意”的告诫：尽管他目前身体状况不错，却极有可能在若干年后患上结肠癌。由于具有家族性高血压基因，某个周姓家族中该基因呈阳性的成员近日也收到了专家的“医嘱”，专家建议他在日常饮食中限盐，以便预防高血压。在基因检测技术进入生活层面并带给人们“健康预言”的同时，也给人们带来了巨大的心理负担。

由于基因检测的不确定性，再加上某些遗传病确实难以治疗，这就导致了接受检测后的病人因为获知相关遗传信息而产生沉重的精神负担。检测结果可能会严重影响其生活质量，甚至导致抑郁症，诱发自杀行为。

一项针对接受过基因检测的人的调查研究表明，在被检测者中有 40%的人需要接受心理治疗。尽管基因检测向一半被检测者提供了好消息，但在这些幸运者中仍有一部人存在明显的心理问题，需要得到治疗。比较极端的是，有些人在得知自己有患上某种遗传病的风险后，选择了自杀。由此看来，心理问题或许已成为基因检测的最大风险。

人类的许多遗传病，如乳腺癌、结肠癌以及亨廷顿舞蹈症之类的退行性大脑病变，往往要在人出生后几十年才可能发病，这类疾病通常被称为迟发性疾病。而这类迟发性疾病，往往具有非常复杂的发病根源，有的可能直接来自单个基因突变，有的可能是多个基因复合突变的结果，还有的可能是基因和环境共同作用的结果。由于存在极高的不确定性，某些疾病的基因携带者可能不会发病，而没有携带易感基因的人却可能因为种种原因发病。但是，基因检测结果为阳性的人往往会被推向无助的境地。对于这些人而言，他们的余生充满着不确定性，他们不知道自己哪一天会发病，基因检测反而给他们带来了痛苦。

其实，即使检测的结果是阴性，也会使被检测者的生活复杂化。例如，抗胰蛋白酶缺失是一种遗传性缺陷，这种缺陷容易使人得肺气肿，如果这些人成为吸烟者，则更容易患上该病症。瑞士政府在几年前提出了这样一种设想，假如对新生儿进行遗传缺失筛选，并告诫这些孩子的父母勿让孩子长大后吸烟，那么，就能避免许多疾病的发生。事实上，这种基因筛查导致了许多因负罪感以及将有害基因带入家庭而引发的争论，以致于瑞士政府不得不放弃这个计划。因此，在进行基因检测之后，若缺乏专业的遗传咨询师提供心理支持，被检测者由于不好的基因检测结果所承受的巨大心理压力很难得到合理的释放，这会增加被检测者的紧张和痛苦。为此，美国就做出规定，18 岁以下的孩子不能做有关老年痴呆的基因检测，因为孩子在心理上不能承受自己年老之后可能会变成痴呆这一结果。而且，目前的技术水平要做到对老年痴呆的预防还很难，最多能够将发病时间推迟 10 年，但无法进行更有效的应对。

基因检测在技术上的不确定性为滥用该技术的行为敲响了警钟。基因检测带来的伦理挑战则促使我们思考：技术上可行的东西是否就“应该做”？展开基因伦理研究，正是回应上述难题的一种尝试。

6.3　基因治疗与基因增强

6.3.1　基因治疗与基因增强技术

案例 1　1990 年 9 月 14 日，年仅 4 岁的小女孩亚香提·德希瓦接受了世界上首例临床意义上的基因治疗。德希瓦生来缺乏腺苷脱氨酶（ADA）基因，患有重症联合免疫缺陷（SCID）。这种罕见的遗传病让可怜的小女孩因缺乏健康的免疫系统，而不得不生活在形似气泡的无菌隔离舱内，人称“气泡儿童”。因为没有健康的免疫系统，类似感冒或水痘这样的常见病，都有可能将小德希瓦置于死地。要治疗这种疾病，传统方法是进行骨髓移植，但这种医疗手段成功率极低。对此，科学家提出采用基因疗法，用正常的 ADA 基因取代缺陷型基因，这样就能一劳永逸地解决问题。于是，经过周密的设计，美国国立卫生研究院专家以病毒为载体，将 ADA 基因导入患者自体血液分离出来的淋巴细胞中，在体外培养后即回输至病人体内。这样，经过了近 11 个月的 7 次治疗，小德希瓦体内的 ADA 水平显著升高了，免疫功能也得到了改善。

案例 2 由普林斯顿大学、麻省理工学院和华盛顿大学的科学家共同研制成功了名叫“道奇”的“超鼠”。它与其他小鼠的不同之处在于它学东西速度更快，记忆维持的时间更长，对于新环境的适应能力也更强。科学家将 NR2B 基因导入“道奇”脑内，结果发现“道奇”的记忆比其他同类活跃得多，也显得比一般小鼠聪明得多。其中一个实验是这样的：第一天给“道奇”一个塑料盒子，第二天又给它另外一个塑料盒子，结果它就会在后一个盒子上面嗅来嗅去，知道这个盒子与脑子里记得的前一天的盒子不同；而一般的小鼠则无动于衷，都以为这就是前一天的那个盒子。这只经基因改良后的“聪明鼠”在生理上与普通小鼠毫无二致，改良之后也没有出现其他疾病或其他生理异常现象。更让人激动不已的是，科学家在《自然》杂志发表的论文向人们描绘了一番美妙的前景：实验结果表明，利用基因改造这一生化手段增强哺乳动物的智力是可行的。这似乎意味着，在不久的将来，假如你觉得自己不够聪明，就可以通过基因增强来进行补救了。

案例 1 为成功的基因治疗案例。基因治疗，一般是指利用基因药物的治疗技术，具体操作是将克隆的目的基因或正常序列基因导入到该基因缺陷的患者体内，使目的基因发挥作用，纠正、替代并完善缺陷基因，使患者的缺陷基因恢复正常表达。

案例 2 为基因增强改变智力的案例。基因增强，是采取类似于基因治疗的技术原理来改变人体正常基因，以达到增强人体性状或能力的一种基因转移技术。

6.3.2 基因治疗的伦理探讨

基因治疗在技术上很复杂，其原理是移植健康基因到病人体内，使病人症状减缓甚至消失，关键是消除致病基因，如矫正双亲传给下一代的异常基因或有缺陷的基因，以达到治疗遗传性疾病的目的。然而如何确定致病基因，是基因治疗安全性问题所探讨的一个焦点。无论哪一种基因治疗技术或方法，目前都处于初期的临床试验阶段，均没有稳定的疗效和安全性，这是当前基因治疗的研究现状。可以说，在没有完全解释人类基因组的运转机制，没有充分了解基因调控机制和疾病的分子机理的基础之上进行基因治疗都是相当危险的。尽管基因治疗仍有许多障碍有待克服，但总的趋势是令人倍受鼓舞的。据统计，截至 2004 年 6 月底，全世界范围内基因治疗的临床试验方案已有 987 个，充分显示了基因治疗具有巨大的发展前景。[10]

与此同时，在伦理学方面对基因治疗也展开了激烈的争论，争论的主要问题如下。

1）基因治疗有无必要性

人类虽然为万物之灵长，但依然是自然界中普通的一员，与其他生物一样，其生老病死乃自然所赐。生老病死与人类的进化并存，基因治疗也不能改变这一自然法则。如此说来，基因治疗是一种违背自然规律的做法。那么，其必要性也是值得思考的，尽管其初衷是善意的并给人类带来了一定的益处。

2）基因治疗是否安全

安全性问题是基因治疗伦理问题的主要方面。目前，基因治疗在理论研究和技术操作上都存在许多需要解决和改善的问题。对于安全性的问题，我们应该有以下的思考。

（1）应该尽可能提高基因治疗技术上的安全性。基因治疗技术是科技含量高、成本投入高、商业利益高的“三高”的治疗方法。只有提高安全性才能减少关于基因治疗伦理问题的争论，技术与伦理应相辅相成，相互促进，共同为基因治疗创造有利的条件。

（2）应该确保患者的知情同意权。知情同意是指一切实验都必须向受试者说明情况，包括所实施程序的依据、目的、方法及其潜在的损伤、风险和不可预测的意外情况，然后在没有威胁利诱的情况下获得受试者主动的同意，或在可能的多种选择办法中做出自由的选择。

（3）应尽可能避免商业因素的影响。政府是科技投入的主体，政府对待科学技术的态度也在很大程度上影响着科技工作者的行为，其制定的方针政策直接影响着科技工作者的研究方向，在科学技术的研究应用方面也起着重要的导向作用。政府有义务、有责任加大这方面的力度，制定合理的方针政策，规范科技工作者的行为，引导科学技术的发展方向。

3）基因治疗所引发的人类遗传资源的争夺

具有正常功能的目的基因及作为治疗对象的靶基因是基因治疗所必需的。发达国家有技术和资金，可研制开发用于基因治疗的各种目的基因；而发展中国家，尤其是人口众多的国家则具有丰富的靶基因资源。如何利用基因资源，如何分享研究成果及其产生的商业利益等，都是人类基因争夺所涉及的问题。

考虑到基因治疗的不确定性，在使用基因治疗方法时，应该遵循的伦理要求包括三个方面。

（1）坚持安全性原则。鉴于基因治疗的风险和发生不良事件的可能性，只有那些面临死亡的病人，如“气泡儿童”，才适合接受此类治疗。而且，只有在没有任何常规的替代疗法，或常规的替代疗法无效或效率很低时，才考虑实施基因治疗方案。

（2）贯彻知情同意原则。生命伦理学基本原理要求，凡是有伤害性的医疗行为都要贯彻知情同意原则，而基因治疗是具有较大风险的人体试验，更要求试验者正确、认真地落实知情同意原则。要给病人提供足够的信息，保证病人对信息的理解是全面的，还要保证受试者的同意是自由和自愿的。尊重受试者自主的知情同意，是合乎伦理规范的研究行为的基石。

（3）加强对基因治疗方案的伦理审查。在治疗方案进入临床试验前，都应当通过伦理委员会的专门审查。审查内容包括试验的目的与目标、试验者的资格和条件、知情同意书的内容、受试者的人数、试验样品的采集及出入境情况、试验成果的申报及归属等。我国也应该借鉴国外的经验，建立起相应的审查机构，以便对人体试验进行监督，以保证基因治疗的安全性。

人类基因治疗技术的发展体现了不同于传统医学治疗实践活动的新特征。回顾其历史发展，我们可以看到，技术突破在展现根治遗传病的希望之光的同时，也带来了新的风险，带来了诸多社会伦理难题。基因治疗的伦理讨论，恰恰是为推进我国基因技术良性发展所做出的努力。

6.3.3　基因增强的伦理探讨[11,12,13]

基因增强技术旨在把人类的性状或能力提升到维持或恢复健康所必要的程度之上。具体来说，基因增强技术通过直接改变在人体中已经存在的基因的表达，或者通过在人体中加入以前没有的基因来实现某性状增强的目的，具体包括体细胞核移植技术、体细胞和生殖细胞基因转移技术、制造人兽嵌合体、运用遗传学知识制造药物等。由于当前的基因工程仅仅破解了人类基因中的极小部分，基因增强技术在今天的实际应用范围是非常有限的。即便随着研究的深入，鉴于生物组织的复杂性，某些形式的基因增强可能仍旧无法实现。但是这并没有影响公众和科学家们对通过基因干预来提高人类功能的热情。相反，哲学界的主流态度是强烈反对基因增强，其反对意见主要表现为以下两方面。

1．基因增强带来的严重社会后果

从技术安全性方面来说，基因增强与其他技术不同，对人的基因进行干预所产生的风险始终直接影响人的个体。从社会稳定性方面来说，基因增强技术有被滥用从而威胁整个人类社会的可能性；从人际关系方面来说，基因增强技术的广泛使用会严重冲击传统的家庭、国家和社会关系，造成社会动荡等问题。

此外，基因增强还可能造成一些无法预知的后果，甚至带来巨大的灾难，就如同当今世界性的生态灾难一样。的确，正如伯纳德·巴伯所说："在所有的社会中，理性知识和科学，及其更直接的应用，总是具有重要的社会影响。"对于基因增强技术可能会导致的社会后果进行预先推定和评价，具有极其重大的意义。过去，由于采用新技术而造成意外的，甚至灾难性后果的情况数不胜数，因此在对技术后果进行评测时有必要进行严肃认真的讨论和质疑。

但是，对基因增强技术一味地批评就会忽略两个要点。

一是在基因增强技术的社会影响之中，我们不能忽视它对我们社会进步的巨大推动意义。当然，一种新技术的逐渐成熟以及人类对其后果的把握和控制，难免需要一个过程。在此过程中，我们必须发展相应的预防措施，以努力排除意外的、危险的后果。例如，确立严格的检验机制，以消除安全方面的风险；通过民主政治制度和详尽的法律规定来防范国家或个人对新技术的滥用；通过有关的应用限制来阻止人际关系的崩坏等。在对可能的后果进行周详考虑的基础上，我们想要避免基因增强技术带来的不利影响并非是不可能的。

二是对后果的预测并不构成反对基因增强技术本身的有力根据，这种预测只是要求我们在实际的应用中应更加慎重。由此可见，基因增强对社会的影响必然是广泛而深远的，其中的一些负面影响也是可以预料到的，但这些都无法构成排斥它的直接理由。因此，基因增强的反对者批判它的第一个主要论点是比较无力的。

2．基因增强技术降低了人类生物多样性

基因增强技术违背自然规律，原则上象征着让人"充当上帝"，大规模地实施基因增强技术将会降低人类的生物多样性。如果每个人都可以通过基因增强技术来设计自己的孩子，那么将来每个孩子都会变得"超级聪明"，人与人之间都会很相似，世界上将出现许多相同类型的人，多样性便不复存在。事实上，正是生物多样性的存在，才有了世界的缤纷多彩，才有了生物世界的遗传变异，才成为生命进化的动力。而基因增强技术会将世界的多样化变为同一化、整齐化，其后果是灾难性的。正如2002年诺贝尔生理学或医学奖得主萨尔斯顿所说："生命伦理学界向来反对任何非医学目的的基因增强行为，绝大多数国家也都禁止包括性别选择在内的基因改造。因此，'人工进化'取代'自然进化'的现象暂时不会发生。除了治疗的需要，改变基因必须慎重。比如通过'定制婴儿'，可以重新选择孩子的眼睛、头发及皮肤的颜色，虽然被设计的婴儿可能智商更高、更漂亮、更健康，但如此改变基因，是不遵从伦理的，我们想的不应该是如何使人更完美，而应该是如何使社会更完美。因为基因的不同，人是不同的，每个人都是不可替代的，这些不可替代的人构成了社会，这种运转模式符合自然法则。”

因此，国际人类基因组组织伦理委员会提出，改造人类基因，使“良好的”特征遗传下去，这种做法的益处与安全性缺乏可靠的科学依据，有可能给人类后代带来危险，在伦理上也是不可接受的。此外，基因增强在实现手段上也存在问题，其中最为突出的仍然是安全性和有效性问题。很多人担心，在人类还没有真正搞清楚人类基因复杂功能的情况下，仅仅凭借现有的资料和研究成果，就进行所谓的基因改良，存在着巨大的潜在危害。这种危害既涉及现在的病人，也涉及未出生的孩子。更糟糕的是，基因工程和生殖技术已经能够使人类创造出在体能和智力上远远高于其他人的“超人”，这将导致今后的世界被划分为“超人”和“凡人”两个阶层，那些未获得基因增强的群体会变成相对的“弱势群体”。这是否会引起新的社会群体之间的对立和冲突？而施行基因增强技术，大范围地推广基因优生，是否会被类似纳粹的极端种族主义者利用，助长新的种族主义和道德滑坡，直接成为危害人类的新手段？这些都是人类需要思考的问题。而且基因的好坏与优劣并没有统一标准，人的基因与个体的性状、性格、能力、行为的联系不是单一的线性关系，而是复杂的非线性关系。仅仅因为某种技术要求或文化标准就贸然进行基因改良，是一种不负责任的科学行为，也不符合基因伦理所要求的“基因技术发展要有利于人，要造福人类”的伦理原则，必定会受到科学和道德的双重谴责。

总之，基因增强技术遭到了众多非议。从目前的技术水平和伦理讨论来看，人类对基因增强技术应持非常谨慎的态度，应建立相应的安全标准和管理制度来规范基因增强技术的发展，使之在人类普遍认同的伦理框架内有序发展。正因为如此，到目前为止，世界上大多数国家都发表声明禁止此类临床研究，这也体现出国际社会慎重对待基因增强技术的立场。

6.4 胚胎干细胞研究与克隆技术

6.4.1 胚胎干细胞研究与克隆技术对人类社会的影响

假设某人患有组织或器官病变引发的疾病或其他疾病，如果从他身上任何部位取下一些体细胞，通过核移植技术，将其体细胞的细胞核显微注射至去核的人卵细胞中，再将这种包含与病人完全相同的遗传物质的杂合卵细胞在体外培养使之发育成囊胚，而后将囊胚植入假孕妇女的子宫中，那么将会克隆出与提供体细胞的人基因相同的个体，即所谓的“克隆人”。但是如果从获得的囊胚中分离并扩增所谓的“人胚胎干细胞”，并体外诱导它们分化成胰岛细胞、神经元、心肌细胞等，再将这些细胞移植至发病部位，则能够修复病人的组织或器官，从而使病人免受病痛的煎熬。由于移植细胞与病人的基因完全相同，不会产生通常器官移植中的免疫排斥反应，修复的组织或器官将良好地履行职责，无须使用免疫抑制剂。这并不是幻想，因为人胚胎干细胞技术已经出现，并将随着人胚胎干细胞研究的深入而逐步完善。

1. 什么是胚胎干细胞

胚胎干细胞是人胚胎发育早期——囊胚（受精后5～7天）中的未分化的细胞。囊胚含有约140个细胞，其外表是一层扁平细胞，称为滋养层，可发育成胚胎的支持组织，如胎盘等。中心的腔称为囊胚腔，腔内一侧的细胞群，称为内细胞群。这些未分化的细胞可进一步分裂、分化，发育成个体。内细胞群在形成内、中、外三个胚层时开始分化，每个胚层将分别分化形成人体的各种组织和器官。例如，外胚层将分化为皮肤、眼睛和神经系统等（见图6.1）；中胚层将形成骨骼、血液和肌肉等；内胚层将分化为肝、肺和肠等。由于内细胞群可以发育成完整的个体，因此，这些细胞被认为具有全能性。当内细胞群在培养皿中进行培养时，称为胚胎干细胞。胚胎干细胞具有无限增殖的潜能，经诱导分化可产生任何类型的细胞，是基因诊断、基因治疗与器官移植的重要基础。

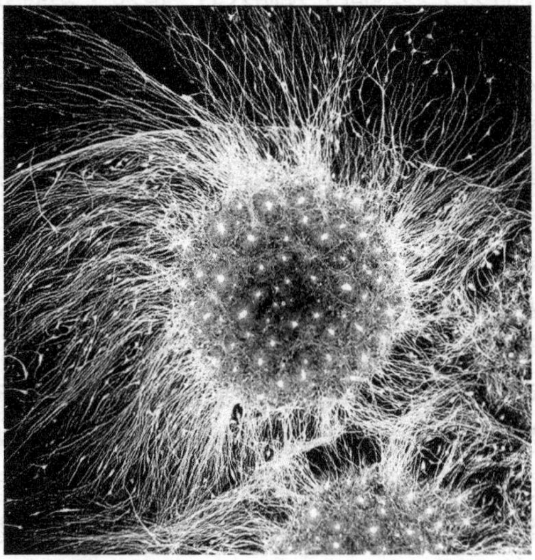

图6.1　源于人胚胎干细胞的神经细胞团

2. 胚胎干细胞研究与克隆技术对人类社会的影响

如果科学家最终能够成功诱导和调控体外培养的胚胎干细胞正常分化，这一技术将对基础研究和临床应用产生巨大的影响，有可能在众多领域发挥作用，例如体外研究人胚胎的生长发育，非正常发育（通过改变细胞系的靶基因），新人类基因的发现，药物筛选和致畸实验，以及作为组织移植、细胞治疗和基因治疗的细胞源等。

人胚胎干细胞提供了在细胞和分子水平上研究人体发育过程中的极早期事件的良好材料和方法，这种研究不会引起与胚胎实验相关的伦理问题。采用基因芯片等技术，比较胚胎干细胞以及不同发育阶段的干细胞和分化细胞的基因转录和表达，可以确定胚胎发育及细胞分化的分子机制，发现新的人类基因。结合基因打靶技术，可发现不同基因在生命活动中的功能等。另一个令人关注的应用在于新药的发现及筛选。胚胎干细胞提供了新药的药理、药效、毒理等研究的细胞水平的研究手段，大大减少了药物实验所需动物的数量。目前上述实验使用的细胞系大多来自其他种属的细胞系，很多时候并不能真正代表正常的人体细胞对药物的反应。胚胎干细胞还可用来研究人类疾病的发生机制和发展过程，以便研究者找到有效和持久的治疗方法。

胚胎干细胞最令人关注的潜在应用是用来修复甚至替换丧失功能的组织和器官，因为它具有发育分化为所有类型组织细胞的能力。任何涉及丧失正常细胞的疾病都可以通过移植由胚胎干细胞分化而来的特异组织细胞来治疗，如用神经细胞治疗神经变性疾病（帕金森综合征、亨廷顿舞蹈症、阿尔茨海默病等），用造血干细胞重建造血机能，用胰岛细胞治疗糖尿病，用心肌细胞修复坏死的心肌等。尤其是对于后两项应用，胚胎干细胞可能会有特别疗效，因为目前认为成年人的心脏与胰岛几乎没有干细胞，仅靠自身无法得到修复。

在基因治疗中，为了防止免疫排斥效应，还可以对胚胎干细胞的基因做某些修改。干细胞是基因治疗的较理想的靶细胞，因为它可以自我复制更新。通过它将治疗基因带入人体中，能够使治疗基因持久地发挥作用，因此不必担心像分化的细胞那样，可能会在细胞更新中丢失治疗基因的结果。通过胚胎干细胞和基因治疗技术，可以矫正缺陷基因。但由于伦理和某些技术问题，科学家现在还未开展此类实验。改变胚胎干细胞的某些基因的另一目的是创建“万能供者细胞”，即破坏细胞中表达组织相容性复合物的基因，躲避受者免疫系统的监视，从而达到防止免疫排斥效应发生的目的。但这种方法需要破坏和改变细胞中许多基因，而且这种细胞发育成的组织和器官是否有生理缺陷如免疫能力降低等还不得而知。[10]

另一种克服移植免疫排斥的途径就是前面描述的结合克隆技术创建病人特异性的胚胎干细胞。用这种胚胎干细胞培养获得的细胞、组织或器官，其基因和细胞膜表面的主要组织相容性复合体与提供体细胞的病人完全一致，不会导致任何免疫排斥反应。如果这一设想能够变为现实，将是人类医学中一项划时代的成就。它将使器官培养工业化，解决供体器官来源不足的问题；还能使器官供应专一化，提供病人特异性器官。一旦人体中的任何器官或组织出现故障，将会像更换损坏的汽车零部件一样，对这些器官和组织进行更换和修理。但是要使以上设想变为现实，不仅需要对胚胎干细胞做深入研究，还需要解决很多技术难题。[13]

6.4.2 胚胎干细胞研究与克隆技术所涉及的伦理问题

人类胚胎干细胞研究的伦理合理性在很大程度上依赖于对胚胎身份的界定，争论的焦点在于胚胎的道德地位。如果胚胎是人类（或人），那么我们对胚胎的研究（处理）将受到限制。相反，如果胚胎只是人体细胞的集合体，那么，我们面临的伦理道德问题就会大大减少。

1. 胚胎是不是人——长久的伦理争论

人的生命从何时开始？胚胎是生物学生命还是人类人格生命？

传统的胚胎的道德地位争议是指有人认为胚胎有与儿童和成人一样的道德地位，即有权利去生活，不能为他人或社会的利益而牺牲它自己。胚胎有人的道德地位，人类不能在实验中损坏它。而另一些人认为胚胎只是与人收集的其他细胞一样的一簇细胞，不应对研究它们有多少伦理的限制。那些否认胚胎有道德地位的人认为胚胎与儿童和成人不一样，它们没有心理或认知能力，而人的精神心理活动和认知能力是人类个体所必需的。

从哲学和宗教的角度，人类对人生命的性质及生命的尊严也进行了大量的伦理学讨论。人们的宗教信仰不同，对胚胎的道德地位及科学研究（包括干细胞的治疗性研究）中使用胚胎的看法与态度，存在着许多不同的立场。例如，伊斯兰教认为，在胚胎被赋予灵魂之前，即受精后40天内，以治疗和研究为目的的胚胎使用是能够被接受的。基督教思想的某些分支（新教传统）认为，完整的人的身份是逐渐形成的，因此，胚胎的早期可以不被视为完整的人。圣经及犹太法典的准则认为，人的完整状态在受精时并不存在，子宫外的胚胎与配子相似，没有法律地位，除非植入母亲的子宫，使它们获得生命的潜力。因此，为了治疗的目的通过试管授精而制造的胚胎及始终在试管中没有植入的胚胎可以被捐献并用于治疗性研究。这符合犹太教义中人类一个重要的职责，即生命挽救职责。天主教的观点则认为，在受精的那一刻，人已经产生了，因此胚胎被认为是一个人，有权获得生命。一个个体胚胎应该被给予发育成一个成熟的人的机会。这种立场的含义是，必须严格地控制卵子的体外受精，利用剩余的胚胎做治疗学研究是不允许的。因为胚胎的生命是神圣的，不应被任何人终止。[10,14]

不可否认，人类胚胎在生物学中具有独特的地位。与其他细胞不同，胚胎能够发育成与原来完全不同的复杂的功能性器官。这种区别可以描述为胚胎的潜能，即成为一个整体的潜能，即发育成人。当然，这仅仅是一个生物学因素，但这种生物学因素是我们必须面对的道德敬畏。只要我们的伦理观点依赖于人类生命的价值，那么人类胚胎作为人类生命的来源就必须得到尊重，我们很清楚这种重要性。但是我们应该对其尊重到什么程度，是一个值得探讨的问题。实际上，在许多情况下，人类对胚胎是尊重的，但出于对利益的考虑，人类仍然在使用胚胎。真正的问题在于，胚胎能否成为人类专有的道德社会中完整的成员。如果胚胎能够被道德社会所接纳，那么胚胎被用作达到某种目的的手段在伦理上是不允许的，而且在本质上也不能作为一种目的。更多的疑问来自于对胚胎潜力的讨论。有一种观点认为，胚胎有发育成人的潜力，这就赋予了它独特的身份，应保护其免受破坏。

关于人类胚胎能否被看作是人的争论至今仍没有达成共识。一种观点认为人格开始于卵子的受精，从那一刻起，一个已经形成的公认的原始生物体有了一个身份。这个生物体将不断地发育成婴儿、儿童、成人。那么终止胚胎的生命，就等于终止了未来婴儿的生命，甚至是儿童和成人的生命。这种观点认为人格具有重要的伦理学性质，人类在生命的每个时期都具有伦理学意义，从胚胎开始，直到死亡。道德哲学家向人格的观点提出了挑战，他们认为，人格依赖于体验生命特征的能力，并赋予生命价值及意义。从生物学的观点来看，人的个体存在的源头是经过早期发育后，不能再分裂成孪生子的胚胎（受精后13天以上）。因此胚胎有资格被尊重，但没有人格。如上文所述，胚胎的潜能问题也是争论的焦点之一。即使人类胚胎还不能被视为一个个体，但是却有发育成人的潜能。由于这个原因，保护胚胎身份的拥护者认为，任何妨碍胚胎完成这种潜能的行为都是错误的。而这种观点的反对者认为，有成为某种事物的潜能并不等于就具有了该事物的身份。卵子和精子是受精卵的组成成分，受精卵将发育成胚胎，然后发育成胎儿，但这并不意味着它们就具有受精卵或胎儿的身份，除非达到这个发育时期。我们不给予受精卵以胎儿的身份，那为什么要给予胚胎以人的身份呢？此外，源自体外受精的胚胎，若不会被植入子宫，就没有发育成人的可能。[15,16]

在人类胚胎干细胞研究中，我们应保持有条件的支持态度。首先，从动机与目标的视角来考察，为了救治人类严重疾病而进行的研究，虽然不可避免地要损失和伤害一些胚胎，但这是预期中的代价而非目标，因此不违背“不伤害”原则并符合“两害相权取其轻”的伦理思想。其次，要具体分析胚胎是否具有道德人格的地位。我们主张卵子受精后 14 天内属于一般生物细胞，没有神经系统和大脑，不具备道德人格的特征。这一观点实际上也为世界上大多数人普遍接受。再次，以人类疾病治疗为目的的人类胚胎研究，并不能从逻辑上得出对胚胎的不尊重的结论。最后，我们应该十分珍惜人类胚胎，坚决反对随意损毁、伤害、滥用胚胎的做法。[15,16]

2. 人类胚胎干细胞的来源与伦理争论

人类胚胎干细胞研究是很有争议的研究，最主要的争议与干细胞的来源有关。理想的干细胞来源于人类的胚胎组织，为采集干细胞而毁坏胚胎在许多人看来是存在道德问题的。事实上，干细胞有 4 种主要来源，每一种都会涉及伦理学问题。

1）剩余胚胎产生干细胞

此干细胞来源是夫妇治疗完不孕症后不再需要的胚胎，他们决定不再储存胚胎，也不希望将胚胎捐献给别的不孕症夫妇。那么，他们仅有的选择是放弃或销毁剩余胚胎。在这种情况下，更多的人可能会同意，用即将被放弃或销毁的胚胎来治疗普通医疗技术，无法治疗的退化性疾病及致命的疾病。事实上，反对流产的人，或认为胚胎有道德地位的人，也会认同在某些例外情况下胚胎的道德地位可以被放弃。例如，当母亲的妊娠是被强奸的结果时，此时为了不给母亲今后的生活带来不幸，他们也同意取出胚胎，让母亲终止妊娠；当抢救患严重疾病的母亲的生命时，也要坚持“母亲第一，胎儿第二”的原则。通常认为，使用剩余胚胎产生的干细胞不会导致母亲与胎儿利益的直接冲突，潜在的利益大于对胚胎的伤害，而且目前也没有替代疗法。使用剩余胚胎进行干细胞研究利大于弊的理由还有，研究者使用实验室胚胎进行研究可详细地了解干细胞提取的过程。因为干细胞的特性和培育方法依赖于提取它们的条件和方法，科学家可从实验室里根据提取方式的不同得到一些关于干细胞特性的重要发现，而临床应用细胞治疗需要以干细胞的提取过程为指导。另外，干细胞在培养时并不绝对稳定。在这些细胞生长的过程中，在它们的基因形成的时候，可能有不可见的改变。因此，在人类干细胞研究的初始阶段，多次培育那些在目前的研究中似乎稳定的干细胞，从而确定它们的细胞特性十分重要，而这样的研究在人体内的胚胎中是无法进行的。需要注意的是，研究者用剩余胚胎产生的干细胞从事科学研究时要符合相关伦理要求，如遵守知情同意原则、详细告知干细胞研究不会给胚胎捐献者带来直接经济利益；无论潜在捐献者拒绝还是同意捐献胚胎都不影响对他们的治疗和护理；告知目前正在进行干细胞研究领域的一般情况和目前干细胞的特殊研究课题；告知胚胎研究资金来源和商业利益；弄清此胚胎将不会移植入任何妇女的子宫中，并且研究结束后会销毁这个胚胎。[16,17]

2）由捐献配子创造的胚胎获取干细胞

与死亡流产胎儿及即将废弃的胚胎这两种被动的干细胞来源比较，为了研究的目的主动创造胚胎来获取干细胞与为了生殖的目的主动创造一个胚胎是两个完全不同的概念。因为为生育一个孩子而通过配子人工授精产生一个胚胎，和为了研究目的用捐献的配子创造一个胚胎的性质完全不同。尽管人类胚胎可能不被认为有与一般意义的人一样的道德地位，但为研究的目的把人类胚胎作为工具来使用则是没有给予胚胎适当的尊重和关心，是视胚胎为工具而不是目的。此外，主动捐献配子将面临许多社会问题。目前，我国流产胎儿及即将废弃的胚胎这两种干细胞来源比较稳定，因此，在尚无干细胞研究必须在这样的特定来源下才能进行的情况下，没有理由必须有意为研究捐献配子创造胚胎。仅当在将来有足够的科学证据和社会赞同力及足够的伦理理由可以为这种行为辩护时，直接的捐献和主动创造才可以被重新讨论。[16,17]

3）应用体细胞核移植技术制备干细胞

应用体细胞核移植技术制备人类干细胞的基础性和治疗性克隆正在经历一场社会、法律与伦理的争论。激烈的争论始于 20 世纪 90 年代末。人的治疗性克隆在 20 世纪 90 年代末发展迅速。韩国曾于 1998 年 12 月成功地进行了人体胚胎细胞复制的实验。德国在 1991 年颁布了《胚胎保护法》，严格禁止人体胚胎的研究。但在 2000 年后，德国部分人士认为有必要修改这一法律，允许少数研究中心从事以医疗为目的的克隆人体胚胎的研究。2001 年 5 月，德国科学基金会（DFG）的建议指出，胚胎干细胞研究不应在《胚胎保护法》的指导下进行，因为胚胎干细胞有多能性和全能性，具有广阔的应用前景。但德国科学基金会反对以研究的目的或用体细胞核移植技术培育胚胎。2000 年 7 月，澳大利亚卫生部长称澳大利亚政府仍将禁止克隆人，但可能将支持治疗性克隆。2000 年 8 月，英国政府宣布将批准以治疗研究为目的的人体胚胎克隆实验，但强调不可以进行生殖性克隆，同时以严格的立法来约束科学家的研究行为。2001 年 1 月，英国通过法律，指出干细胞研究可用废弃的材料，可以进行试管授精培养，也可以用体细胞核移植技术培育胚胎，但在体外培养开始后的 14 天内必须将其销毁。日本也允许用废弃的材料进行人体胚胎克隆的相关研究。2001 年 1 月，时任法国总理表示，法国政府将允许把人体器官克隆技术用于医疗目的的研究，但严禁进行克隆人的研究。2001 年 8 月，时任美国总统布什宣布允许有限度地使用联邦基金资助人体干细胞胚胎研究。[16,17]

应用体细胞核移植技术培育人类干细胞的基础性和治疗性克隆将大大促进干细胞的基础理论研究和临床医疗技术的发展，推动干细胞在生物学、药物学及各个分支领域中的广泛应用。干细胞通过核移植技术与基因工程相结合，可利用外源基因导入、特定基因缺失和基因突变等方式为基因治疗提供全新的手段；干细胞通过核移植技术与定向诱导分化技术相结合可以产生大量基础和临床医用细胞；应用体细胞核移植技术产生的人类干细胞可用于建立研究人类胚胎发育、细胞分化和遗传等问题的理想模型；用某人的单个体细胞借助体细胞核移植技术，来建立此健康人或病人胚胎干细胞系是克服器官移植组织配型免疫排斥难得的理想办法。体细胞核移植技术制备的胚胎与体外受精产生的胚胎不同之处在于，体外受精可能产生很多胚胎和不同细胞，而体细胞核移植技术可产生一个特殊种类的细胞，可以治疗身体免疫性的疾病。[16,17]

然而，用体细胞核移植技术培育干细胞与有意通过体外受精制备干细胞一样，都存在科学的、伦理的、法律的问题。其中，除了人们对无性生殖和基因工程的疑义，除了人们对胚胎的道德地位的质疑和对工具性的胚胎的反对以外，到目前为止，运用体细胞核移植技术培育干细胞的研究在科学领域尚不普遍，用这种技术产生的胚胎及干细胞的安全性存在不确定性。同时，人们最为担忧的是有人会进行生殖性克隆，即将体细胞核移植技术产生的胚胎放入子宫中培育出克隆人。目前，很多国家对克隆人技术都是坚决反对的。因此，用人体细胞核移植技术培育干细胞并从事相关研究时，必须仔细权衡潜在的利益和弊端。在潜在的利益大于弊端的情况下，使用人体细胞核移植技术培育干细胞的行为必须受到严格限制，必须按照某些规定进行。

4）应用嵌合体胚胎培育干细胞

把人的体细胞的细胞核移植入动物的卵泡中产生嵌合体（即所谓的“人畜混合体”）的基因研究，更是引起了人们极大的伦理方面的担忧甚至强烈反对。

目前，用物种间基因水平的嵌合进行体细胞核移植无论在技术上还是伦理上都较复杂，因此不适宜开展相关研究。人的配子与动物配子混合将产生纯粹的杂交类，这必然会受到坚决反对；用动物的干细胞嵌合入人的卵泡中也有违常理。那么，将人的体细胞的细胞核移植入动物的卵泡中产生嵌合体胚胎，进行干细胞研究是否可行？根据科学家的探讨，将人的体细胞的细胞核移植入动物的卵泡中产生嵌合体研究干细胞的医学科研意义，与将其移植入人的卵泡中产生人的胚胎研究干细胞意义基本相同。但科学家在实践中发现，如果不用动物的配子，则研究较难进行，因为在制备胚胎的过程中需要大量的人卵细胞，而人类女性一生的卵子数量是有限的，且取卵较为困难。目前能够被用于实验的，仅是那些用药物刺激排卵做试管婴儿女性的剩余卵子。对一般女性来说，取卵不但是一个痛苦的过程，而且社会伦理和传统观念也不允许女性为研究捐卵。因此，将人的体细胞的细胞核移植入动物的卵泡中产生嵌合体来研究干细胞，便成了科学家不得不采取的一种有利且方便的科研方法。

但是并不像某些媒体所报道的那样，用嵌合体胚胎研究干细胞可以避开人胚胎研究干细胞的伦理问题。与以人的胚胎研究干细胞不一样的是，嵌合体胚胎的伦理问题首先是这个嵌合体胚胎的性质是什么，嵌合体胚胎是完完全全的人的胚胎吗？嵌合体胚胎产生的是人胚胎的干细胞吗？如果不是人胚胎的干细胞，那么用于人身上安全吗？事实上，尽管嵌合体胚胎的形成主要以人的体细胞核染色体为指导，但动物卵泡内的线粒体 DNA 对嵌合体胚胎的形成也有一定的作用。另外，此研究还处于初始阶段，目前尚无更多同行认证，技术的可行性和安全性问题都没有解决。更有人担心嵌合体干细胞的研究会对长远的群体遗传和进化产生影响。他们认为，物种分离具有进化的独特意义。毕竟医生或研究者面对的是个体，想的只是解决个体的病痛，没有从群体角度思考问题。医生或研究者目前所看到的仅是这种研究的好处，还未对可能产生的不利之处进行思考和论证。持这种观点的人认为，从长远角度来看，现在以功利的目的对胚胎进行人为的技术化改造，对群体的多样性和进化来说弊大于利。当然，一些科学家认为不应过早限制此类研究，其安全性如何可在研究的进程中逐步了解和发现，用嵌合体胚胎研究干细胞没有影响生殖细胞，不会传给后代，不会对进化产生影响。

鉴于用嵌合体胚胎研究干细胞存在上述伦理问题，因此，尽管这类研究有美好的前景，但还是应受到严密地监控。相关部门应给予认真的伦理、政策性的思考，并制定出具体措施。从伦理角度来说，当一种技术既有好处又有弊害，且弊害不可避免时，要尽量使弊害降低到最小。事实上，如果人的卵母细胞来源足够充足，就应该用人的胚胎代替嵌合体胚胎来研究干细胞。因此，研究者应先从增加人的卵母细胞来源着手。但在人的卵母细胞仍不够使用时，在不得已必须应用嵌合体胚胎研究干细胞而技术的可能性又不确定时，则必须服从于科学和伦理学的限制。这些限制包括：尽量使用和利用已存在的、用嵌合体胚胎研究分化培养的干细胞系进行研究；用于研究干细胞的嵌合体胚胎不得超过 14 天；嵌合体胚胎不得放入子宫；对相关研究单位的准入要严格把关；用嵌合体胚胎研究分化培养的干细胞在用于临床时，必须经过严格的动物实验并再次进行科学和伦理的检验等。我国的人类干细胞研究已经取得了一定成就，技术水平与国外基本同步，我们要在技术上不断探索的同时，加强对这一领域的生命伦理学问题的研究。[16,17]

6.5 构建人类遗传数据库的伦理问题

6.5.1 人类遗传数据库的定义及意义

从狭义上说，人类遗传数据库（Human Genetic Database）是为了研发需要而系统采集人类遗传数据的一种人类基因组数据库（Human Genomic Database）。这里的遗传数据包括人类细胞核和线粒体中的 DNA、RNA 和蛋白质序列，以及染色体的数量和状态等有关资料。从广义上说，人类遗传数据还包括任何与人类遗传有关的生物材料、数据和临床资料，如家族史、表型以及分析已表达的蛋白质所获得的资料、生物样本和临床信息等，即人体组织样本、遗传信息和与个人相关的健康和生活方式信息。

建立人类遗传数据库具有重大意义。人类遗传样本蕴含的大量有用数据信息是生命科技创新的主要源泉。基于遗传数据的功能分析有助于阐明“基因-环境”间复杂的互作关系，有利于开展对常见疾病的早期诊断和预防，为个体化医学开辟道路。建库不仅会促进基因药物和疗法的研发，还可以为亲子鉴定、死亡身份认定提供新的精确手段。在我国，建库是开发和保护人类遗传资源的重要手段，是参与国际竞争与合作的主要技术平台。当然，建库是一项长期的、动态的工作，需要社会各界的共同参与。个人、家庭、社群和社会都有责任促进人类遗传数据库的健康发展。

人类遗传资源是重要的战略资源，具有很高的研究开发价值。随着后基因组时代的来临，对人类遗传资源的开发利用越来越依赖于大样本、大数据信息的支持。建设人类遗传资源样本库，结合可溯源、高效、规范的样本管理体系，有利于保护我国特有的人类遗传资源，提高人类遗传资源综合分析和管理能力，实现人类遗传资源共享利用，进而推动生命科学和生物产业发展，对于抢占未来生物经济制高点具有重要的战略意义。

6.5.2 构建人类遗传数据库涉及的伦理问题[10,11,17,18]

1. 同意方式的选择

“知情同意”是尊重样本提供者权益的基本要求。知情同意过程应计划周密，由专人负责，并接受伦理委员会的监督。为了防止不适当的影响、诱导或胁迫，研究者必须确保样本捐赠的完全自愿性。采集者应使用合适的方式和语言向潜在的提供者充分告知采集目的、潜在的风险、受益以及采集方法、储存方式和资助来源等。在同意的方式上，虽然《纽伦堡法典》和《赫尔辛基宣言》等国际准则倡导个人的知情同意，但在实际建库中世界各地的做法多样，既有“个人同意”“家庭同意”和“社区同意”之分，也有“书面同意”和“口头同意”之别。按照表达同意方式的不同，知情同意可以分为口头和书面两种。在各国的伦理准则或法律文件中，均要求以书面方式表达同意。澳大利亚的《基因隐私和非歧视法案》规定，在采集、储存和分析 DNA 样本时，必须获得样本提供者的书面授权。在某些情况下，为尊重当地习俗或个人习惯，可以采用样本提供者口头同意的方式，但需由独立于样本采集单位的第三者（如当地的医生、村主任或族长）签字证明。

按照表达同意的主体划分，知情同意可分为个人同意、家庭同意和社区同意三种。知情同意过程具有复杂性和多样性。在原则上，应该坚持个人的知情同意，但也不排除选择其他同意方式。可见，在特定文化环境下，同意方式可能不止一种，一个基本的评判标准是如何更好地保护样本提供者的权益不受侵犯。不论何种同意方式，都需要接受伦理委员会的审批和监督。

2．“再次同意”的适用范围

目前，国内外的不少单位，尤其是医院和医学研究机构，采集和储存了大量的遗传样本和数据。这些过去搜集的遗传样本一般用来服务于特定目的的研究，并获得了提供者的知情同意。通常，在研究结束后，这些遗传材料将在一定时限内，在伦理审查委员会的监督下销毁。但是，科学家们也发现所采集的遗传样本可以用于其他目的的研究。由此引发出一个现实的问题：当已采集的可识别样本用于未来或其他研究时，是否应获得最初样本提供者的再次同意？

3．保护隐私和保守机密

遗传数据和信息不同于一般的生物医学数据。泄露可识别身份的遗传信息会对个人或家族在保险、就业、婚恋和就学等方面造成不利影响，例如，可能会使个人和群体遭受基因歧视，或引发个人和家庭的焦虑及压力等。机构在采集遗传样本和数据时要进行匿名化或编码处理，以保护这些人的基因隐私，并对个人的基因信息严格保密。日本的《人类基因/基因组分析研究的伦理指导原则》规定，研究负责人应遵守承诺，按照规定的期限销毁样本，在分享样本和数据时应隐去提供者的身份。澳大利亚的《基因隐私和非歧视法案》规定了披露遗传数据的条件为，被提供者授权、法律授权披露，以及若不披露将危及提供者或他人生命健康。我国最高人民法院《关于贯彻执行〈中华人民共和国民法通则〉若干问题的意见（试行）》把隐私权视为一项重要的人格权。科技部的《暂行办法》规定：“人类遗传资源及有关信息、资料，属于国家科学技术秘密的，必须遵守《科学技术保密规定》。”

在建库过程中，是否恰当地保护了利益相关者的隐私，涉及了两种权利——“知道的权利”（right to know）和“不知道的权利”（right not to know）。由于遗传信息的共有性，因此，从广义上来说，遗传样本提供者、家族其他成员、甚至同类遗传疾病患者都有权了解有关的遗传信息，也有权知道涉及本人的遗传信息。那么，这些基于遗传样本的遗传信息是否应披露给样本提供者和其关联者？应在何种程度上披露遗传信息？研究者和伦理审查委员会应慎重选择。应强调指出的是，“不知道的权利”应得到应有的尊重，而告知结果的必要性论证应基于这些遗传数据的临床有效性。

4. 遗传样本和数据的所有权归属

建库中的利益相关者有研究者、科研机构、政府、样本提供者、社区等，那么谁应该拥有有被采集的遗传样本和数据？国际人类基因组组织（HUGO）的《关于利益分享的声明》（2000 年）指出，人类遗传样本和数据是全球公共财产，样本不属于任何人或群体。尽管遗传样本是由特定的个体提供的，但国际社会一般不给予样本提供者以所有权，只有在特定条件下（如样本是稀有的或独特的），提供者索求样本的所有权是可以予以考虑的。国际组织不断呼吁遗传样本和数据的公共属性，所有人应分享且获得数据库的利益，但这并没有解决数据的所有权问题。所有权问题的实质是个人、社群、国家和全人类之间利益的平衡问题。建立数据库涉及多方面的利益，问题的关键是如何协调各个利益相关者之间的冲突。在所有权归属问题上一般要考虑“样本提供者的个人利益”、“集体或国家利益”及“人类整体利益”三者之间的协调关系。对于那些政府资助的项目而言，样本和数据的所有权应属于国家或受资助的研究单位。在所有权问题上还应区分资助与合同这两种形式。在资助形式下，研究机构对样本和数据有控制权，而在合同形式下，研究机构则要把样本和数据提供给政府，此后由政府所有和控制。研究机构一般声称自己对由本机构人员接受资助而采集的数据拥有所有权。在多数情况下，研究人员只有在获得研究机构的许可时，才能与其他人或机构签订那些会影响数据的控制和使用的协议。

6.6 人类基因的专利权与商业化引发的伦理思考

20 世纪 90 年代初，美国国立卫生研究院（NIH）为几百个不知其功能的 DNA 序列片段申请专利，引起了科学界的震惊和关注。从此，以美国一些私营公司为一方，以国际人类基因组组织（HUGO）的主流科学家为另一方，开始了针锋相对的争论。HUGO 的科学家以更快的速度把所有序列上传网络，造成已公开的既成事实，以防不测。私营公司则凭借自身的经济实力与主流科学家较量，投巨资加速“生产”专利，并建立自己的数据库以与公众数据库分庭抗礼。

人类基因组计划一开始由政府资助，其目的在于能使公众免费地享受人类基因组计划的成果。部分学者认为“人类 DNA 不能申请专利，但其具体应用可以是个人或公司的财产”。但是，由于私有企业对人类基因组计划（HGP）潜在的商业价值普遍看好，纷纷对 HGP 相关产物和成果进行专利申请，因此引发了能否对人类基因进行专利申请的激烈争论。

专利是给专利拥有者的一种权利。一旦某种产品或发明被授予专利，该项发明或产品的专利持有者，可以自登记之日起，在 20 年内拥有制造、使用和出售该产品或发明的独占的权利。所谓独占权利，就是指发明人在 20 年内可以禁止任何人使用其发明，即使后来者也有同样的独立发明。专利法最基本的原则是“新颖性”，这是一项发明被赋予专利的最基本条件。

专利法规定，自然发生的产物不能被赋予专利，但经人工改造后的发明，可以申请专利。例如，细菌或化学物被分离、纯化后，已不同于原来自然的不纯净状态，就可以申请专利。与这些原则相对应的是，自然状态的基因是自然物质，不能申请专利，但对基因进行分析、测序、分离或克隆的方法，或通过一些创新的方法而克隆的基因可以申请专利。正因为如此，HGP 进展的每一个阶段都有可能申请专利：从新的研究技术和方法的发现，如有关 DNA 测序的技术和设备，到产品的最终开发，如以基因为基础的药物和遗传疾病的诊断仪器等，都可以申请专利。专利申请的另一个条件是，发明必须是有用途的，即“实用性”原则。从这个意义上说，经人工干预后纯化和分离的蛋白质和具有一定用途的 DNA 序列片段，可以申请专利；反之，没有功能和效用的 DNA 序列片段则不能申请。但实际上，许多 DNA 序列在效用上的模糊性，以及现有专利法存在的宽泛的专利范围，使许多机构对尚不知功能的 DNA 序列片段申请专利。HUGO 认为，在原则上应给予遗传信息的发明者以专利，如果该项发明有效用并满足可申请专利的标准；如果该遗传信息序列无具体效用，则不能授予专利。

在伦理学层面，对人类基因是否应该申请专利的争论也相当激烈。因为基因专利是对以基因为基础的相关预防、诊断、治疗药物和仪器（包括生物芯片所涉及的基因专利问题）的一种垄断性保护。一个基因的专利基本涵盖了该基因今后可能被开发的所有用途。例如，制药企业只有在获得基因专利许可权的前提下，才能进行该基因相关产品的开发利用。而基因专利的权利人不仅可以通过专利合作或转让获得收益，而且还可以从基于该基因的基因药物以及其他衍生产品后期的销售收入中获得一定比例的分成。一个具有重要功能的疾病相关基因的专利，转让价值一般以千万美元计算，而以此开发的基因药物年销售额可达几十亿美元。所以，许多人担心，个人或公司拥有人类基因专利会影响人类基因组成果的推广；许多发展中国家担忧，专利保护会引发本国遗传资源的流失，甚至担心人类基因专利会侵害人性和人的尊严。

对人类基因专利价值和危害的伦理评价，可以从道义论和效用主义两个不同的视角进行。[9]

1．关于人类基因专利的道义论论证

反对人类基因专利的道义论观点认为，人类基因专利，不管对社会有利还是有弊，在道德上都是“恶”的。其论证主要体现在三个方面。

（1）从康德的“人是目的而不是手段”的观点来看，对人类基因专利化就是把人当作物；把人当作物在道德上是“恶”的；所以，人类基因专利在道德上是“恶”的。

对此持反对意见的观点则认为，基因专利并非把人当作物。基因专利只是允许个人或公司拥有对人类基因进行分析、测序的权利，以及享有相关克隆技术和方法所带来的利益。对处理人体部分组织的方法的所有权并不等于对人的所有权。一个基因专利其实类似于对其他人体组织和器官，如头发、骨头或心脏，进行处理的专利。如果对骨头的移植、分析和矫正的技术申请专利在道德上是可以接受的，那么人类基因专利在道德上也应该能被接受。因此，尽管康德的观点可以为反对人类基因专利提供理由，但并不充足。同样，我们也可以从康德的这个观点出发，认为人类基因专利在道德上是可以接受的，因为它没有侵犯人的尊严和权利。

（2）人的身体与人不能抽象地隔离开来，因为“人性”是与生物体的人紧密相关的。尽管对人类基因申请专利在大多数情况下并不侵犯人的权利，但它会因此影响我们对“人

性”和“什么是人”的认识。人体是构成人的实体的必要条件。因为“我们是谁”有赖于我们与我们身体的关系，所以，把我们的身体非人性化地视作物，就会得到“如果我的身体是物，那么我也是物”的结论。对人类基因申请专利的做法，会把具有尊严的、应该受到尊重的人，看作是可以买卖或随意改变的客体。

对此持反对意见的观点则这种观点尽管有其合理之处，但它是基于可疑的社会学和心理学的假定之上的，即社会道德会逐渐滑坡。多年来，我们在很多情况下把人体当作客体来研究、治疗，但也没有因此把活人甚至是死人当作是纯粹的客体或物。为什么对人体组织和器官的使用是合乎道德的，而偏偏人类基因专利就是“非人化”的呢？如果这种推论是合理的，那么就可以认为对人体进行解剖也会导致道德的滑坡。

（3）人类基因是人类共同的财产，而不属于某个人或公司。由于人类大部分基因是共同的，所以我们不能声称拥有人类基因，就像不能声称拥有空气一样。

对此持反对意见的观点则拥有基因专利并不意味着把人类基因看成“私有财产”。人类基因专利并不允许任何人拥有自然发生的人类基因，因为专利只适用于发明。个人和公司可以对人类基因的复制、测序、改变和分析的方法申请专利，但是对这些方法的所有权并不构成对自然发生的、共同的人类基因的拥有。基因专利只适用于发明，而发明不是世界上所有人共享的，也不是自然现象。这正如水不能作为专利，但供水公司可以获得制造、分析或纯化水的专利。

2. 关于人类基因专利的效用主义论证

从效用主义角度对人类基因专利的价值与危害进行评判，自然会引发这样一些问题：基因专利是否有利于人类基因组研究成果的推广？人类基因专利在多大程度上使社会的大多数人受益？谁会在专利中受益？谁的利益又会受损？专利保护是否会影响人们获得负担得起的医疗帮助和药物？

其中，是否有利于研究的进一步推进，是评价人类基因专利的重要因素。反对者认为，HGP 是一项长期的、正在进行的研究，基因专利不利于 HGP 研究的深入和推广，主要表现为以下几方面。

（1）正在寻求专利权保护的研究者会推迟发表他们的成果，从而阻碍新知识的推广。专利制度要求发明必须具备“新颖性”，即在申请前不能公开发表其成果。我国《专利法》规定，新颖性可推至申请专利前 6 个月内，有些国家则为 1 年。但是，研究者为了获得科学界的认可，总是希望早日在科学刊物上发表他们的成果。而从专利申请到批准，还需要较长一段时间。在这种情况下，发表成果是有风险的，因为他们有可能就此丧失“新颖性”，得不到专利保护。即便科学家先赶快申请专利，然后发表成果，也往往无济于事。因为研究成果有可能先达到发表的程度，再达到申请专利的程度。在这种情况下，发表先期的研究成果会阻碍后期研究成果申请专利；发表研究成果的某一部分可能会阻碍以后整个发明申请专利。所以，对专利制度熟悉的科学家，往往会选择先申请专利，再发表成果。

（2）若专利拥有者阻止别人接触到他的发明，将会阻碍后期的深入研究。专利拥有者，作为专利的垄断者，一般拥有对发明进行开发或者完全禁止开发的处置权。如此宽泛的排外权利，有可能阻碍科学的进步，尤其是对开发技术申请专利在先、使用在后的人类基因组研究，其影响更甚。而让私人商业机构拥有专利，情况会更加混乱，因为商业公司不可避免地会把研究成果和利润结合在一起。如果商业公司在专利的保护下有较大的利润，他们会积极地充当研究成果的市场“推销员”，而如果市场回报率较小，或者利润得不到保护，他们就不会推广研究成果。此外，如果某发明既具有市场价值，又具有重要的科学研究价值，专利拥有者会偏重其市场价值，而有可能对科学价值置之不顾。

（3）如果商业公司拥有专利，还有可能使常规的医疗技术变得费用昂贵，使病人负担不起，使遗传检测和服务远离穷人。富人会在人类基因组研究中获益多多，而穷人则会在不可治愈的遗传疾病的痛苦中备受煎熬。遗传疾病有可能成为贫穷的同义词，并因此给穷人贴上等级标签。因此，人类基因专利可能会加剧业已存在的医疗卫生服务的不平等，也会造成社会的不平等和歧视。

然而，赞成人类基因专利的人认为，以上因素不是阻碍研究成果推广的充足理由，理由有三点。

（1）在实际从事人类基因组研究的科学家中，没有多少人是真正出于专利的考虑而延缓发表他们的成果的。对于许多商业化的科学家来说，获得专利更有可能使他们的成果得以发表，而不是通过保密来保护发明的知识产权。同时，数据显示，对于在大学和研究所从事 HGP 研究的科学家来说，如果他们获得生物技术公司的资助，其研究成果的发表数量和专利申请数量都在那些没有获得资助的科学家之上。因此，专利并不影响成果的发表。当然，这仍不排除有些科学家出于专利的考虑推迟发表研究成果，但这并不是基因能否专利化的问题，而是专利审批的效率问题。

（2）对于发明人有可能阻碍研究成果的推广这一问题，国家可以采取相应的制约措施。例如在美国，政府主要是通过法律来制约由公共资金资助的发明人，以促进甚至强迫研究成果的推广和应用。法律规定，如果出资机构认为有必要把有关的发明转化为实际的应用，法律允许出资机构行使介入的权利，迫使专利人推广其成果。而且，在一些特殊的情况下，法律还允许出资机构限制或剥夺发明人的发明所有权。当然，这种权利只是针对一些特例，不能随便使用。

（3）尽管在私营公司拥有专利时，情况会复杂得多，但是，私人企业是 HGP 研究深入和成果推广的不可忽视的力量。因为政府资助 HGP 的研究经费是有限的，无法限制私人企业涉足该领域。即使政府对研究的经费投入是充足的，可以完成人类基因组的绘图和测序，但是如果没有专利权，可能会导致私人企业在资助人类基因组后续研究方面缺乏动力，从而影响研究成果的转化及应用。更为重要的是，私营商业公司是把发明或研究成果推向市场的重要力量，许多国家正是通过商业化来达到研究成果转化为实际应用并使普通消费者受益的目的的。正因为如此，许多人认为私人企业拥有专利，有助于 HGP 成果的应用和推广。专利拥有者也会欢迎研究者使用其发明，因为他们也希望开发出发明的新用途，并由此打开新的市场。在市场不断扩大的过程中，价格会逐步降低，如起初价格昂贵的遗传检测正在不断降低价格，所以最终得益的还是消费者和病人。

可见，无论是从道义论还是效用主义立场来看，我们都需要对专利法是否应该延伸至人类遗传学领域进行进一步的探讨。当然，即使认为人类基因专利在道德上可以接受，这也是针对人类基因相关功能的开发、使用和技术的发明专利，而不是针对自然发生的基因。

另一方面，DNA样本是样本提供者的财产。如果这个样本被开发为有利可图的产品，那么应该如何处理身体财产权和知识产权两者之间的关系，则又是一个需要探讨的问题。

思考与讨论

1．人类基因组计划的实施与完成，为人类认识疾病产生的机制以及长寿与衰老等生命现象、为疾病的诊治提供科学依据。人类基因组计划会引发哪些主要伦理问题？

2．目前基因检测技术与遗传筛查均已商业化，请简述其可能存在的伦理问题。

3．胚胎干细胞研究与克隆技术对人类社会有何影响？涉及哪些伦理问题？

4．人类遗传资源是重要战略资源，具有很高的研究开发价值，简述建立人类遗传数据库涉及哪些伦理问题。

参考文献

[1] 赵立平. 基因与生命的本质. 陕西：陕西科学技术出版社，2000.
[2] 贺林. 解码生命. 北京：科学出版社，2000.
[3] 王玉峰. 关于基因平等问题的哲学思考. 社会科学，2001，(08)：41～43，40.
[4] 邱仁宗. 人类基因组研究和伦理学. 北京：自然辩证法通讯，1999.
[5] UNESCO. 世界人类基因组与人权宣言草案. 巴黎：联合国教科文组织大会，1979.
[6] 库尔特·拜尔茨. 基因伦理学. 马怀琪，译. 北京：华夏出版社，2000.
[7] 徐宗良，瞿晓敏. 生命伦理学. 上海：上海人民出版社，2002.
[8] 刘学礼. 生命科学的伦理困惑. 上海：上海科学技术出版社，2001.
[9] 邱仁宗，翟晓梅. 生命伦理学概论. 北京：中国协和医科大学出版社，2003.
[10] 张春美. 谁主基因：基因伦理. 上海：上海科技教育出版社，2011.
[11] 甘绍平. 应用伦理学前沿问题研究. 江西：江西人民出版社，2002.
[12] 甘绍平. 伦理智慧. 北京：中国发展出版社，2000.
[13] 黄柒金，倪艳丽. 胚胎干细胞研究面面观. 医学与哲学（A），2002，23（2）：1～4.
[14] Alexander McCall Smith，Michel Revel. 胚胎干细胞在治疗学研究中的应用. 医学与哲学，2003，24（11）：15～16.
[15] 沈铭贤. 生命伦理学. 北京：高等教育出版社，2003.
[16] 杨建军，王传中. 生物医学伦理学导论. 武汉：武汉大学出版社，2007.
[17] 王延光. 人类胚胎干细胞的来源与伦理思考. 医学与哲学，2002，23（2）.
[18] 李春秋. 当代生命科技的伦理审视. 江苏：江苏人民出版社，2002.
[19] 白玄，柳郁. 基因的革命. 北京：中央文献出版社，2000.
[20] 李宝健. 面向21世纪生命科学发展前沿. 广东：广东科技出版社，1996.
[21] 吴文新. 科技与人性. 北京：北京师范大学出版社，2003.

第7章　人工脏器技术的伦理问题

引导案例

某医院器官移植伦理委员会讨论了一例潜在器官捐献病例。某患者父母去世，没有配偶，没有子女。与其关系最亲近的人是弟弟，目前在某监狱服刑。患者已丧失意识，靠设备维持呼吸和心跳。丧失意识前，患者没有明确表示过死亡后器官捐献意愿，但也没有明确表示过不愿意捐赠器官。针对能否将此患者作为死亡后器官捐献的供体，器官移植伦理委员会展开了讨论。

器官移植技术是人类健康的福音。器官移植技术的成功，被称为20世纪人类医学史上的三大里程碑之一。但这一技术包含了器官的捐献、摘取、植入过程，每一环节都涉及当事人的合法权益，因此引发了较一般医疗技术更多的社会、伦理和法律问题，需要完备的伦理原则和法律规定对其进行调整和规范。

7.1　器官移植技术概述

器官移植有狭义和广义之分。狭义的人体器官移植是指摘取器官捐献人具有生理功能的心脏、肺脏、肝脏、肾脏或者胰腺等器官的全部或者部分，将其植入接受人身体，以代替其病损器官的过程。其中，捐献出器官的一方被称为“供体”，接受器官的一方被称为“受体”。广义的器官移植还包括人体细胞和组织的移植、异种器官移植、组织工程器官再生及功能重建等。

科学技术往往都来自幻想。关于器官移植的幻想，在远古时期就开始了。在公元前12世纪的印度神话中，湿婆神与雪山神女喜得贵子，取名为迦尼萨。在庆生宴上，受毗湿奴神之妻诅咒的土星神看了一眼婴儿，婴儿当场身首异处，引得众神垂泣。毗湿奴神看此事与自己有关，为安慰孩子亲属，就飞到河边找了头睡梦中的大象，把头砍下移植到了死婴颈上，使其复活。婴儿长大后就变成了印度人心中保佑人们心想事成的象头神。古希腊神话中有个喷火怪兽名叫喀迈拉，形象是狮头、蛇尾、羊身，在背上还长出一颗羊头。美国移植外科协会就用这个形象作为了自己的标志。在中国，家喻户晓的神医扁鹊是这一类型故事的最早主角。在《列子》的记载中，鲁国的公扈志强气弱，而赵国的齐婴恰恰志弱气强，两人同时找扁鹊看病，扁鹊便给他们喝下药酒，令其昏睡，用刀剖开两人胸膛，取出心脏互换。这一典故得以流传世界，扁鹊换心的图案也成了1986年在美国召开的器官移植大会的会标。清朝的蒲松龄在《聊斋志异》中也描写了陆判官帮书生朱尔旦换心，以及帮他妻子换头的故事。

但是，器官移植的技术真正落实到现实中，最早的实践是自体皮肤移植。古印度一个名叫苏许鲁塔的医师别出心裁，将一名被判处削掉鼻子的囚徒的额头皮肤移植到鼻子上，帮囚徒重新修整出了新的鼻子。欧洲文艺复兴时期，意大利外科医生塔利亚科齐很有创意地用吊带将患梅毒烂掉鼻子的病人上臂固定高举，将鼻子创口与上臂肱二头肌位置缝合，保持该姿势数周，皮肤便长到了一起，此时再将患者手、鼻切分，使其各自愈合。19世纪的法国医生拉伯德多次蹲守在行刑场外，买通相关人员后，将刚被砍下的死囚头颅迅速接入到动物的血液循环中进行观察，但他的这些实验都没有成功。1905年，奥地利医生爱德华•泽尔将一个因眼部外伤失明的男孩的角膜移植给了一个患眼病的工人，获得了成功。这是人类首例同种异体角膜移植手术。因为角膜上没有血管，所以排斥反应要轻微得多。尽管患者术后一只眼睛感染，但另一只恢复了视力并终身保持。脏器的移植与角膜移植相比难度更大。直到1954年，美国外科医生约瑟夫•默瑞才成功地进行了第一例同卵双胞胎之间的肾移植；1959年，他又进行了首例活体非亲属供肾的肾脏移植；1962年，默瑞又成功地首次用死者的肾脏进行了移植手术。这些手术后的患者都获得了较长时间的存活，默瑞也在人类器官移植史上创造了三个第一，标志着人体器官移植技术终于从幻想走到了现实。

在将人体器官移植技术变为现实并在其逐步改进提升的过程中，科学家们克服了三大技术难题。一是血管的缝合问题。在仅有止血带的时代，血管的精密切合是一个天堑般的难题。1902年，法国医生卡雷尔在向巴黎最好的裁缝学习后，发明了血管的“三线缝合法”。运用该方法，可解决出血与血栓问题。只是，受当时材料工艺的限制，他用的缝合线竟是护士的头发。但此术一出，血管缝合问题得到了解决，卡雷尔发明的技术也一直沿用到今天。二是免疫排斥问题。20世纪上半叶，各国都进行了不少脏器移植实验，但都因排斥反应而失败。揭开这背后玄机的，是英国医生梅达沃。梅达沃通过对烧伤病人的植皮观察，发现异体皮肤不到一周就被排斥而脱落，且二次异体植皮时排斥加速，因而他得出结论：异体移植物的排斥是由免疫机制引起的。更重要的是，他在一处农场用小牛做试验，观测到异卵孪生小牛间的皮肤移植并没有排斥，进而发现了“获得性免疫耐受现象”，为移植排斥难题的解决找到了方向。在此基础上，医学界陆续发现了多种有临床实效的免疫抑制药物，如硫唑嘌呤、环磷酰胺等。1979年，环孢素的开发应用使异体器官移植技术取得极大突破，移植成功率迅速提高。三是被移植器官的保存问题。器官摘取后如何能在移植前被保存活性，是器官移植绕不过的难题。1967年和1969年，两名美国人贝尔泽和科林斯分别创制出器官的降温和灌洗技术。使用这些技术，供移植的肾脏从供体摘取后活性可达24小时。再加上飞机高速飞行的便利，以及器官移植网络逐步健全带来的捐受双方配对的高效率，保证了送往手术台的供体器官能最大限度地保持活性。在这三项技术难题的攻克过程中，科学家们付出了艰辛的努力，也为人类生命与健康带来了巨大的贡献与福祉。因此，“三个第一”的约瑟夫•默瑞、发明血管缝合术的卡雷尔以及发现免疫排斥和获得性免疫耐受的梅达沃分别于1990年、1912年和1960年获得诺贝尔生理学或医学奖。

当前，人体器官移植已经是一项广泛开展的外科手术，至今已有超过八十万名的患者通过器官移植手术得到了治疗。在医疗条件比较先进的国家中，肾移植已成为良性终末期肾病（如慢性肾小球肾炎、慢性肾盂肾炎等所致的慢性肾功能衰竭）的首选常规疗法。肝脏移植手术与心脏移植手术也纷纷被实施，连肺、小肠甚至肢体等人体器官也进入了可移植器官的行列。在单个人体器官移植技术逐步成熟的同时，多器官移植和器官联合移植的研究也渐渐展开，给无数患有绝症的病人带来了福音，点燃了希望。

除人体器官移植外，异种器官移植的试验也在进行之中。异种器官移植是指将器官、组织或细胞从一个物种的体内取出植入另一个物种体内的技术。1905 年，法国的一名医生将一只兔子的肾脏移植给了一名肾衰竭儿童，这名儿童术后活了 16 天。1984 年，美国一名医生将一颗狒狒的心脏移植给了一个后来被称为“Baby Fae”的出生几周、患有左心发育不全综合征的女婴。这名女婴活了 21 天，在当时引起了极大轰动。目前，异种器官移植这项技术的研究仍在继续，已经用于试验的动物种类包括黑猩猩、狒狒、羊、牛、猪、仓鼠、兔等。虽然尚未进入临床阶段，但高新生物技术的发展日新月异，异种器官移植作为有别于其他移植方式的一种新的治疗方法，发展潜力是巨大的。

除了直接移植外来器官和组织外，人们还期盼着人体的器官能像机器的零件一样，可以在体外进行生产。一旦体内的组织、器官出现问题，就用“新的零件”更换，组织工程学（Tissue Engineering）因此应运而生。组织工程技术以少量种子细胞经体外扩增后与生物材料结合的方式，构建出新的组织或器官，用于替代和修复病变、缺损的组织器官，重建人体生理功能。组织工程技术的优点是：第一，可形成具有生命力的活体组织，对病损组织进行形态、结构和功能的重建并实现永久性替代；第二，用最少的组织细胞通过在体外培养扩增后，进行大块组织缺损的修复；第三，可按组织器官缺损情况任意塑形，达到完美的形态修复，这样的组织再生模式可以避免“以创伤修复创伤”的缺陷，有望真正实现无创或微创的组织器官再生和功能重建。组织工程概念提出后，很快获得了美国国家科学基金会的认可，组织工程学作为一门学科也得以确立和发展。

组织工程学诞生 30 多年来，研究方向首先是结构组织的组织工程化构建与应用，其标志是 1997 年 FDA 批准组织工程皮肤上市，组织工程骨、软骨、肌腱等也初步进入临床应用。组织工程学的另一个研究方向是具有复杂功能的器官的组织工程构建与应用，如组织工程膀胱临床应用及生物人工肝、肾、心脏瓣膜、内分泌器官的组织工程化构建研究。由于器官结构复杂，完全再生的难度很大，目前这方面的进展较为缓慢。但组织工程学的出现，意味着外科学已进入“再生医学”（Regenerative Medicine）的新阶段，对学科整体发展意义重大。当前，组织工程的内涵正在不断扩大，凡是能引导组织再生的各种方法和技术均被列入组织工程范畴内。组织工程的科学意义不仅在于提出了一个新的治疗手段，更主要的是提出了复制组织、器官的新理念，但同时也给医学技术带来了重大的机遇与挑战。[1]

7.2 器官移植中的知情同意

器官来源不足是各国器官移植面临的共同难题。以我国为例，每年约有 150 万患者需要通过器官移植来拯救生命，但每年可供移植的器官数量却非常有限。截至 2017 年 12 月 24 日，我国共捐献器官 41509 个，实现尸供器官捐献 15011 例，捐献率每百万人（Per Million Population，PMP）在 2016 年达到 2.98。与 2003 年我国公民逝世后器官捐献的数字为零，2011 年 PMP 仅为 0.03 相比，这个数字已经是经过多年努力后收获的巨大进步。但与每年 150 万的需求人群相比，捐献数量仍然显得非常渺小。即使是器官移植技术发达的其他国家，器官来源同样也是一个难题。统计数据显示，世界上器官移植捐献率最高的国家西班牙，2016 年器官捐献数量达到 4818 例，PMP 为 43.4。捐献率较高的国家还有美国，其 PMP 为 28.2；法国的

PMP为28.1。这些数字与中国相比，相对量很可观，但绝对量也远不能满足需求。

因为器官来源严重不足，因此各国都在研究制定更好的制度以鼓励更多的人在死亡后捐献出自己的器官。目前世界各国的器官捐献制度主要分为两种方式：明示同意和推定同意。明示同意是指患者及其家属明确表示，同意在患者死亡后，将其器官进行捐献，是患者及其家属积极地进行意思传达的结果，其逻辑结构是“除非同意不得捐献”。推定同意指患者或患者家属如果没有明确表示过反对死后器官捐献，就可以推定为已经同意，其逻辑结构是“同意捐献、除非拒绝”。明示同意制度与推定同意制度的根本区别在于两种制度的前提不同。一方面是对于身体权利的认识不同。推定同意制度是推定将尸体视为公有财产，但个人允许拒绝自己和亲属的捐献，这种认识最早来源于对无人认领尸体的处理方式；而明示同意是立足于人对自己的身体享有完全的处理权，一切对尸体的处理都必须遵从个人或亲属的意愿。另一方面是假设前提不同。推定同意制度是建立在“大部分人都同意捐献”的假设前提下，且民意调查能够显示大多数人都支持该意见；而明示同意制度是建立在“可能有相当数量的人不同意捐献”的假设前提下，所以需要每个人或其亲属做出明确的意思表示，确认是否同意在死后捐献器官。[2]

在实践中，每个国家都会根据自己的社会、医学和文化传统，决定本国移植器官的同意方式。起初，世界各国的大多数法律都是要求明示同意，但实行推定同意的国家也在逐步增多。目前，北美国家一般采用明示同意制度，欧洲大陆的许多国家采用推定同意制度，亚洲国家中只有新加坡实行推定同意制度，非洲只有突尼斯采用推定同意制度。但无论采用哪一种同意方式，都必须与该国的文化背景和社会传统紧密结合，才能取得良好的效果。

有的学者也提出能否在我国实行推定同意制度。但从我国文化传统及现实状况来看，实行这样的同意制度难度很大。从对两种制度的分析来看，推定同意的两个前提在我国都是不符合的。在中华民族的传统文化中，许多思想均对器官捐献有不利影响。其中，影响最深的是儒家思想。儒家虽强调“仁义”，但《孝经》中“身体发肤，受之父母，不敢毁伤，孝之始也”的观念对国人影响至深。对自己的身体尚且如此认识，如果捐献父母的身体，则更是极大的不孝。在儒家思想的影响下，我国民众的家族观念很浓厚，亲人之间感情很深。即使在思想上认识到捐献器官、救助他人是一种高尚的行为，但面对自己刚去世的亲人，在心中尚且十分悲痛的情况下要眼看着对方被人“肢解”，许多人在情感上还是难以接受，认为这种行为是对死者的“不敬”。佛家思想对我国的文化也有较大的影响。在佛教中，净土宗不认同死体器官捐献和脑死亡，主张病人气息虽断，但只要尚存一丝暖气，就不可触摸、移动或抚尸痛哭。在死者死后 12 小时内，不可给死者洗澡或移动身体，也不可在 24 小时内埋葬或火化，能在 7 天之后更好。因为佛教认为，死者临终最后一念，是超升或堕落的关键。正如佛教《智论》中说：临终时心力，能胜终身行力，是时少许心力，猛利如火，其量虽小，能做大事。这些观念，和推定同意制度的“将尸体视为公有财产”及推定“大部分人都同意捐献”的假设都是完全矛盾的。因此，推定同意制度虽然有助于器官捐献率的提升，但目前在我国还不具备实施的环境和土壤。

我国现行器官移植法律规范规定，公民捐献其人体器官应当有书面形式的捐献意愿，对已经表示捐献其人体器官的意愿，有权予以撤销。公民生前表示不同意捐献其人体器官的，任何组织或者个人不得捐献、摘取该公民的人体器官；公民生前未表示不同意捐献其人体器官的，该公民死亡后，其配偶、成年子女、父母可以以书面形式共同表示同意捐献该公民人体器官的意愿。从条文内容看，我国器官移植的同意模式属于明示同意。了解这些规定后再来分析本章的引导案例。案例中的患者没有配偶、子女和父母，只有一个弟弟。如果患者生前已经表示了捐献器官的意愿，患者死亡后可摘取其器官用于移植手术。但如若患者生前未有捐献意愿，法律又规定只有配偶、成年子女、父母才能以书面形式共同表示同意捐献，其他亲属无此权利，那么，即使患者弟弟同意，该患者也不能成为死亡后器官捐献供体。

值得注意的是，在我国器官移植法律规范中，如果公民生前已经明确表示死后捐献器官，法律法规并没有赋予其亲属撤销的权力。但我国强大的家庭本位文化背景，决定了家庭成员同意在器官捐献中重要的地位。因此，在实践中，即使捐献者已有捐献意愿，但医院在摘取器官前也会征求家庭成员的同意。如果家庭成员不同意捐献，医院也不会强行摘取器官。

医疗机构在摘取活体器官捐赠者捐赠的器官前，应当充分告知捐赠者及其家属摘取器官手术的风险、术后注意事项、可能发生的并发症及预防措施等，并请捐赠者签署知情同意书。摘取尸体器官，应当在依法判定尸体器官捐献人死亡后进行。从事人体器官移植的医务人员不得参与捐献人的死亡判定。

7.3 可供移植器官的公正分配

器官分配包括宏观分配与微观分配两个方面。宏观分配指国家如何将有限的卫生资源在器官移植和其他医学技术之间进行分配。但伦理学关注的主要是微观层面的分配，即一个稀缺的器官资源应该分配给哪一个病人进行移植，谁有权力来做出决定，而决定的标准又是什么。微观层面的标准可分为两个方面，即医学标准和社会标准。

医学标准指移植的禁忌证和适应证，包括受体的年龄、健康状况、疾病状况、免疫相容性等因素。当一个可供移植的器官出现时，应该移植给适合接受它、让它能发挥效能的患者，这是器官分配的基本前提。医学标准包含的因素虽多，但很多都可以量化，因此在伦理上争议较小。

社会标准的内容则要复杂得多，主要包括以下几个方面。

（1）捐献者意愿。在符合医学标准的前提下，如果捐献者生前对捐献对象有过明确的指示，应该尊重其意愿。

（2）是否曾经捐献。如果受体或其近亲属曾有过捐献器官的历史，那么在符合医学标准的前提下，可以优先获得器官。这种做法体现了公平原则，可以鼓励公众积极捐献器官，推动器官捐献数量的增加。

（3）登记的先后顺序。在同一分配范围内，若一个器官有多名患者等待，并且从医学标准来判断，患者的条件相同或相近，也没有患者具备优先条件，那么在这种情况下，“先来后到”无疑是最公平的方式。先登记的患者可以先获得器官接受移植。

（4）地域远近。在现有技术条件下，器官离体保存的时间最高为 24 小时，因此，供体与受体的距离远近也是分配标准之一。如果双方距离太远，以正常的交通条件在 24 小时内无法到达，那么器官就会浪费。因此，在其余标准大致相等的前提下，捐献器官的供体所在医院可以优先获得器官用于本院其他患者，再按地域由近到远依次分配。

（5）受体情况。包括受体的地位作用、社会价值、余年寿命等，都可以作为决定器官分配的参考因素。但此标准，尤其是地位作用和社会价值这两条，在运用时要非常慎重。每个人的社会地位各不相同，社会价值的评价也因人而异，但生命价值都是平等且至高无上的，应该被公平对待。因此，必须在医学条件基本相同，其他条件大致相当的前提下，才能参考这些因素。

除以上标准外，还有一些标准也逐步被纳入了评价的范围，例如受体的合格性问题。如果患者的疾病是因为之前的一些可归咎行为，如酗酒、吸烟等引起，是否应该将其排除出接受器官的名单，以便让那些真正因为疾病而需要器官的人获得器官，也是一个值得深思的问题。另外，非本国公民能否得到器官也是在全世界范围都存在的一个问题。例如，意大利的公民常常到法国、奥地利、比利时等邻国去要求接受器官移植，也常有其他国家的患者来到中国要求做器官移植手术。这种做法会挤占本国有限的器官资源，使本国公民等待器官的时间变长。对这种行为是全面禁止还是设定限制条件，各个国家的做法也不尽相同。我国原卫生部在 1999 年就明令禁止外国患者在华接受器官移植，美国则是限制非本国公民获得器官的人数不能超过整个移植项目病人的 10%，欧盟国家内部则不受限制。

无论是医学标准还是社会标准，器官分配对象的选择都是一种功利主义的选择，即分配给综合各个标准后获利最大的患者。但在这些标准中刚性标准很少，稍有不慎就会有“不公平”的嫌疑。因此，必须结合本国的文化背景和社会传统，制定出制度化、可考量的器官分配规则，保证器官分配尽可能公平合理。

我国现行器官分配与共享的原则是：器官分配总体应该符合医疗需要，遵循公平、公正和公开的原则。应按照移植医院、省（直辖市、自治区）、全国三个级别逐级进行器官的分配与共享。在过程中应当避免器官的浪费，最大限度地增加病人接受移植手术的机会，提高器官分配效率。在尽量降低移植等待名单的患者死亡率的前提下，优化器官与移植等待者的匹配质量，提高移植受者的术后生存率和生存质量，并保证器官分配的公平性，减少因生理、病理和地理上的差异造成的器官分布不均的情况。

按照法律和政策的规定，中国人体器官捐献体系（China Organ Donation System，CODS）由国家和省（区、市）两级人体器官捐献组织构成（见图 7.1）。其中，由基层人体器官移植外科医师、神经内外科医师、重症医学科医师及护士等组成的人体器官获取组织（Organ Procurement Organization，OPO）是核心。各省必须成立一个或几个 OPO，捐献器官的获取工作由 OPO 按照中国心脏死亡器官捐献分类标准实施。OPO 必须将潜在捐献人、捐献人及其捐献器官的临床数据和合法性文件录入中国人体器官分配与共享计算机系统，并使用器官分配系统启动捐献器官的自动分配。OPO 还负责获取、保存、运送捐献器官，与移植医院进行捐献器官交接确认。任何机构、组织和个人不得在器官分配系统外擅自分配捐献器官，未通过器官分配系统分配捐献器官和未执行器官分配结果将被视为违法行为，相关责任人应受到处罚。

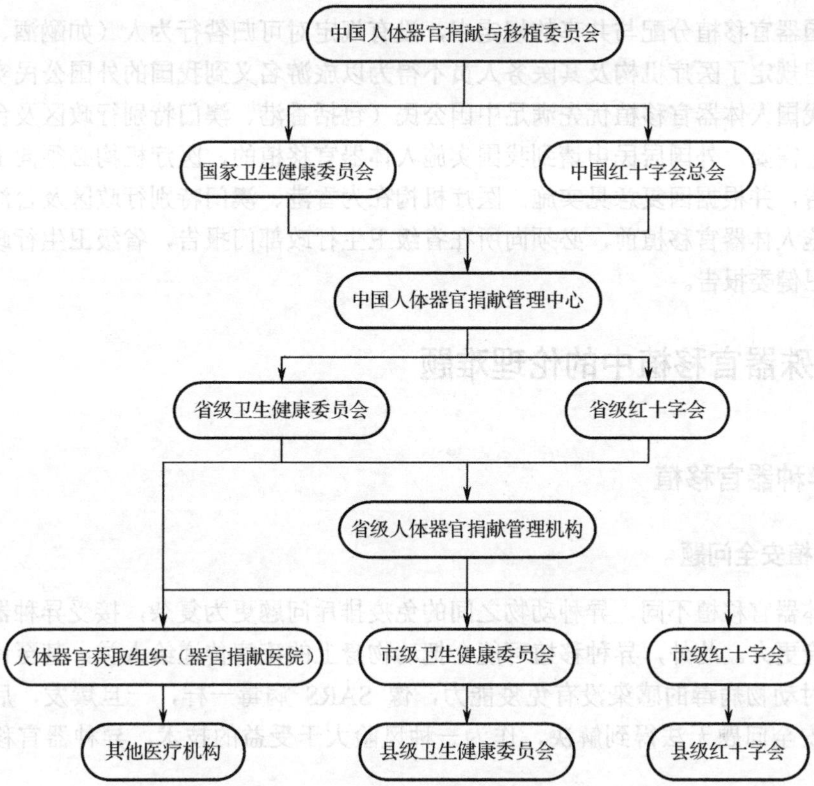

图 7.1 中国人体器官捐献体系组织结构图

目前，我国的法规政策主要针对肝脏、肾脏等器官制定了具体的分配与共享标准。在器官分配系统中，肝移植等待名单的排序规则为医疗紧急度、等待时间；肝移植匹配名单在等待名单的基础上，结合地理因素、血型匹配等因素得出匹配患者排序。肾移植等待名单的主要排序指标为等待时间（应当结合肾移植等待者接受透析治疗的起始时间）；肾移植匹配名单在等待名单的基础上，结合地理因素、血型匹配等因素得出匹配患者排序。

在肾脏与肝脏的分配与共享标准中，有两个方面是共同的。一是地理因素的规定。两种器官的分配都是以捐献者所在医院的移植等待者名单作为基本的分配区域进行排序与器官的匹配，并逐步扩大到 OPO、POPO（省级人体器官获取组织）和全国，按照器官捐献者与等待者的相对地理位置，推行各省行政区域内和全国范围内的器官共享。二是优先权的规定。两个标准中都规定了为弘扬器官捐献者为挽救他人生命的奉献精神，尸体器官捐献者的直系亲属或活体器官捐献者如需接受移植手术，在排序中将获得合理的优先权。此外，标准中还规定了 12 岁以下的儿童捐献者的肝脏优先分配给 12 岁以下的儿童肝移植等待者；18 岁以下的肾移植等待者优先；18 岁以下的肝移植等待者如果出现一些规定的情况，可以被列入超紧急状态，优先为其匹配器官。这些规定都是国际上逐步形成共识的一些伦理观念在我国器官移植法规政策中的体现。而且从规定中可以看出，影响排序的都是客观标准，等待者的社会地位、社会价值、经济能力这些主观性较强、容易引起“不公平”争议的标准，并未纳入我国器官分配与共享的标准之中。

在我国器官移植分配与共享的规定中，没有规定对可归咎行为人（如酗酒、吸烟等）的排除，但规定了医疗机构及其医务人员不得为以旅游名义到我国的外国公民实施人体器官移植。我国人体器官移植优先满足中国公民（包括香港、澳门特别行政区及台湾地区永久性居民）需要。外国居民申请到我国实施人体器官移植的，医疗机构必须向上级卫生行政部门报告，并根据回复意见实施。医疗机构在为香港、澳门特别行政区及台湾地区永久性居民实施人体器官移植前，必须向所在省级卫生行政部门报告，省级卫生行政部门要及时向国家卫健委报告。

7.4 特殊器官移植中的伦理难题

7.4.1 异种器官移植

1. 移植安全问题

和人体器官移植不同，异种动物之间的免疫排斥问题更为复杂，接受异种器官给人体带来的风险更大。此外，异种移植可能会把动物身上的疾病传递给人类，甚至诱发新的病毒。人类对动物病毒的感染没有免疫能力，像 SARS 病毒一样，一旦爆发，后果不堪设想。如果安全问题无法得到解决，作为一种风险大于受益的技术，异种器官移植不能应用于人体。

2. 人的完整性问题

人的身体中如果植入了异种动物的器官，成语中的“狼心狗肺”“人面兽心”就会变为现实，这种打破自然规律的行为对人的完整性提出了挑战。移植了异种器官的人，自身心理可能会受到影响，觉得自己变成了“禽兽”，还可能会遭受知情人异样的眼光。此外，移植异种动物器官会不会对人的生理和心理造成实质性的影响，现有的科学知识也无法给出确定的答案。

3. 人与动物的关系问题

按照人类中心主义的观点，大自然的一切都可以为人类所用，摘取异种动物器官来挽救人类生命是符合伦理的。但用于异种器官移植实验的动物中，最多的是黑猩猩、狒狒和猴子，它们是灵长类，属于人类近亲。摘取这类动物的器官用于试验遭到了动物保护组织的反对，引发了关于灵长类动物能否被用于实验的伦理争论。为了避免争议，现在的异种移植实验中大量采用猪作为实验对象。猪是偶蹄目动物，虽然外形与人类相差甚远，但主要器官与人的器官在大小、形态、结构和功能上相仿，并且来源广泛、易获得。在未来，猪有可能成为异种器官移植的主要来源。[3]

7.4.2 组织工程器官移植

组织工程器官移植的伦理难题主要来自种子细胞。目前种子细胞的来源有四个方面：异种细胞、同种异体细胞、自体细胞及干细胞。其中，异种细胞的伦理问题与异种器官移植有相同之处，而自体细胞伦理问题较少，易产生伦理问题的主要是同种异体细胞及干细胞。这两种种子细胞都主要从终止妊娠的人类胚胎中提取。关于胚胎，有的宗教认为流产是一种犯罪，利用流产胎儿的细胞治病是非常残忍的。但大多数国家的法律是从胎儿出生的那一刻才将其定义为人，利用流产胚胎作为种子细胞在这些国家通常没有法律上的障碍。尤其是在我国，宗教对社会的影响有限，因此我国的研究者可以更轻松、更理性地面对人类胚胎干细胞研究和人工流产的争议。在我国，将流产胚胎用作实验材料已有较长的历史，如从胎盘中提取胶原、多种生长因子；利用胎肝移植治疗肝衰；利用人胎肝和胸腺组织制备成注射液，用于治疗先天性免疫缺陷症和再生障碍性贫血等。在临床上，我们可以看到不少成功的报道。目前，各国一个比较主流的做法是，前 14 天的胚胎可用于干细胞研究。以 14 天为界限，是因为根据胚胎学研究，前 14 天的胚胎还是既无感觉又无知觉的细胞团，尚不构成道德主体，对其进行研究并不侵犯人的尊严。2003 年 12 月 24 日，我国科技部和原卫生部联合下发了 12 条《人胚胎干细胞研究伦理指导原则》，明确了人胚胎干细胞的来源定义、获得方式、研究行为规范等，并再次申明中国禁止进行生殖性克隆人的任何研究，禁止买卖人类配子、受精卵、胚胎或胎儿组织；要求进行人胚胎干细胞研究，必须认真贯彻知情同意与知情选择原则，签署知情同意书，保护受试者的隐私；从事人胚胎干细胞的研究单位应成立包括生物学、医学、法律或社会学等有关方面的研究和管理人员组成的伦理委员会，其职责是对人胚胎干细胞研究的伦理学及科学性进行综合审查、咨询与监督。[1]

思考与讨论

1. 什么是人体器官移植？
2. 组织工程的优点是什么？
3. 目前世界各国器官捐献制度主要分为哪两种方式？各有什么特点？
4. 我国人体器官捐献体系对器官分配有哪些主要规定？
5. 组织工程器官移植主要有何伦理争议？

参考文献

[1] 王佃亮. 组织工程的诞生与发展——组织工程连载之一. 中国生物工程杂志，2014，34（5）：122～129.

[2] 蔡昱. 器官移植立法研究. 北京：法律出版社，2013.

[3] 孙福川，王明旭. 医学伦理学，4 版. 北京：人民卫生出版社，2013.

第8章 制药工程的伦理问题

引导案例

2013年7月15日，据新加坡《联合早报》报道，印度自2005年放宽药物试验限制后，成为许多外国药厂的“人体小白鼠”基地，许多印度穷人为赚取“志愿者辛苦费”，甘冒生命危险接受人体试药；也有不少人在不知情的情况下，被骗成为“人体小白鼠”。72岁的柏赫克就是一名被骗接受非法人体试药的受害者。他在五年前因为心脏出现问题，到中部印多尔一家医院就医。医生主动表示可以为他提供免费治疗，唯一的条件是，一旦药物吃完后，他只能回到医院向该名医生领取新药，不能私下到其他药房自行买药。柏赫克的侄子阿洛克说，柏赫克将在一个特别医疗计划下接受治疗。但他们都不知道，医生提供的免费药物，其实是未经临床试验、未经当局批准上市的新药。阿洛克指出，新药产生的副作用导致柏赫克变得痴呆，无法认出家人。家属已就此提起上诉，希望为柏赫克讨回公道。

据报道，自2005年放宽药物试验限制后，在印度进行的活人临床药物试验中充当“人体小白鼠”的人多达57万，在7年内最少造成2644人死亡。和其他先进国家相比，在印度进行人体试药可为制药公司节省高达60%的成本，因此吸引了许多外国制药公司前来进行临床试验。在印度，和柏赫克有相同遭遇的人不胜枚举。据当时报道，印度的临床研究市场在2010年至2011年间增长了12.1%，相关盈利达4.85亿美元。

维护医疗权益的非政府工作人员尼希指出，和欧美国家相比，印度对药物试验的管制较为宽松。许多受害者到医院“复诊”，但其实是在不知情的情况下接受药物试验。案件中大部分受害者并没有签署知情同意书，他们获得的药物也没有注明是试验用途。

8.1 制药工程的伦理蕴涵

药品是指用于预防、治疗、诊断人的疾病，有目的地调节人的生理机能并有适应证或者功能主治、用法和用量的物质，包括中药材、中药饮品、中成药、化学原料及其制剂、抗生素、生化药品、放射性药品、血清、疫苗、血液制品和诊断药品等。制药工程是服务于制药工业的主要技术学科，既是一个理论与实践密切结合的领域，又是与其他高科技技术紧密相关的重要学科。制药工程领域运用化学工程、化学、药学、生命科学及制药工程等基础知识的专门技术，主要在制药工程、制药工艺、制药工程环保、生产过程检测与控制、生产管理、技术经济分析、清洁生产等方面开展药物设计、制药工艺技术开发、制药工艺过程设计等相关活动。制药工程以提升广大患者的健康需求为导向，以保障公众的健康安全为主要目标。但是，在制药工程的各个环节中，经常会遇到非常突出的伦理问题。责任主体，包括药物和疫苗临床试验中的研究者以及制药企业，在伦理问题前都必须做出正确的伦理选择，承担起自身的职责，切实维护人民群众的生命与健康，保护生态环境，这是制药工程永恒的主题。

8.2　药物临床试验伦理问题

8.2.1　药物临床试验

从流程上来看，新药从研发到上市需经历如图 8.1 所示的几个阶段。

（1）临床前研究，包括研究开发和临床前试验。

（2）临床试验审批（Investigational New Drug，IND），只有通过国家药品监督管理局的临床试验审批后才可进行临床试验。

（3）临床试验，通常分为三期（Ⅰ期、Ⅱ期、Ⅲ期）。

（4）新药上市审批（New Drug Application，NDA），经过上市批准后，方可上市流通。

（5）上市后研究，即Ⅳ期临床试验。

（6）上市后再审批，上市后还需进行再审批，重新审核新药的有效性和安全性。

其中，药物临床试验是指在患者或健康志愿者身上进行的药物系统性研究，证实或揭示试验药物的作用、不良反应及/或试验药物的吸收、分布、代谢和排泄，以确保药物的安全性和有效性。临床试验是生物医学研究中必需且风险较高的研究方法。药物临床试验是保证新药上市后的有效性及安全性的关键环节，所有的药物临床试验在临床研究开始之前都必须进行伦理审查，以保证受试者的权益和试验结果的准确性。[1]

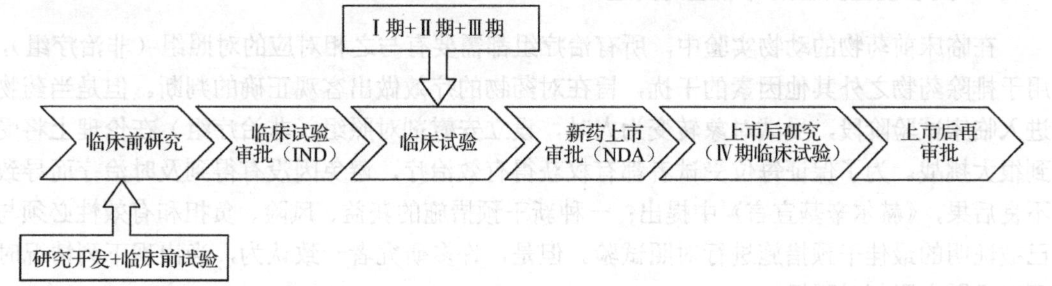

图 8.1　新药研发到上市流程

8.2.2　药物临床试验伦理学准则

对药物临床试验的伦理要求始于第二次世界大战之后的《纽伦堡法典》，该法典为此后的人体试验制定了医学伦理的标准。对于药物临床试验，最基本的三条准则是：①绝对需要受试者的自愿同意；②试验结果必须对社会有利；③必须力求避免受试者在肉体上和精神上受痛苦和创伤。这些准则的目的是充分保护参加医药试验者的基本人权，防止这类试验被滥用。在《纽伦堡法典》的基础上，世界医学协会（World Medicine Association）在 1964 年第 18 届大会上通过了著名的《赫尔辛基宣言》。这一指导性文件几经修改，成为开展涉及人类受试者的生物医学和行为研究的基本伦理原则，先后为世界各国所接受并遵循。《赫尔辛基宣言》自 20 世纪 70 年代进入中国后，一直被中国药监部门坚持推行：临床试验必须遵循《赫尔辛基宣言》和中国有关临床试验研究的规范、法规。《赫尔辛基宣言》、《药物临床试验质量管理规范》均要求在研究开始以前必须进行伦理审查。

我国受试者保护制度和法规正逐步健全。1998 年 3 月 2 日，卫生部颁布了《药品临床试验管理规范（试行）》；1999 年 7 月 23 日，《药品临床试验管理规范》经国家药品监督管理局局务会审议通过后，正式颁布；2003 年 8 月 6 日，《药物临床试验质量管理规范》（Good Clinical Practice，GCP）经国家食品药品监督管理局修订并颁发，它规定所有以人为研究对象的研究必须符合《赫尔辛基宣言》。所有药物临床试验均要严格遵守 GCP 规定，以保证研究质量、保障受试者的权益。[2]2007 年 1 月，《涉及人的生物医学研究伦理审查办法（试行）》出台，旨在规范涉及人的生物医学研究和相关技术的应用，保护人的生命和健康，维护人的尊严，尊重和保护人类受试者的合法权益，象征着我国生物医学研究相关制度不断与国际接轨。

伦理委员会作为伦理审查的主要机构，负责审查临床试验方案是否合乎伦理要求，并为之提供公众保证，确保受试者的安全、健康和权益受到保护。[3]伦理委员会批准项目研究，应该注意坚持生命伦理的社会价值、公平选择受试者、遵守知情同意书规范和科研诚信规范这四个主要方面。[4]

8.2.3 药物临床试验的伦理问题

药物临床试验中通常存在以下几点伦理问题。

1．关于设立安慰剂对照组的问题

在临床前药物的动物实验中，所有治疗组都需要有与之相对应的对照组（非治疗组），用于排除药物之外其他因素的干扰，旨在对药物的疗效做出客观正确的判断。但是当药物进入临床试验阶段，受试对象转变为人时，设立安慰剂对照组（非治疗组）在伦理上将受到很大挑战。为了保证每位受试者都有权获得有效治疗，避免因没有得到及时治疗而导致不良后果，《赫尔辛基宣言》中提出：一种新干预措施的获益、风险、负担和有效性必须与已被证明的最佳干预措施进行对照试验。但是，许多研究者一致认为，当出现下列情况时可以设置安慰剂对照组：

（1）临床上没有有效的治疗药物和方法；

（2）受试者不能忍受常规治疗引起的不良反应；

（3）评价疼痛和精神类药物；

（4）评价中药疗效。

尽管如此，对于安慰剂对照组的设置仍是伦理界和医学界争执的热点之一。

2．关于“双盲实验”知情同意权的问题

“双盲实验”是一种严格的试验方法，通常适用于以人为研究对象的试验。双盲临床试验可以最大限度地降低受试者和试验操作者的主观因素对实验结果的影响，控制实验偏倚，为人类医学进步提供更为真实可靠的循证医学证据。在双盲试验中，试验者和参与者都不知道哪些参与者属于对照组、哪些属于试验组。将受试者随机分配到对照组或试验组是双盲实验中至关重要的一步。确认哪些受试者属于哪个组的信息交由第三方保管，并且在研究结束之前不能告知研究者。1

但是，医学伦理学要求受试者必须在进行临床试验前签署知情同意书，其目的是使受试者对试验有全面、清晰的了解，从而做出是否参与试验的决定。而双盲试验从技术上要求试验的设计者必须对受试者和试验的操作者保密，不可告知其分组情况、给药情况，甚至不能告诉受试者使用了“安慰剂对照双盲法”进行人体试验。这显然违背了知情同意原则。

3．知情权和知情同意书[4]

我国《药物临床试验质量管理规范》规定知情同意的四个基本要素为必要信息、充分理解、完全自愿以及书面签署。[5]如前所述，知情同意实际上包括两个不可或缺的方面或步骤：一是知情，即让受试者知晓和明了与临床试验有关的必要信息；二是同意，即受试者自愿确认其同意参加该项临床试验的过程。

但是，在知情同意的实施过程中还存在很多问题，具体如下：

（1）知情同意书中对试验药物的疗效强调较多，对不良反应的叙述则很少；

（2）受试者对不良反应的风险估计不足，以致后期出现矛盾；

（3）研究者对研究项目的有关前期研究资料介绍不充分，对研究者及单位的资料不做概括性陈述；

（4）研究者往往重点强调受试者的责任与义务，忽视受试者的权利与权益；

（5）研究者不重视研究出现的突发事件或不良事件的处理预案及申诉机构或赔偿途径；

（6）知情同意书的签署设计欠科学性。

针对这些问题，研究机构应当以社会文化背景为基础，结合个体差异，综合评价受试者的心理承受能力、性格特点、认知水平、受教育程度等因素，在知情同意的实施过程中，采取合理的、具有人文关怀的策略。在研究者与受试者双方沟通时，研究者的语言应具有人性化、通俗化、科学化等特点，使知情同意的实施过程由疾病信息的沟通上升到情感、观念的沟通，从而减轻受试者的思想负担和压力，消除他们的恐惧心理。

4．关于基础实验进入临床试验的资格审核问题

涉及人的生物医学研究必须遵从普遍接受的科学原则，并在充分的实验室工作、动物试验结果以及对科学文献的全面了解的基础上进行。目前，在进行人体试验前，研究者必须提交充分的动物试验记录以检验其安全性。1961 年，波及全球的“反应停”（沙利度胺）事件，导致包括欧洲、南美洲、亚洲等多地区的约 10 000 个畸形儿出生，其原因就是临床试验不适当及药品审查不严格。由于美国审批制度严格，FDA 没有批准“反应停”上市，因此该药物在美国并没有造成严重的后果。

除此之外，近些年来许多跨国医药企业纷纷将中国作为其新药临床试验基地。在我国进行着近 100 个 I 期临床试验项目，涉及人数至少在 50 万人以上。究其原因，主要是因为在发达国家，进行新药临床试验的风险极高，临床试验过程中发生药害事件的赔偿金额也非常高。为了节省成本，许多药企将药物临床试验的阵地转向发展中国家和最不发达国家。为了保障本国人民的健康福祉，我国药监部门需要加大药物进入临床试验的审核力度，以保证我国受试者的安全。

5. 保密原则

在新药的临床试验中，保密原则需贯彻始终，这不仅能够保障药物试验的科学性，也体现了对受试者隐私权的保障和对受试者人格和尊严的尊重。保密原则主要包括保护受试者个人及家庭隐私不公开，保护受试者疾病的诊断信息不公开，以及保护受试者疾病预后信息不公开。保密原则是维护良好医患关系的重要保证，而且是尊重健康和生命的表现。只有严格保护受试者的信息不泄露才能让受试者信任研究组，并安心配合实验，这也是实验成功的关键。医学伦理委员会应当制定相应的规章制度并监督审查，确保受试者利益及试验方案的顺利实施。

6. 严重感染性疾病新药临床试验的伦理问题

自21世纪以来，全世界爆发过几次严重的病毒感染性疾病，包括严重急性呼吸综合征（变异的冠状病毒感染）、禽流感（禽流感病毒感染）、埃博拉出血热（埃博拉病毒感染）等，将来可能还会出现新的难以控制的病毒性感染。这类疾病往往发病急，蔓延迅速，一旦发生，在全世界范围内都可能会出现无药可治的尴尬局面。药物的研发需要漫长的过程，但是严格的药物临床前和临床试验需要很长的周期，按正常流程研发新药往往无法有效应对无药可治的急性传染病。2014年8月11日，世界卫生组织（WHO）在日内瓦召开全球著名医学伦理学专家会议，就可否使用试验性药物应对西非埃博拉疫情进行了医学伦理学讨论。WHO在第二日发表声明称，全体专家一致同意使用试验性药物治疗埃博拉。由此可见，对于这种疫情大爆发的特殊情况，试验性药物可能提前进入临床。在患者生命垂危没有意识和能力，无法做到知情同意的情况下，医学伦理委员会有权在讨论之后代其做出决定。

7. 抗恶性肿瘤新药临床试验的伦理问题

随着国家经济的增长、自然环境的恶劣以及食品安全问题的突显，癌症患者的数量明显增加。由于癌症的危害极其严重，世界各国在癌症领域及抗癌药物方面的研发投入都非常大。很多癌症患者在对治疗药物产生耐药性、生命受到威胁的时候就到处打听治疗偏方或是国内外正在进行临床试验的新药，即使明知药物正处于试验阶段也甘愿一试，以求获得延长生命的机会。这种选择往往是受试者的无奈之举，但他们也是自愿为之。然而现实情况通常并不乐观，由于受试者本身也到了癌症的中后期，药物的治疗效果和不良反应都可能被疾病的发展所掩盖，研发人员不易区分是否因不良反应导致受试者病情的加重和死亡。这与医学伦理学坚持的有利和公正原则存在冲突与矛盾。[6]

8.2.4 伦理委员会是伦理禁区的守护者[7]

特殊人群在参加新药临床试验时需要特殊保护，特殊人群包括老年人、儿童、文盲患者、精神病患者等。在征求特殊人群的知情同意时，通常的做法是请弱势病人的代理人、监护人或家属代为决定，但这种做法很有可能违背受试者的意愿。

1. 儿童参加药物临床试验的伦理问题

儿童是国家的未来，同时他们又是弱势群体，不具有完全的民事行为能力，因此他们的用药安全需要国家和社会予以重视。儿童的身体处于发育期，很多器官发育不成熟，对药物的吸收和代谢都与成人不同，因此儿童用药可能会出现更多问题。很多药物说明书都明确注明儿童禁用或不良反应不明确，这就导致儿童用药受限甚至无药可用。据统计，有 2/3 以上用于儿童的药品并未在儿童中开展过相应的药物临床研究，药品注册信息也显示仅有 2.27%的药品明确标注了适用于小儿或儿童。临床上，儿童用药的剂量大多简单地以成人剂量折算，未获得许可或超处方用药的情况比较多，同时超说明书用药的现象也不少见，这些情况会导致药品不良反应的产生和加剧。儿童并非成人的缩影，开展以儿童为目标人群的药物临床试验对于改善儿童用药不当的状况极其重要。

国家卫生健康委员会于 2016 年 5 月、2017 年 5 月和 2019 年 7 月，分三批公布了包括 105 种药物在内的鼓励研发申报儿童药品清单，以儿童为受试者的临床试验因此迎来了巨大机会。但与此同时，这种试验也存在相应的伦理问题。儿童心智发育不成熟，不能充分表达自身的利益需求，行为能力欠缺，在临床试验过程中自身权利容易受到侵害，且儿童在受到侵害后，其生理、心理受到的影响持续时间更长，后果更严重。儿童是国家的未来，在以儿童为受试者的临床试验中应当充分考虑试验的伦理问题。2008 年修订的《赫尔辛基宣言》中提出，受试者为儿童的临床试验必须满足以下几个条件：

（1）必须征得儿童和法定代理人的同意；

（2）使用儿童受试者是试验内容必需的；

（3）研究的风险是极低的。

因此，在以儿童为受试者的药物临床试验中，应当对儿童受试者进行特殊保护。

第一，试验方案应重点关注最小风险和儿童的特殊风险。在通常情况下，不大于最小风险是各国涉及儿童的临床试验伦理规范和国际指南的基本原则，美国联邦法规中的 45CFR46 条款指出，最小风险意味着预期的伤害或不适的概率和程度不比日常生活中所遇到的或是进行常规身体、心理检查或测试的更大。儿童参与大于最小风险的研究，则应考虑试验预期风险不大于与疾病相当的医疗风险且有直接受益。

第二，方案评估要特别注意研究对象的不可替代性及风险、痛苦最小化设计，通常可从以下几个方面入手。① 年龄分层设计。从出生到进入青春期，儿童的各个器官由不稳、不成熟向稳定成熟的状态发展，药物在体内的代谢情况随儿童的成长急剧变化。临床试验应充分考虑不同年龄段生理、药理、毒理、心理的差异，进行分段设计，遵循循序渐进原则，在获得大龄组安全、有效的数据后再开展低龄组研究。新生儿、3 周岁之前的婴幼儿肾功能低下，肝功能不成熟，常规药物剂量易导致蓄积中毒现象。此外，由于低龄儿童起病急骤、病情变化快、临床表现不确切、患儿难以描述、不能表达自身感受及参与研究意愿等原因，因此，除非是该年龄段特有的疾病与健康问题，否则不能将其纳入受试者范围。② 减少儿童参与研究的数量和风险。尽可能利用成人数据外推，强调最小样本量；尽可能确保儿童获得当前条件下的最佳治疗，严格限制安慰剂设计。③ 遵循痛苦最小化原则。核磁共振、穿刺、多次抽血、X 射线检查等常规操作可能会给儿童心理上带来不适，甚至可能影响儿童生长发育。因此，应限制和减少操作次数或试验步骤，由经验丰富的儿科临床工作者来实施操作，以减轻儿童的痛苦。

第三，知情同意需要尊重儿童异议。儿童在临床试验中的被动地位决定其知情同意与成人有显著差别，在知情同意书“信息充分”和知情同意过程“充分理解”的一般原则基础上，必须重视基于受试儿童家庭整体的知情同意，包括监护人和受试儿童的知情同意。知情内容包括知情同意书与知情同意过程。知情同意书设计应充分体现儿童临床试验特点，一是充分告知纳入儿童受试者的原因和数量、涉及的检查操作、可能增加儿童心理不适的诊疗过程、可能的远期生长发育影响等内容，让监护人充分了解研究的风险和受益；二是按年龄段分层设计。我国《民法总则》第十九条规定 8 周岁以上的未成年人为限制民事行为能力人。当研究包含 8 周岁及以上的儿童时，必须设计儿童版知情同意书，考虑到当代儿童认知能力不断提升的背景，当研究包含 6～7 岁的学龄儿童时，应当设计适合该年龄段版本的知情同意书。此外，儿童版知情同意书的语言表述要符合儿童的理解能力，要尽量避免专业术语，使用简短的语句，可以采取问答的形式并配以插图等。

第四，伦理委员会必须考虑儿童临床试验的特殊性。从儿童特殊保护的角度来说，伦理委员会除了需要符合国家法律要求外，其组织和审查工作还应特别考虑：① 审查儿童临床试验项目的伦理委员应当有儿科临床、药学专家参与。② 鉴于儿童临床试验的风险，应采取会议审查的形式以保证项目充分论证；项目主审中至少有一名儿科临床医学专家，且会议审查时应有儿科学专业委员或儿科专业独立顾问到会。③ 增加“受试者与监护人利益冲突评估”的特殊审查程序。因为儿童认知水平有限，社会赋予了监护人以儿童利益为出发点进行医疗决策的权利和责任。但是，伦理审查中应当避免因监护人原因（如经济因素等）诱使或胁迫儿童参与研究；原则上不纳入智障儿童、社会福利机构儿童参与临床试验。

第五，应建立儿童受试者特别保护机制，完善伦理委员会的运行与监管。儿童作为特殊人群一直广受关注，其生理特点和认知能力的特殊性使得儿童临床试验风险更高，实施过程更加复杂，各方利益矛盾更为突出。应从保障儿童受试者安全和促进儿童疾病与健康研究出发，以国际准则、相关法规为指导，建立全面、系统、可操作的儿童临床试验伦理审查规范。参与试验的各方均应自觉保护儿童受试者，建立多方协作的受试儿童保护机制：研究者应当与伦理委员会建立良好的沟通模式，共同保护受试者利益、保障临床试验安全；伦理委员会应当加强主动监测，通过现场访视、实地访谈、研究远期影响、进行阶段性评估等方式切实保障儿童受试者安全；监护人应当对项目做全面了解，知情同意过程须强调受试儿童家庭的充分知情；卫生行政主管部门应强化管理责任，明确主管部门及其监管责任与形式、加强伦理考评、项目飞行检查，引导敦促行业学会开展伦理研究，建立区域性伦理委员会组织及信息化管理平台，建立研究项目与研究者信用档案等。

总之，在儿童临床试验中，研究者、受试儿童监护人、伦理委员会、行政管理部门、社会各方应当协同配合，保证临床试验方案的科学性、合理性、伦理可接受性，以受试者安全为核心，切实尊重受试者知情同意和公平原则，保护儿童受试者权益，促进儿童疾病与健康科学研究良性发展。[8]

2. 文盲患者参加药物临床试验的伦理问题

文盲是指不能读书识字的人，即传统意义上的老文盲。世界各国的文盲率差距较大。中国 90%的文盲分布在农村，近一半文盲在西部地区。大部分文盲患者往往具有平均年龄较高、收入较低、基本未接受文化教育等特点。我国南方地区方言众多，部分文盲患者与医生的语言沟通甚至需要经他人翻译，这就造成患者部分理解或完全不能理解医生告知的信息。出于对医疗机构及顶尖专家的信任，有的文盲患者更加愿意按照医生的建议选择参加临床试验，有的是直接服从家属的意愿，而非经过自身考量做出的决定。此外，经济原因即使不是部分受试者参加临床试验的主要原因，也是受试者考虑的一个因素，尤其是对于家庭经济困难、无足够经济来源支付高额治疗费用的患者。因此，研究者需充分考虑临床试验的风险、受益，谨慎建议文盲患者参与新药临床试验。

3. 精神病患者参加临床试验的伦理问题

社会精神压力的增强是导致精神病患者数量迅速增加的原因之一，精神类药物进行临床药物试验存在一定的难度和特殊性。精神病患者具有严重的心理障碍，他们的认知、情感、思维及行为往往会出现持久、明显的异常，通常不能正常地生活和工作，严重者会出现自杀或伤害他人的行为。临床药物试验的知情同意对于这类受试者而言难以实现，因此，在大多数情况下是征求监护人的同意。研究人员要让监护人充分了解试验目的、药效和可能的不良反应，协助在用药过程中严密观察受试者并做记录。但是监护人不是受试者，不能表达服药后的感觉，只能通过受试者的行为变化进行判断。如果监护人是其父母，年迈体弱，对于受试者的观察可能并不到位，势必会影响试验的科学性。因此，关于精神疾病受试者的医学伦理问题也是临床药物试验中比较特殊和棘手的问题。

8.3 疫苗临床试验的伦理要求

8.3.1 疫苗和疫苗临床试验

疫苗被认为是人类社会 20 世纪最伟大的医学突破之一，它是将病原微生物（如细菌、立克次氏体、病毒等）及其代谢产物，经过人工处理（如减毒、灭活或利用基因工程等）制成用于预防传染病的自动免疫制剂。当接触到这种不具伤害力的病原菌后，机体会产生免疫应答，制造特定的保护物质，如免疫激素、活性生理物质、特殊抗体等。当机体再次接触到这种病原菌时，机体的免疫系统便会依循原有记忆，迅速激活免疫应答，制造更多的保护物质来阻止病原菌的伤害。随着接种疫苗的普及，一个个威胁人类健康和生命的传染性疾病（如天花、结核病、脊髓灰质炎等）都得到了有效控制。目前用于人类疾病防治的疫苗有几十种，根据技术特点的不同可分为传统疫苗和新型疫苗。传统疫苗主要包括减毒活疫苗和灭活疫苗，新型疫苗则以基因疫苗为主。

疫苗临床试验的一般流程为：① 开展受试者的招募；② 签订知情同意书；③ 受试者参加体检；④ 按体检结果进行科学筛选；⑤ 对体检合格者进行疫苗接种并展开随访工作；⑥ 采集生物样本并对样本进行妥善处理和保管。疫苗临床试验通常分为四期：Ⅰ期临床试验是小范围研究（20～30 人），受试者一般为健康成人，重点确保临床耐受性和安全性；Ⅱ期临床试验是考察疫苗的应用效果（免疫原性）是否与预期相符，并对其一般安全性信息进行测评，样本量至少为 300 例；Ⅲ期临床试验是对疫苗的保护效果及其安全性进行更为全面的评价，并为疫苗的注册批准打下基础，样本量至少为 500 例；Ⅳ期临床试验是为了保证疫苗注册上市后的应用效果，再次对疫苗的实际应用效果及安全性进行综合评价。[9]

8.3.2 疫苗临床试验的特殊性

疫苗的特殊性使其在临床试验的监管、运行模式、安全性和有效性等方面有别于一般的治疗性药物。[10]疫苗临床试验的特殊性包括以下几点。第一，疫苗来源于活生物体，组成复杂；第二，疫苗临床试验的受试者主要为健康人群，以健康的儿童和婴儿最为常见；第三，我国疫苗临床试验并不在具有药物临床试验机构资格认定的医院中开展；而是由省级疾病预防控制机构组织，由市级或县级的疾病预防控制机构负责实施开展；第四，在疫苗接种 30 分钟内可能会出现急性过敏反应，为保障受试者安全，需在疫苗临床试验现场设立拥有完善设备的急救室，及时开展急救；第五，疫苗血清学效果研究多要求在非疫区开展，其产生的直接效益可能低于疫苗临床副反应对人体所致的损害；第六，疫苗临床研究需要的受试者数量较大，注册前随机对照试验的样本量往往需要 5000 人以上，才可能提供可靠的安全性数据。因此，与治疗性药物临床研究相比，疫苗临床研究的实施难度更大，人群对疫苗临床研究的总体接受性更差。

疫苗临床试验既要符合《赫尔辛基宣言》《药品临床试验质量管理规范》和《疫苗临床试验技术指导原则》的相关规定，还要兼顾疫苗临床试验的伦理特殊性。2018 年 11 月 11 日，国家市场监督管理总局发布《中华人民共和国疫苗管理法（征求意见稿）》，公开向社会征求意见。2018 年 12 月 23 日，疫苗管理法草案首次提请第十三届全国人大常委会第七次会议审议。草案就疫苗管理单独立法，突出疫苗管理特点，强化疫苗的风险管理、全程控制、严格监管和社会共治，切实保证疫苗安全、有效和规范接种。2019 年 1 月 4 日，经国务院常务委员会议讨论通过的《中华人民共和国疫苗管理法（草案）》征求意见稿公布。2019 年 6 月 29 日，第十三届全国人民代表大会常务委员会第十一次会议通过了《中华人民共和国疫苗管理法》，该法律从 2019 年 12 月 1 日起正式施行。

8.3.3 疫苗临床试验的伦理问题[10,11]

1. 受试者常集中招募，自主选择原则落实不到位

疫苗临床试验的样本量较大，受试对象大多为健康成人或儿童，且无针对性特殊要求，因此招募大多集中进行。研究者通常与基层村医合作，利用其影响力完成受试者的招募工作。由于群体效应或从众心理，可能导致自主选择原则的落实不到位。大多数经济欠发达地区儿童的看护人为老人，受文化程度和信息理解、接受程度的限制，其群体效应或从众心理更加突出。访查发现，有的招募现场以社区预防接种医生为招募负责人，这种不合理的身份关系势必会影响招募的客观公正性。有的受试者碍于与接种医生的关系，不好意思拒绝，就违背了自主选择原则。一旦特殊事件或不良事件发生，易引发群体事件和社会效应。

2. 知情同意流于形式

实地访查发现，由于受试者集中招募的原因，有些研究者通常采用集体宣讲和告知的方式开展知情同意过程，然后直接要求受试者当场签署知情同意书。这种情形既未给受试者提供独立的签署空间，也未给予受试者充分的考虑时间，极有可能致使受试者在未完全

理解知情同意书内容和试验过程的情况下盲目签署知情同意书。如果知情同意流于形式，那么通过知情同意书保护受试者权益的初衷也就无从谈起。这既不符合伦理对知情同意的要求，也为日后受试者不配合埋下了隐患，甚至会引发受试者和研究人员之间的冲突。

3．儿童受试者监护人签名问题

在以儿童为研究对象的临床试验中，国家明确规定，只有儿童的直接监护人签名方为有效，但是这一规定实际执行起来却存在较大困难。在经济欠发达地区，青壮年外出打工的现象十分普遍，儿童的看护人大多为外公外婆或爷爷奶奶，有的甚至是儿童的其他间接亲属。考虑到农村的实际情况，国家做出相关规定，可以接受有书面委托的看护人代为签字。但在发生不良事件时（不管是否与疫苗接种有关），易导致非签字人的监护人因不了解情况而与研究者或研究机构产生误解或冲突。

4．针对儿童和婴幼儿的临床试验程序易与国家免疫规划程序相冲突

以儿童、婴幼儿为试验对象的疫苗，其试验研发程序与国家免疫规划程序极易发生冲突。如果强调国家免疫规划程序，儿童、婴幼儿应按规定接受正常疫苗接种。如此一来，新疫苗的探索研究将无法进行。如果坚持试验疫苗的接种，由于试验疫苗尚处于临床试验阶段，其安全性和免疫原性效果未知，又会使这部分儿童、婴幼儿处于未知的风险之中，甚至可能影响国家免疫规划疫苗的正常接种。

5．补偿较少甚至没有补偿

受试者的补偿权是指在人体试验过程中出现不良反应时，享有获得申办者补偿的权利。受试者参加人体试验会承受一定的身体和精神痛苦，给予他们适当的补偿符合伦理道德的要求，但补偿要建立在合法的人体试验基础之上。目前，国内疫苗临床研究给予受试者补偿的案例数量不但较少且金额与实际经济发展水平不相符。在少数疫苗临床试验项目中，考虑了在 I 期临床试验中给予受试者额外的补偿，而II期、III 期临床试验均没有考虑补偿问题。

6．方案违背、严重不良事件的发现和上报滞后

受试对象在疫苗接种后的观察，以自身观察和集中随访为主。为及时扼制危害受试者安全和权益的研究行为的发生，并敦促研究者及申办方及时采取补救措施，切实保护受试者的权益，研究者需按方案规定，及时将研究中的方案违背情况、严重不良事件上报给伦理审查委员会，同时按批件跟踪审查频率要求，上报研究进展。伦理委员会应起到监督、跟踪、持续监管的作用。但是，实际情况往往并不如愿，研究者未及时上报方案违背情况、严重不良事件的情况时常出现，有些项目甚至在研究结束后才对方案违背报告进行补充。而事实上，这种现象除了与研究者相关外，也与受试者相关。如果受试者自身观察不仔细，或认为发生的严重不良事件与疫苗临床研究不相关而没有及时报告给研究者，当研究者按方案规定随访时才得知，那么上报伦理委员会时肯定已经滞后。此外，疫苗临床试验是在健康人群中进行的，由于在健康状态下也会发生意外情况，因此受试者可能会认为意外与临床试验不相关而不及时报告。在方案违背情况中，出现最多的是“访视超窗”。研究者大多认为“访视超窗”的行为没有涉及原则性问题，不会影响研究的质量，因而导致上报不及时，甚至研究结束才发现未报的情况。

8.3.4 疫苗临床试验的原则[12]

疫苗临床试验的指导原则有《疫苗临床试验技术指导原则》《药品临床试验质量管理规范》《疫苗临床试验质量管理指导原则》《伦理委员会药物临床试验伦理审查工作指导原则》《药品不良反应报告和监测管理办法》《临床试验数据管理工作技术指南》等。[13]疫苗临床研究中的伦理学原则可总结如下。

1）尊重原则

必须保证受试者享有一切道德与法律的基本权利。第一，自主参与的权利。由于接种新疫苗后可能存在无法预料的有害效应，研究者应当保证受试者在研究过程中的绝对自主权。研究者应与受试者平等交流，告知其所有可能的情况，由受试者或其监护人做出参加与否的自主决定。在研究过程中，如受试者或其监护人提出退出要求，在沟通无效的情况下，应充分尊重受试者的意愿。第二，知情同意权。研究者在实施研究前，应该向受试者展示临床研究的政府批文，并讲明研究目的、方法和过程以及受试者需要承担的责任、研究的预期效果、研究中可以得到的利益、可能出现的不良反应和风险等，并确保受试者已经正确理解。第三，隐私权。研究者应当向受试者说明保密措施和解密原则，使受试者解除心理负担，保证临床研究顺利进行。受试者在研究中的体检结果不得向无关人员公开；疫苗接种后的全身及局部反应、血清学抗体阳转等情况，作为受试者的个人资料，仅限于研究组织者与受试者了解，不得做不必要的传播。

2）受益原则

疫苗临床研究中的受益原则体现在社会与个人两个层次。从社会角度而言，临床研究将促使疫苗早日应用于疾病防治，有利于保障人民生命健康。就受试者个体而言，受益原则包含两层意思：有利原则，使受试者可能得到的益处最大化；避害原则，使受试者可能受到的伤害最小化。

3）公正原则

公正原则包括态度公平和科学公正两方面。态度公平体现在一视同仁，以科研为目的，公平分配研究的风险与利益。受试者的选择应基于研究问题本身，而不应该根据受试者的地位、是否容易招募到或是否易受操纵等。受试者的选择在程序和结果上均应该是公平的。科学公正体现在三个层面。首先，试验设计的每一步都必须充分考虑其科学性，并坚持维护伦理原则，权衡利弊，做好风险获益分析。其次，研究过程应严格按照科研要求操作，包括科学分组、认真记录、盲法操作、严格处理异常反应、及时上报等。再者，要科学对待研究结果，客观评价疫苗副反应状况及实际免疫效果。

8.4 制药企业的社会责任

2010年，国家食品药品监督管理局公布曝光，黑龙江乌苏里江制药生产的刺五加注射液存在严重的质量问题，芜湖三益制药生产的克霉唑乳膏等药品的生产不符合相关标准。

2011 年，江西省查获一批假冒“特效风湿王”“咳喘净”药品。2012 年，四川蜀中制药生产的复方黄连素、川贝枇杷糖浆两种药物被查出存在生产工艺上的问题；同年五月，涉及全国 254 家制药企业的铬超标“毒胶囊”药品安全事件也被曝光。2013 年，国家药监局先后于 3 月、9 月、12 月通报曝光了近 57 个违法销售假劣药品的网站。

药品是关系人命安危的特殊商品，又以有形产品的形式存在。以上案例向我们揭露了一个事实：作为治病救命的药品已不再安全。药品安全体现在质量安全与使用安全两个层面。制药企业作为药品生产、流通的首要环节，只有严格把握好质量关，保证好药品生产的安全合格，才能破解当下药品安全问题。但同时我们也应注意到，一些不法企业在利益的驱使下，不惜触犯法律与道德的底线，置消费者的生命安全于不顾，不断进行着制假售假、违规生产、虚假宣传等行为，并且屡禁不止。

8.4.1 制药企业社会责任的构成

从利益相关者角度来看，制药企业的社会责任由基础性责任和高层次责任两部分构成（见图 8.2），具体如下。[14,15]

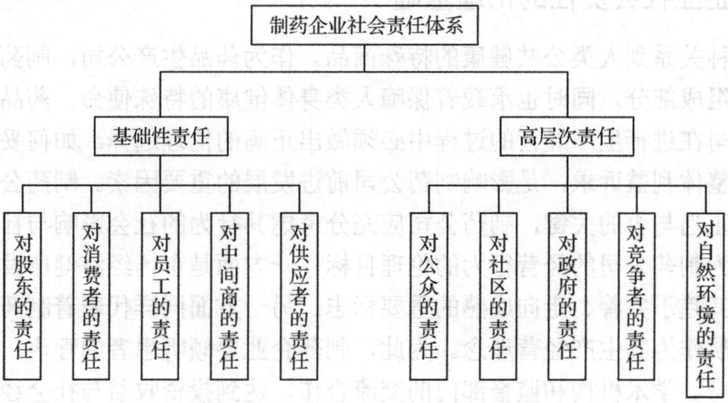

图 8.2　制药企业社会责任的构成

（1）对债权人（股东）的责任包括对股东的投资收益负责，尊重股东的权力，为股东创造财富。

（2）对消费者的责任包括向消费者提供安全可靠的产品及售后服务，尊重消费者的知情权与选择自由权，不弄虚作假等。

（3）对员工的责任包括为员工提供安全健康的工作环境，合理制定员工的薪酬与福利制度，尊重员工的合法权益。

（4）对中间商（药房、医院、药品代理商）的责任包括确保宣传信息真实和维护企业良好信誉等。

（5）对供应者的责任包括切实落实合同责任，维持企业良好信誉等。

（6）对公众的责任包括真诚对待公众、遵守伦理道德、参与慈善事业等。

（7）对社区的责任包括推动所在社区及城市的就业，以及参与社区的建设工作等。

（8）对政府的责任包括严格履行纳税义务，促进经济平稳增长，遵纪守法，支持政府的社会公益、慈善、福利、社会服务等事业。

（9）对竞争者的责任包括公平竞争、维护市场秩序等。

（10）对自然环境的责任包括尊重自然，爱护自然，合理地利用自然资源，开发绿色药品、实施清洁生产，减少排放与污染，保护生态环境，与自然共生共荣等。

首先，制药企业承载着一般制造业所肩负的普通社会责任，这是由药品的普通商品属性决定的。制药企业社会责任与一般企业社会责任一样，应包括基本的经济、法规、伦理、自愿性慈善四个层面。其次，相比于其他普通商品，药品还具有特殊性：①质量严格性，药品质量高低直接关系到人类身体健康，必须确保药品的安全、有效、均一和稳定；②医用专属性，药品与医学紧密结合，患者只有在医生的指导下合理用药，才能达到救死扶伤、保障健康的目的；③流通特殊性，对于药品从出厂到临床终端的各个环节都有严格的渠道要求，这一点与其他商品具有本质上的区别；④消费特定性，药品的消费对象主要是患者，使用原则是对症用药、因人用药。这些特殊性使得制药企业所肩负的特殊使命有别于其他一般企业。公共健康的目标是实现公众的健康，制药企业需要承载更多的社会公共健康责任，对社会公众生命安全、健康负有责任。

8.4.2 制药企业社会责任的伦理基础[16,17]

药品是一种关系到人类公共健康的特殊商品。作为药品生产公司，制药公司不仅是我国经济的重要组成部分，同时也承载着保障人类身体健康的特殊使命。药品本身的特殊性决定了制药公司在进行生产经营的过程中必须做出正确的伦理选择。如何妥善处理公司利益诉求与社会整体利益诉求，是影响制药公司前进发展的重要因素。制药公司的伦理选择是决定其行为正当与否的关键，制药公司应充分考虑其行为的社会影响与社会后果。以承担社会责任作为制药公司的经营行为的伦理目标，一方面是市场经济健康发展的基础性前提，同时也是其趋于完善、走向成熟的重要标志；另一方面同样代表着制药公司将以人为本和可持续发展作为其生产经营理念。为此，制药企业要倾听患者的呼声，加强与医生、病友组织、政府、学术机构和监督部门的交流合作，达到投资收益与社会经济效益之间的最佳平衡。制药企业只有通过坚持正确的伦理导向、伦理定位以及伦理目标，才能在面临经营活动中不同的伦理困境时，做出合理正确的伦理选择。制药公司只有积极承担社会责任，履行社会义务，产生良好的社会效益，才能推动自身经济建设，形成公司不断发展的良性循环，实现经济效益和社会效益的双赢。

制药企业社会责任的伦理基础包括以下三方面。

1）以尊重生命为价值取向

价值取向具有一定的实践性，是价值主体（既可以是个人也可以是群体或国家）基于自身的价值观，所秉持的基本态度与立场。尊重生命这一价值取向，决定着制药企业行为的作用方向和程度，构成了连接公共健康与制药企业社会责任之间的桥梁，成为考察制药企业的行为选择是否具备道德上的正确性，以及判断制药企业面临价值冲突时取舍是否合理的重要标准。

2）以健康正义为目标定位

健康正义是社会正义的缩影，是健康不公平现象下，公众对正义追求的一种夙愿。健康正义以“健康”与“公平”为两大基本维度。首先，健康以社会中所有个体的健康为关注对象，即公共健康，特别是弱势群体的健康状况。其次，公平的实现是借助人为手段，通过对不公平现象加以矫正后的结果。也就是说，通过补偿、无偿捐助等途径对健康不公平现象（如健康资源分配不均、机会不平等）进行矫正，从而在结果上达到健康正义的目的。因此，健康正义是公共健康社会化实践过程中一个最基本的定位和标尺，以增进人民健康福祉为基本出发点和落脚点。制药企业社会责任也应以健康正义作为行为规范与价值指引，健康正义应贯穿于其社会责任的整个体系。

3）以责任伦理作为正确的伦理选择

相较于消极的事后问责制度，责任伦理提倡一种事先责任意识，即“预防性的责任”或“前瞻性的责任”意识。除了承担起经济责任、法律责任、慈善责任、公共健康责任及环境责任外，制药企业还应对用药者的生命安全负责任。

8.4.3　制药企业社会责任的伦理悖论

制药企业社会责任的伦理悖论包括以下几个方面。

1．经济效益与社会责任间的伦理冲突

企业利润的获得是维持企业正常经营的基本保障，药品作为特殊的商品，虽其所属的公共属性不容忽视，但其作为商品的一般经济属性也不容回避。企业利益诉求即对经济效益的追求，是企业一切行为活动的出发点和归宿。制药企业对正当利益的获取从企业固有属性来看具有一定的合理性，企业盈利状况的好坏直接决定着企业的生存与发展。企业首先是一个经济组织，这一普遍性决定了它必须尽其所能，最大限度地追求并实现企业利润的最大化。企业在面临市场风云变化，需要做出利益抉择时，把与自身利益密切相关的经济利益视为取向目标是合乎情理的，也是最本能的反应。但是，当制药公司侧重于从盈利角度出发，单纯以增加公司经济效益为目的时，就不可避免地会忽略药品公共属性的重要性，从而产生经济效益与社会责任之间的伦理冲突。这种冲突主要表现在假冒伪劣药品的泛滥、广告宣传与药品信息不对称、在生产过程中企业对废弃物的处理不达标等方面。

2．药品研发成本与市场价格间的伦理冲突

药品与其他商品的不同之处在于其社会需求的刚性，药品关系着群众的生命健康且可替代性极低。因此，药品的价格不应因社会需求的变化而呈现出较为明显的波动。这导致了企业高昂的研发投入与药品价格合理性之间极易产生冲突。一款新药在上市之前需经历安全性预测、有效性试验、较大范围的临床研究以及广泛的安全有效性考察四个阶段，需要投入相当多的人力、物力和时间，也直接导致药品除直接生产成本外的附加成本居高不下。

然而，对于治疗某些特殊疾病的药品，政府通常采取对制药企业强行压缩利润的模式。此时，制药企业高额的成本投入与低收入群体的健康权之间的矛盾显得异常尖锐。企业可能迫于获利微薄或不获利的压力，放弃无盈利空间的药品的生产。因此，药品的研发投入成本与药品价格合理性之间似乎存在着不可调和的矛盾与冲突。

3. 制药公司间市场竞争的伦理冲突

市场竞争是市场经济的基本特征与行为，正当的行业竞争有助于市场的健康发展。制药公司作为市场的重要组成部分，从自身利益出发，为了取得较好的产销成绩、获得更多的市场资源而与其他制药公司进行竞争，并通过竞争，实现企业的优胜劣汰，进而实现生产要素的优化配置。欧盟负责竞争事务的委员内莉·斯米特表示，制药公司的行业竞争对人们获得有创新性和价格公道的药物起着至关重要的作用。

然而，若制药公司出现不当的竞争行为，则往往会产生种种不利于公共健康安全的情况。据统计表明，在中国反商业不正当竞争的历史中，最著名的两个案例都和制药行业有关联。欧盟与制药公司的冲突从未停歇，如果发现违反垄断法的行为存在，欧盟委员会将毫不犹豫地对相关公司提起法律诉讼，以确保民众在购买药物时的各项权利，保障民众的人身财产安全。我国在反对制药公司不正当竞争行为上也采取了相应措施。早在 1993 年 10 月颁布的《医药行业关于反不正当竞争的若干规定》中就已明确规定，各级医药生产经营行政管理部门鼓励、支持和保护所有单位和个人对医药行业的不正当竞争行为和行业不正之风进行社会监督，不得支持、包庇不正当竞争行为。

4. 企业社会责任承担与公共健康保障体系不足的冲突

当突发公共卫生事件时，如重大传染病疫情、群体性不明原因疾病等（如 2003 年 SARS 的蔓延以及 2009 年的甲型 H1N1），制药企业在短时间内有效解决药品或疫苗的研发和供应，是破解这类公共健康危机的关键。然而，从可操作层面来讲，制药企业在突发公共健康危机时的责任应答还存在诸多阻挠与障碍。公共健康保障体系不足造成的利益冲突，是导致我国制药企业新药研制能力低下的最重要的原因之一。

首先，新药研发对制药企业来说是一种极具风险的投资项目，尽管一种新药的问世会为企业带来一定收益，但与直接生产低门槛的仿制药品相比，大多数企业更愿意选择收益稳定的后者，以规避研发对企业造成的潜在风险。长此以往，就形成了我国制药企业的新药研发力度不足、研发效率不高、研发成果不佳等不良现状。其次，新药研发力度的薄弱也归咎于技术与资金两大壁垒的影响。长期以来，我国新药的研发以国有研究机构和各大院校为主，与市场脱节现象较严重，制药企业研发积极性明显不足。在面临突发公共健康危机的情况下，企业在短时间内对新药品的研发与大量生产，对于实力雄厚的大型制药企业来说尚且构成不小的投资压力，何况多数以仿制药为生的中小型制药企业。再者，制药公司将新药研制成功后，为了能够收回研发成本，会给新药设置较高的售价。但是，为了保证患者及时得到最佳治疗，政府相关机构很可能会尽力将药品价格压低在非合理利润空间，以保障公众对药品的可获得性和可承担能力。当企业直接获取的利益相较于企业投入的成本出现落差时，最直接的后果就是挫败了企业社会责任承担的积极性。

因此，针对新药研发投入高、周期长且可变性极强的特点，为提高企业新药研发的积极性，促使企业积极承担社会责任，相应的政策扶持与研究机构技术扶持需落实到位。公共健康的实现需要整个社会力量的共同努力，单凭个别或极少数企业社会责任的履行只能是杯水车薪。公共健康的实现需要在政府宏观调控的保障下，从根本上解决制药企业的社会责任承担与社会健康保障体系不足之间的矛盾。

8.4.4　制药企业社会责任的建设

制药企业社会责任的建设是一个由认知、感化、接受，到自觉自律的过程。制药企业应继承中华优秀传统文化，弘扬传统伦理道德，牢记“医者仁心”“悬壶济世”“救死扶伤”“经世济民”“生生不息”和“众生平等”等传统伦理观念，更加尊重生命、珍爱生命、保护生命，提高履行社会责任的意识与能力，成功攀登制药企业履行社会责任、促进可持续发展的阶梯（见图 8.3）。具体来说，应从以下几个方面入手。

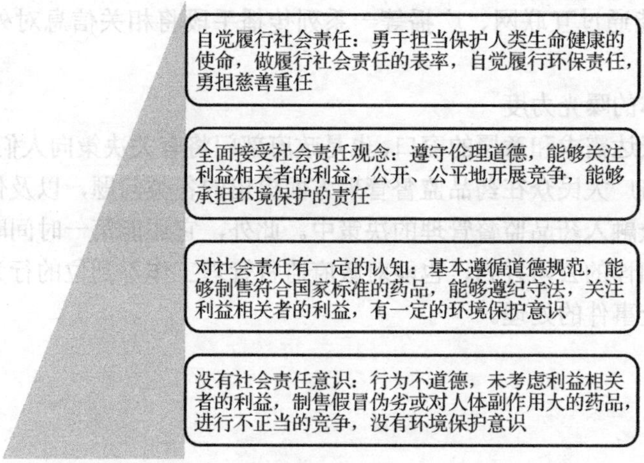
自觉履行社会责任：勇于担当保护人类生命健康的使命，做履行社会责任的表率，自觉履行环保责任，勇担慈善重任
全面接受社会责任观念：遵守伦理道德，能够关注利益相关者的利益，公开、公平地开展竞争，能够承担环境保护的责任
对社会责任有一定的认知：基本遵循道德规范，能够制售符合国家标准的药品，能够遵纪守法，关注利益相关者的利益，有一定的环境保护意识
没有社会责任意识：行为不道德，未考虑利益相关者的利益，制售假冒伪劣或对人体副作用大的药品，进行不正当的竞争，没有环境保护意识

图 8.3　制药企业对社会责任认知及履行阶梯模型

1．强化企业的伦理责任意识

制药企业应当树立社会责任意识，责任意识主要包括三个方面：① 对消费者的责任；② 履行义务和遵守法律法规的责任；③ 注重充分利用社会资源与保护生态环境的责任。制药企业伦理建设的实质是制药企业切实承担起维护利益相关者的利益的责任和保护生态环境的责任。制药企业的药品安全问题直接关系到人们的身体健康甚至生命安全，制药企业必须加强对药品质量的把控，积极履行社会责任并积极披露社会责任信息。

2．强化政府执法力度

首先，政府部门需加大生产规划力度，对安全风险予以全面防控，构建严格、完善的监督管理机制，制定严格的监督管理标准，对药品质量及安全予以保障。其次，政府还应加大惩罚力度。将不履行社会伦理责任，或者存在伦理责任失范的生物制药企业的信息和行为计入企业诚信档案，并及时向社会公布失信企业的名单。对于长期失信的企业，可以依据相应的规定取消其向银行贷款的资格。情节严重者，应给予罚款、限产停产等处罚措施。对构成犯罪的，应依法追究其刑事责任。

3．强化民众和媒体监督制度

（1）加大对民众的宣传力度

产品安全与消费者的利益密不可分。因此，需不断增强消费者的安全保护意识，加大其对药企的监督力度；需提升民众的维权意识，在出现不良反应事件时，使民众能够第一时间结合实际进行维权。

政府机构在制定药品安全监督管理的有关规定时，应全方位听取民众的意见，全面推行听证制度。在药品安全预警工作方面，应采取多种多样的途径发布信息，建立信息查询平台，尽可能通过互联网、广播等一系列传播手段将相关信息对外公布，并提供举报平台。

（2）加强媒体的曝光力度

媒体是人们表达需求和意愿的窗口，也是政府部门将有关决策向人们传递的有效工具。它能在短时间内将广大民众在药品监督管理方面提出的各类问题，以及他们对政策的看法反映出来，让民众融入药品监督管理的决策中。此外，它还能第一时间曝光对民众健康不利、与民众利益相悖的公司行为，也能对政府监督管理工作不到位的行为进行揭露，监督及促进对药品安全事件的处理。

思考与讨论

1．在创新药物研发过程中存在哪些突出的伦理问题，诱因是什么？

2．制药工程从业者面临哪些潜在的道德困境？又该如何走出这些道德困境？

3．基于伦理原则的框架，对制药工程中存在的具体伦理问题展开分析论证。

4．基于药品质量事故频发的事实，分析制药企业可能触及的伦理原则，阐述其确保药品安全、有效的可行方案。

5．我国制药企业或药物研发机构很少主动公开新药临床试验失败的信息，分析其原因及涉及的相关伦理原则。

参考文献

[1] 李见明，孙振球，高荣，等. 我国药物临床试验的现状与发展方向. 中国临床药理学杂志，2013，29（6）：473～476.

[2] 赵金鑫，张筱，沈黎. 药物临床试验的伦理问题与对策分析. 齐齐哈尔医学院学报，2016，37（21）：2748～2749.

[3] 鲁瑞萍，程毅. 药物临床试验质量控制的伦理研究. 中国医学伦理学，2016，29（04）：652～654.

[4] 叶岸滔. 临床试验的伦理审查和伦理委员会建设：问题与对策·广东省医学会第六次医学伦理学学术会议综述. 中国医学伦理学，2017，30（11）：1437～1438.

[5] 钟旋，刘秋生，刘大钺，等. 药物临床试验知情同意书常见的伦理问题与对策. 中国医学伦理学，2008，21（06）：131～132.

[6] 张莹莹，金曼，杨帆，等. 肿瘤科药物临床试验实施中常见的伦理问题分析与对策. 大医生，2018，3（10）：173～174.
[7] 张姝，卢仲毅，史文俊，等. 儿童临床试验伦理要素与受试者保护机制研究. 医学与哲学，2019，40（05）：43～44.
[8] 杨红荣，奚益群，唐燕. 从伦理审查角度分析儿童药物临床试验面临的问题. 药学服务与研究，2016，16（06）：481～484.
[9] 徐晓腾，李利，戴伟. 疫苗临床试验的几点思考. 世界最新医学信息文摘，2018，18（A0）：327.
[10] 蔡慧媛，庞玲，陶红. 疫苗临床试验伦理审查中难点及对策. 医学与哲学（A），2016，37（11）：29～31+94.
[11] 赵卫红，王洪奇，郝敏. 人乳头瘤病毒疫苗带来的伦理问题. 医学与哲学（A），2013，34（07）：36～38.
[12] 祖荣强，朱凤才，王敏文. 疫苗临床研究阶段医学伦理学原则的应用. 中国生物制品学杂志，2005，（05）：79～81.
[13] 刘晓欣，林瑞超，杨春宁，等. 中国疫苗安全监管现状、问题及对策. 中国公共卫生管理，2017，33（02）：192～195.
[14] 肖祥. 责任伦理的困境与出路. 中国特色社会主义研究，2019，（01）：63～70.
[15] 辛恋念. 生物制药企业的伦理责任失范及对策研究. 南京：南京林业大学，2018.
[16] 苗泽华. 生态伦理与利益相关者视角下制药企业社会责任建设. 技术经济与管理研究，2018，（03）：83～87.
[17] 吴超. 公共健康视阈下制药企业社会责任研究. 新乡：河南师范大学，2014.

第9章 医疗器械的伦理问题

引导案例

2015年6月24日，胡某因右眼前黑影飘动20天至某医院就诊，入院诊断为“右眼玻璃体积血，右眼孔源性视网膜脱离，双眼并发性白内障，双眼高度近视”，收入住院。6月29日，医院为患者行“右眼ECCE+25G玻璃体切除+视网膜复位+IOL植入+C3F8注入术”，其中。C3F8为天津某公司生产的批号为15040001的全氟丙烷气体（该气体属于医疗器械产品）。患者术后出现眼部血肿、炎症等现象，致使其眼睛残疾。经司法鉴定，胡某左眼术后视力及眼球组织机构的损害系天津某公司生产的眼用全氟丙烷气体（批号为15040001）不合格所致。

2015年6月期间，天津某公司生产的眼用全氟丙烷气体在北京、江苏两地发生可疑群体不良事件。7月22日，国家食品药品监督管理总局药品评价中心对该不良事件的调查报告显示，北京另外一家使用该批号气体的医院有45例不良事件报告、胡某所在医院有26例不良事件报告，该事件与使用眼用全氟丙烷气体关联性明确。7月27日，中国食品药品检定研究院完成对北京和江苏两地涉事产品和企业召回产品的检验。检验发现天津某公司2015年生产的两个批次（15040001、15040002）的气体产品均匀性差，其“皮内反应”项目不符合标准，检验结果是两个批次气体质量不符合标准要求，确证群体性不良事件的发生系该缺陷气体引起。

值得探究的是，该公司生产的眼用全氟丙烷气体作为Ⅲ类医疗器械，其产品和其他所有方面均符合Ⅲ类医疗器械的准入规定，于2014年9月5日获国家食品药品监督管理总局的注册许可（注册号：国食药监械（准）字2014第3221571号，有效期至二〇一九年九月四日）并获准上市。但仅在获批几个月后，该公司于2015年生产上市销售的两个批次的气体即被发现不符合标准，并因产品质量问题引发群体性的不良事件，给患者带来了严重的损伤。为了确保医疗器械产品的安全及有效，相应的监管机构及监管措施虽然可以从流程上进行监控和把握，但是医疗器械企业及从业人员的职业责任及伦理意识才是确保产品质量的关键。

医疗器械是生物医学工程的一个重要组成部分。根据我国发布的《医疗器械监督管理条例》（2017修订），医疗器械是指“直接或者间接用于人体的仪器、设备、器具、体外诊断试剂及校准物、材料以及其他类似或者相关的物品，包括所需要的计算机软件”。其主要用途包括：疾病的诊断、预防、监护、治疗或者缓解；损伤的诊断、监护、治疗、缓解或者功能补偿；生理结构或者生理过程的检验、替代、调节或者支持；生命的支持或者维持；妊娠控制；通过对来自人体的样本进行检查，为医疗或者诊断目的提供信息。根据条例规定，医疗器械产品涉及的范围非常广泛，包括设备、器具、试剂、材料、相关物品以及计算机软件。

确保患者得到安全、有效的诊断与治疗是生物医学伦理学最基本的原则。从这个角度来讲，医疗器械产品的正确设计与使用在实践生物医学伦理原则中具有举足轻重的作用。在医疗器械的研发、生产与使用中任何敷衍或不负责任的行为都可能造成医疗器械产品不能正常使用或达不到正常的诊治效果，甚至可能对患者造成伤害。对生物医学工程从业者来讲，必须将生物医学伦理的原则与理念贯穿于研究与设计、产品开发、注册上市、生产销售、使用、维护与报废等医疗器械的全生命周期之中，以确保器械产品的安全和有效，最大限度地服务于人类社会。

9.1 医疗器械的工程伦理问题

医疗器械产品的全生命周期涉及研发、生产、销售、使用、维护及报废等系列工程活动，这些活动的开展和实施不仅是医疗器械产品全生命周期的实现，同时涉及技术、经济、社会、生态等多维度的交互与影响。相关的工程活动集成了多种要素，包括技术要素、经济要素、社会要素、自然要素和伦理要素。其中，伦理要素关注的是专业从业者等行为主体在具体实践活动中“如何正当地行事”，这对于具体工程实践活动的顺利开展是十分重要的。医疗器械产品在全生命周期过程中的工程伦理问题主要涉及技术方面的伦理问题、经济方面的伦理问题、社会方面的伦理问题和环境方面的伦理问题，[1]也就是要将伦理的维度运用到其他要素中去。

9.1.1 医疗器械的风险、安全与责任

首先，医疗器械产品，特别是医用电子仪器设备是一个复杂的系统，其中任何一个环节出现问题都可能引起整个系统功能的失调，从而引发风险事故。由于产品在设计之初都有使用年限的考虑，器械的整体寿命往往取决于其产品内部寿命最短的关键零部件。只有整个产品系统的所有零部件都处于正常状态，才能充分保证产品的正常运行。当某些零部件寿命到了一定年限，其功能就变得不稳定，从而使整个系统处于安全隐患之中。

其次，产品控制系统的不稳定和失灵也可以引发相应的事故。随着技术的不断发展，现代的医疗器械产品不断往系统化、集成化、智能化方向发展，其产品结构复杂，通常由多个子系统构成。为了实现产品的良好运行和精准操控，对控制系统提出了较高的要求。

再次，医疗器械产品全生命周期过程中的人为因素更是事关整个产品质量的关键。一个好的医疗器械产品，首先从一个好的产品设计开始。一个好的产品设计，必然经过前期周密的调研，在充分考虑经济意义、顾客需求、患者需要程度、临床应用价值、社会效益、技术可行性、环境影响、地理适宜性等相关要素的基础上，经过专家和利益相关者反复讨论和论证，才能提出在各方面都可以被接受的最佳方案。相反，一个坏的产品设计通常是片面地考虑问题，缺乏全面、统筹、系统的思考，甚至只从自身利益出发。此外，产品生产质量的好坏也是影响产品风险的重要因素。产品实现的各环节一旦出现问题，就会影响整个产品的性能和功能，给产品的使用留下安全隐患。在产品实现过程中，必须严格把控质量关，严格执行国家相关标准和企业内部的质量标准，避免潜在缺陷的产生，确保最终成品的安全、有效。医疗器械产品的生产具体可以参考《医疗器械生产质量管理规范》（国家食品药品监督管理总局公告 2014 年第 64 号）以及 YY/T 0287—2017《医疗器械 质量管

理体系 用于法规的要求》执行。如若已经发现质量缺陷，一般应及时处理或者返工重做。对于不能够及时处理或者返工的质量缺陷，应将缺陷产生的情况、产生的原因、对最终产品的安全性、使用功能的影响进行分析并进行翔实的记录，同时采取相应的预防措施以避免同样缺陷的再次发生。

最后，操作人员的责任心匮乏以及职业道德缺失同样会造成产品风险，各环节实际操作人员是预防产品风险的核心环节，也是防止产品风险发生的重要屏障。所以，必须加强对操作人员责任意识和职业道德的教育，时时刻刻以产品安全、有效为行动准则。

由于目前科学、技术本身的局限性，以及人类社会对自然认知的局限性，围绕器械产品的相关规则无论制定得多么完善和严格，仍然不能将风险的概率降为零。也就是说，总会存在一些所谓的"正常事故"。因此，在对待器械产品风险的问题上，我们不能奢求绝对的安全，但是我们需要最大限度地将风险控制在人们可以接受的范围之内，并尽最大可能规避和降低风险，让医疗器械产品尽可能地为患者及社会带来极大的利和善，这也是生物医学工程专业从业者必须承担的伦理责任。

生物医学工程专业的从业人员具有普通民众不具备的相关专业知识，必须能够更早、更全面、更深刻地了解某项产品成果可能给患者、社会带来的福利。同时，作为相关产品活动的直接参与者，生物医学工程专业人员比其他人更了解某一器械产品的基本原理以及存在的潜在风险，因此，生物医学工程专业从业人员的个人伦理责任在防范产品风险方面具有至关重要的作用。生物医学工程专业从业者的专业特殊能力决定了其在防范产品风险方面具有不可推卸的伦理责任，即在从业过程中应有意识地思考、预测、评估其所从事的相关活动可能产生的不利后果，主动把握实践活动的发展方向，在情况允许时，从业者应自动停止有危害性的工作。除了在本职工作范围内履行伦理责任以外，从业者还要利用适当的途径和方式制止违背伦理的决策和实际活动，主动降低产品风险，防范产品事故的发生。

9.1.2 医疗器械的价值、利益与公正

总体而言，不管是医疗器械、还是各种医用材料、医疗软件，这些医用产品直接地或者间接地作用于人体，其核心目的都是对人体疾病进行诊断、治疗、缓解等，以确保人类的健康，为相应的疾病患者带来福利。这是由医疗器械产品属性所决定的，并且也是医疗器械产品的核心价值。

由于产品价值的多元性和层次性，医疗器械产品除其属性价值（针对其具体目的的有用性，即服务于人类健康）以外，还具备科学性价值（对先进技术的投入和研发以替代落后的技术）、政治性价值（进出口贸易）、经济性价值（价格或功能/成本效果）、社会性价值（谁可以用，谁最先受惠于最新、最好的新技术）、感觉价值（美观、病患的舒适、操作者的舒适）、生态价值（是否影响环境）等多方面的价值。这就需要研发人员在这些不同价值之间做出权衡取舍和协调优化，应当避免和防止极端地追求某一方面价值（比如经济价值），而忽视其他方面的价值（比如对先进技术的投入和研发，让更有效的先进技术更好地服务于病患，减轻病患的痛苦；或者普惠，让更多的人分享更加优质的生命健康关怀），甚至牺牲其他方面的价值，造成其他价值变成负值（如带来污染、破坏环境、威胁人们的安全）。

在市场经济中，医疗器械企业的产品开发或组织生产是瞄准目标市场、目标客户和目标人群的，并且是具有非常明晰的产品定位和市场定价的。产品主要针对什么区域、什么层级的医院、什么样的人群，以及产品定价等问题，在开发之前通常都已讨论得非常清楚。一般情况下，企业会根据区域经济水平、居民可支配收入情况、地域分布等做出区域的划分，同时会根据个人收入水平、性别、职业等因素对人群做出区分，从中识别出目标区域和目标人群。针对目标人群，还可能进一步细分出首要关注对象、次要对象和一般对象。

企业的这种对目标群体的识别过程和方法，其核心目的在于企业产品的市场和赢利，而根据区域经济、消费能力以及性别、年龄和地域等特征的不同而对不同区域、不同群体区别对待，即涉及人类公正和歧视的伦理问题。同时，这种区别对待进一步的影响是区别出了哪些区域，以及什么样的人群可以优先触及和享受最先进、最精准的医学技术及服务，潜在地将医疗新技术的享受顺序在不同区域、不同人群之间进行了划分和确定，这就涉及医疗资源的公平、公正分配。这种现象与我们所倡导的以人为本，以及医疗技术应当最大限度地为病患服务的宗旨理念不相符。

医疗器械产品的价格同样触及相关伦理问题。对于医疗器械企业而言，其生产销售的产品的价格是影响企业经济效益的一个非常重要的因素。从企业的角度出发，企业为产品制定合适的价格是为了获得满意的经济回报，使企业利益最大化。医疗产品或者相关的医疗服务对于患者而言基本上属于被动式消费，患者在生病的情况下必须进行诊治，无论进行该诊治的费用有多昂贵都必须接受。这种患者无任何替代选择的特殊消费模式的潜在影响，就是医疗产品及医疗消费的定价权更多地偏向于企业，消费者只能被动地接受。器械产品价格无形中就会偏离实际并形成一个门槛，一些患者人群可以轻松地跨过，但它也会将另外一些人（如低收入患者）拒之门外。特别是一些新的先进的医疗器械技术及产品，往往只有极少数的患者人群能够承担其费用而得到相应的诊治，这会直接妨碍相关技术及产品的普惠化。对此，专业人员应有意识地不断推进科学技术的进步，努力提升产品品质，同时降低产品的价格，让更多的人分享优质的生命关怀。

9.1.3 医疗器械的环境伦理

医疗器械产品的研制、生产和使用等一系列活动既与人和社会密不可分，同时也与环境和自然息息相关，会对环境产生直接或者间接的影响。这些可能的影响包括资源、能源的消耗，废气、废水、固体废弃物的排放，振动、噪声、辐射、电磁干扰的产生等。人类的一切活动都会对环境产生影响，只是这种影响可能在生态系统平衡阈值以内，也可能在生态系统平衡阈值以外。但即使是生态平衡阈值以内的影响，比如噪声等，也会让人生活得不舒适。一旦环境被严重破坏或者损害，则会反过来影响人的健康和生存质量。生态文明和谐要求相关从业人员拥有全新的科研观念，这种观念既要体现以人为本，又要兼顾人与自然、人与社会的协调发展。从业人员进行医疗器械相关实践活动的最高境界应该是实现并促进人与人、人与环境、人与自然的协同发展。因此，在对医疗器械产品全生命周期的各个环节进行伦理审视时，考虑环境伦理的内容是十分必要的。

事实上，一个好的产品应该是融“产品特性”与“环境保护”于一体的良性循环系统，关键是要在产品的实现和使用过程中体现出从业人员的环境伦理意识，以良好的环境伦理意识促进产品的可持续发展。生物医学工程专业人员是医疗器械产品研制、生产和使用的重要主体，同时也是研制、生产、销售、使用等活动的主要参与者，这种特殊的职业特点，就决定了他们在环境保护中需要承担更多的伦理责任。

首先，项目决策是避免和减少生态破坏的根本性环节。假设有两个项目可供选择，一个项目有环境污染问题，短期投资少，长期看会造成不良的生态效果，且对环境影响严重；另一个项目则有绿色环保效益，短期投资较大，但从长期来看具有环保性。如果两个项目都有一定盈利，项目投资者大多会从经济价值、企业目的、实用可行的角度选择前一个项目，而按照环境伦理的要求应该选取后一个项目。这表明了环境伦理观念在经济发展、人与自然的和谐共处以及项目决策中的重要性。因此，使环境伦理成为决策过程中不可缺少的意识或环节尤为重要。

其次，器械产品设计与研制作为系列活动的起始阶段，在整个器械生命周期活动中起着举足轻重的作用，它决定着后期可能产生的各种影响。后期活动的许多效应问题，都能在设计中找到根源。通常来说，设计者会遵循的一般原则包括功能满足原则、质量保障原则、工艺优良原则、经济合理原则和社会使用原则等。然而上述这些原则都是围绕着产品自身属性来考虑的，而产品的环境属性，比如资源的利用、能源的消耗、对环境和人的影响、可拆卸性、可回收性、可重复利用性等，常常较少被涉及。有些研发者甚至为了一定的经济利益，主动地将很多可重复使用的产品设计成一次性用品，以增加消耗，获得经济利益，但这种做法严重违背了环境伦理的要求。对于生物医学工程专业从业者来说，重视环境伦理尤为重要。因为我们有责任和义务避免致命的毒害、资源的过度损耗和环境破坏，而为人类将来的生存创造一种有价值的生活环境。现如今的设计更应该强调环境标准，比如“绿色设计”，要求将环境目标、产品功能、使用寿命、经济性和质量等并行考虑。当遇到这些因素彼此冲突的伦理困境时，可以参考工程师的环境伦理规范，努力协调和平衡好各要素之间的关系。世界工程组织联合会（World Federation of Engineering Organizations，WFEO）就明确提出了工程师的环境伦理规范。工程师的环境责任表现为以下几点：

（1）尽你最大的能力、勇气、热情和奉献精神，取得出众的技术成就，从而有助于增进人类健康和提供舒适的环境（不论在户外还是户内）；

（2）努力使用尽可能少的原材料与能源，并只产生最少的废物和任何其他污染，来达到工作目标；

（3）特别要讨论方案和行动所产生的后果，不论是直接的或者间接的，短期的或者长期的，以及对人们健康、社会公平和当地价值系统产生的影响；

（4）充分研究可能受到影响的环境要素，评价所有的生态系统（包括都市和自然的）可能受到的静态的、动态的和审美上的影响以及对相关的社会经济系统的影响，并选出有利于环境和可持续发展的最佳方案；

（5）如有可能，改善可能遭到破坏的自然环境，并将其写入方案中；

（6）拒绝任何牵涉破坏居住环境和自然的委托，并通过协商取得最佳的解决办法；

（7）意识到生态系统的相互依赖性，物种多样性的保持、资源的恢复以及自然地理环境各要素之间的和谐共生形成了人类生存的自然基础，这一基础的各个组成部分都有其可持续性的阈值，是不容许人类擅自超越的。

为了更好地履行环境保护的责任，生物医学工程专业从业者应该持有恰当的环境伦理理念，并以此规范自身的从业行为，以达到保护环境的目的。

此外，特别需要注意的是，医疗器械的环境伦理原则还要求充分考虑医院、家庭的使用环境及使用对象的特殊要求，应尽力减少噪声、电磁波等对医疗环境的影响。

9.2　医疗器械临床前动物试验研究伦理[2]

根据现行的《医疗器械监督管理条例》的要求，医疗器械的注册申报资料包括产品风险分析资料产品技术要求、产品检验报告、临床评价资料、产品说明书及标签样稿与产品研制、生产有关的质量管理体系文件，以及证明产品安全、有效所需的其他资料。

医疗器械生物学评价内容需要根据 GB/T 16886.1—2011《医疗器械生物学评价 第 1 部分：风险管理过程中的评价与试验》的相关要求，针对预期申报产品的生产所用材料、添加剂、加工过程污染物和残留物、可沥滤物质、降解产物、其他成分以及它们在最终产品上的相互作用、最终产品的性能与特点等进行风险分析，确定需要证明产品安全和有效的生物学项目。在医疗器械生物学评价的系列标准中，涉及动物试验的标准包括 GB/T 16886.3—2008《医疗器械生物学评价 第 3 部分：遗传毒性、致癌性和生殖毒性试验》、GB/T 16886.10—2017《医疗器械生物学评价 第 10 部分：刺激与迟发型超敏反应试验》、GB/T 16886.11—2011《医疗器械生物学评价 第 11 部分：全身毒性试验》、GB/T 16886.20—2015《医疗器械生物学评价 第 20 部分：医疗器械免疫毒理学试验原则和方法》等。这些标准给出了一般毒理学评价所涉及的动物试验及操作指南，以保证动物试验的规范实施。试验主要涉及一些中型动物（如兔子）和小型动物（如大鼠及小鼠）。在 GB/T 16886.6—2015《医疗器械生物学评价 第 6 部分：植入后局部反应试验》的标准中指出，根据植入部位、器械预期用途和产品特征的不同，可能会用到大型动物进行试验或者进行原位植入试验，并对这些试验提出了相应的要求。

医疗器械临床前动物试验的目的主要是通过相关动物模型来考察产品的安全性和有效性，确定临床相关参数，预测其在人群中使用时可能出现的不良事件，降低临床试验受试者和临床使用者承担的风险，并为临床试验方案的制定提供依据。临床前的动物试验研究作为初步验证医疗器械安全性及有效性的重要手段，对于尚没有大量临床应用历史的高风险医疗器械以及创新型医疗器械来说是十分必要的。

我国在 2016 年 3 月发布了《医疗器械临床试验质量管理规范》，该规范明确要求在临床试验研究之前，申请者应当完成必要的动物试验研究以及风险分析。关于是否需要做临床前动物试验研究，应根据产品的风险分析进行判断。2019 年 4 月，国家药品监督管理局发布了《医疗器械动物实验研究技术审查指导原则 第一部分：决策原则》，对如何决策是否有必要进行临床前动物试验研究给出了指导性建议。

医疗器械临床前动物试验研究应当关注动物福利，遵循“减少、替代和优化”的原则。在 GB/T 16886.2—2011《医疗器械生物学评价 第 2 部分：动物福利要求》标准中，提出了相应的要求和规定，以确保在评价医疗器械材料生物相容性动物试验中所用动物的福利。但是由于我国在实验动物福利伦理审查方面的国家法规和标准的长期缺失，[1]实验动物自身福利和生命尊严得不到法律和技术标准应有的保障。2018 年 9 月 1 日开始实施的 GB/T 35892—2018《实验动物 福利伦理审查指南》标准，是我国首个有关实验动物福利伦理审查的国家标准。该标准规定了在实验动物的生产、运输和使用过程中的福利伦理审查和管理的要求，包括审查机构、审查原则、审查内容、审查程序、审查规则和档案管理。该标准适用于我国实验动物福利伦理审查及其质量管理，覆盖了实验动物的生产、运输、使用的全过程。

GB/T 35892—2018 国家标准的颁布和实施，以标准的形式确保了实验动物福利得到保障。临床前动物试验的实施必须参照该标准的要求进行，同时，在试验方案实施前应当获得动物伦理委员会批准。试验过程中应排除环境条件对研究评估的影响，让所有动物都可以获得充足的资源，例如食物、水和玩具，以防止欺凌和领地压力等。动物与操作者的熟悉可以减少动物的精神压力，从而最大限度地减少导致实验偏离的因素，防止对研究结果的解释造成不利影响。此外，应制定标准操作规程以提供及时恰当的动物医疗护理，保障实验动物的福利要求。

9.3 医疗器械临床试验的伦理问题

《医疗器械监督管理条例》强调“医疗器械的研制应当遵循安全、有效和节约的原则”，明确国家对医疗器械按照风险程度实行分类管理，并将医疗器械分为三类：第一类是风险程度低，实行常规管理可以保证其安全、有效的医疗器械；第二类是具有中度风险，需要严格控制管理以保证其安全、有效的医疗器械；第三类是具有较高风险，需要采取特别措施严格控制管理以保证其安全、有效的医疗器械。

为确保其安全有效，国家对医疗器械实行产品注册与备案制度。第一类医疗器械实行产品备案管理，不需要进行临床试验。第二类、第三类医疗器械实行产品注册管理，并应当进行临床试验。但有下列情形之一的，可以免于进行临床试验：一是工作机理明确、设计定型，生产工艺成熟，已上市的同品种医疗器械临床应用多年且无严重不良事件记录，不改变常规用途的；二是通过非临床评价能够证明该医疗器械安全、有效的；三是通过对同品种医疗器械临床试验或者临床使用获得的数据进行分析评价，能够证明该医疗器械安全、有效的。

医疗器械临床试验分为医疗器械临床试用和医疗器械临床验证。医疗器械临床试用是指通过临床使用来验证该医疗器械理论原理、基本结构、性能等要素能否保证安全性和有效性，适用于市场上尚未出现过，安全性、有效性有待确认的医疗器械。医疗器械临床验证是指通过临床使用来验证该医疗器械与已上市产品的主要结构、性能等要素是否实质性等同，是否具有同样的安全性、有效性，适用于同类产品已上市，其安全性、有效性需要进一步确认的医疗器械。

我国于 2016 年发布的《医疗器械临床试验质量管理规范》，明确规定医疗器械临床试验应当遵循依法原则、伦理原则和科学原则，应当遵循《世界医学大会赫尔辛基宣言》确定的伦理准则。可以说，遵循伦理与道德原则已成为医疗器械临床试验及使用过程中质量规范的一个基本要求。

在医疗器械临床试验开展之前，必须向医疗机构伦理委员会提交临床试验的审查申请，提供开展临床试验的资质证明和试验方案等。医疗器械的伦理审查要点包括：试验设计的科学性；临床试验的安全性；知情同意；临床试验的统计学检验；不良事件的处理；质量控制等。

医疗器械临床试验的伦理审查要点包括以下内容：

（1）试验产品满足开展临床试验的前提条件；

（2）试验实施者或研究者具备开展该研究的资质；

（3）临床试验设计科学、合理，试验方案规范、细致，试验具有可行性；

（4）受试者在试验过程中的安全风险最小化；

（5）受试者的安全风险相对于受试者的预期受益或预期知识发现的重要性来说是合理的；

（6）受试者的选择是在公平、自愿、充分知情的条件下进行的；

（7）每位受试者或其法定代理人对参加的临床试验知情同意，且知情同意具有相应的文件证明；

（8）有充分的安全监察计划保证受试者的安全；

（9）有充分的规定保护受试者的隐私；

（10）必要时，有保护弱势群体受试者的措施。

9.4 医疗器械不良事件报告中的伦理理念

医疗器械不良事件是指获准上市的质量合格的医疗器械在正常使用情况下发生的，导致或者可能导致人体伤害的各种有害事件。医疗器械不良事件主要包括医疗器械已知和未知作用引起的副作用、不良反应及过敏反应等。

我国发布的《医疗器械监督管理条例》第四十六条明确规定：国家建立医疗器械不良事件监测制度，对医疗器械不良事件及时进行收集、分析、评价、控制。该条例第四十七条要求：医疗器械生产经营企业、使用单位应当对所生产经营或者使用的医疗器械开展不良事件监测；发现医疗器械不良事件或者可疑不良事件，应当按照国务院食品药品监督管理部门的规定，向医疗器械不良事件监测技术机构报告。任何单位和个人发现医疗器械不良事件或者可疑不良事件，有权向食品药品监督管理部门或者医疗器械不良事件监测技术机构报告。医疗器械不良事件报告，是对获准上市的、合格的医疗器械在正常使用情况下发生的或可能发生的任何与医疗器械预期使用效果无关的有害事件进行控制、监测、反馈，从而更好地达到质量控制效果的一种报告制度。特别需要提出的是，我国法规明确要求医疗设备的用户与制造者、经营商等一起承担医疗器械不良事件报告的责任。

由于人体的特殊性和医疗器械研制的通用性之间可能存在的矛盾，加上新型医疗器械自身亦有一个不断完善的过程，在具体医疗实践中可能会出现医疗器械不良事件。根据我国有关部门统计数据，医疗器械不良事件报告主要来源于使用单位，其次是经营企业，而生产企业提交的报告占比不足 2%。该比例严重偏低，与其医疗器械使用安全第一责任人的地位不符，表明其履行职责的自觉性有待提高。这反映出有一些企业片面地认为报告医疗器械不良事件是暴露了产品中存在的问题和缺点，会影响单位的利益和形象。从伦理角度来看，医疗器械不良事件报告制度为及时发现不良事件，避免同样事件重复发生以及保护公众安全提供了有效保证，是社会伦理公平正义的基本体现，是构建和谐医患关系的重要基础。作为研发、生产医疗器械的生物医学工程管理与技术人员来讲，不能认为医疗器械不良事件报告只是用户的事情，应明确其作为医疗器械使用安全第一责任人的职责，必须将医学伦理的相关要求、理念根植于医疗器械研发、使用、维护、改进的全过程中；必须熟悉医疗器械审批及使用规则与程序，与用户一道，形成控制医疗器械不正当使用的良好社会机制，切实保障医疗器械的安全、有效性。

9.5 AI 医疗器械的伦理问题[3]

人工智能（Artificial Intelligence，AI）在医疗领域的应用主要包括辅助诊断、辅助手术、临床辅助决策、患者信息管理等，对应的人工智能医疗器械产品主要包括独立的医疗软件、AI 赋能医疗设备、医疗信息化系统（云医疗）几大类。

随着以深度学习为代表的人工智能技术的不断发展，我们在积极拥抱人工智能的同时，需要思考人工智能医疗器械在发展与使用过程中面临的伦理问题，充分认识人工智能医疗器械在数据获取、隐私保护等方面带来的影响。

9.5.1 人工智能伦理准则及现状

随着人工智能伦理的发展，目前国内外主要达成了两个影响较为广泛的人工智能伦理共识，一个是《阿西洛马人工智能原则》（Asilomar AI Principles），一个是国际电气电子工程师学会（IEEE）组织倡议的《人工智能设计的伦理准则》。《阿西洛马人工智能原则》于 2017 年 1 月初在美国加利福尼亚州阿西洛马举行的 Beneficial AI 会议上被提出，该原则是著名的阿西莫夫机器人学三定律的扩展版本。《阿西洛马人工智能原则》目前共 23 项，分为三大类，分别为科研问题（Research Issues）、伦理和价值（Ethics and Values）、更长期的问题（Longer-term Issues）。其中涉及伦理方面的共有 13 项，即（1）安全性；（2）故障透明性；（3）司法透明性；（4）责任；（5）价值归属；（6）人类价值观；（7）个人隐私；（8）自由和隐私；（9）分享利益；（10）共同繁荣；（11）人类控制；（12）非颠覆；（13）人工智能军备竞赛。

《阿西洛马人工智能原则》可以理解为不能单纯地为了利益而创造人工智能，而应该为了在确保人类不被替代的情况下通过自动化实现人类繁荣。保持一个尊重隐私但开放、合作的人工智能研究文化也是一个需要优先考虑的问题，以确保研究人员和政策制定者在彼此交换信息的同时，不会用危害人类的手段与对手竞争。

IEEE 最早于 2016 年提出了“关于自主/智能系统伦理的全球倡议”，并于 2016 年 12 月和 2017 年 12 月在全球范围内先后发布了第一版和第二版的《人工智能设计的伦理准则》白皮书（*Ethically Aligned Design*）。该白皮书来自 IEEE 自主与智能系统伦理全球倡议项目，在当前版本的《人工智能设计的伦理准则》（第 2 版）中，白皮书提出了一些相关的议题和建议，希望能够促进符合这些原则的国家政策和全球政策的制定。该伦理准则提出了 5 个应遵循的核心原则：

（1）人权：确保它们不侵犯国际公认的人权；

（2）福祉：在它们的设计和使用中优先考虑人类福祉的指标；

（3）问责：确保它们的设计者和操作者负责任且可问责；

（4）透明：确保它们以透明的方式运行；

（5）慎用：将滥用的风险降到最低。

该人工智能伦理准则的发布旨在为 IEEE 正在推动的 11 个与人工智能伦理相关的标准制定提供建议。上述两项接受较为广泛的伦理共识，由来自人工智能/机器人研究领域的专家学者以及专业技术学会的研究人员讨论制定而成。同时，由于人工智能在产业发展中的战略性地位和应对人工智能伦理风险的迫切需要，许多国家政府机构、社会团体、产业界等也在制定适用于自身国情的人工智能伦理准则或指南，为人工智能相关企业提供风险把控、评估和风险应对的系统性指引。

1. 国外人工智能伦理发展近况

为了有效应对 AI 带来的新机遇，欧盟委员会于 2019 年 4 月 8 日以“建立对以人为本 AI 的信任”为题，发布了欧洲版的 AI 伦理准则。该伦理准则提出了“可信任 AI”应当满足的 7 项关键要点，具体如下：

（1）人的自主和监督；

（2）可靠性和安全性；

（3）隐私和数据治理；

（4）透明度；

（5）多样性、非歧视性和公平性；

（6）社会和环境福祉；

（7）可追责性。

欧盟委员会在人工智能方面布局已久，早在 2018 年 12 月，欧盟委员会人工智能高级专家组就发布了《关于可信赖人工智能的伦理准则（草案）》（*Ethics Guidelines for Trustworthy AI*）。该草案为人工智能伦理提出了一个框架，给后续发布的欧洲版 AI 伦理准则奠定了基础。国际计算机学会（ACM）下属的美国公共政策委员会于 2017 年发布了《算法透明性和可问责性声明》，提出了 7 项基本原则：

（1）意识；

（2）获取和救济；

（3）责任制；

（4）可解释；

（5）数据来源保护；

（6）可审查性；

（7）验证和测试。

该声明的重要部分要求，开发人工智能的机构能够对算法的过程和特定的决策结果给予一定的解释，即人工智能算法的哪些输入特性会引起某个特定输出结果变化的可解释性。

2. 我国人工智能伦理发展近况

我国也已将人工智能上升为国家战略，在法律法规和政策体系中进行了深入布局。国务院于2017年7月8日印发了《新一代人工智能发展规划》，在战略目标中对法律政策体系建设提出了三步走的要求：到2020年，部分领域的人工智能伦理规范和政策法规初步建立；到2025年，初步建立人工智能法律法规、伦理规范和政策体系，形成人工智能安全评估和管控能力；到2030年，建成更加完善的人工智能法律法规、伦理规范和政策体系。规划要求围绕自动驾驶、服务机器人等应用基础较好的细分领域加快立法研究，重点解决人工智能发展中的民事与刑事责任确认、隐私和产权保护、信息安全利用、问责和追溯机制、潜在危险与评估等方面的法律问题。2018年1月，国家人工智能标准化总体组成立，会上发布了《人工智能标准化白皮书（2018版）》，提出要依托社会团体和公众对人工智能伦理进行深入思考和研究，并遵循一些共识原则：一是人类利益原则，即人工智能应以实现人类利益为终极目标；二是责任原则，在责任原则下，在技术开发方面应遵循透明度原则，在技术应用方面则应当遵循权责一致原则。2019年4月，国家人工智能标准化总体组发布《人工智能伦理风险分析报告》，进一步明确了人类利益原则要从对社会的影响、人工智能算法、数据使用三个方面来考虑。

9.5.2 人工智能在医疗器械领域的伦理风险

从整体来看，现阶段人工智能在医疗器械领域的应用主要是医学图像AI技术和AI技术赋能硬件。例如，目前大量涌现的“智能读片”类AI医疗软件，利用深度学习在具有代表性的医学影像数据库中进行模型训练（多层神经网络），利用这些模型来解析图像、文本、声音，从而实现对医学图像病症的早期筛查；目前的AI技术赋能硬件，通常内嵌于各类医学影像设备中，在设备前期拍摄及后期图像处理过程中实现图像分割、目标检测、图像分类、图像映射、图像配准等功能。

上述人工智能还是实现特定功能的专用智能，并不能像人类那样拥有真正推理、思考和解决问题的能力，因此被称为弱人工智能。与此对应的强人工智能则是达到类人水平的、能够自适应地应对外界环境挑战的、具有自我意识的人工智能。强人工智能在哲学上存在巨大的争议（主要涉及思维与意识等根本问题的讨论），在技术上存在着极大的挑战，当前鲜有进展与应用。因此，考虑医疗领域人工智能的伦理风险，主要是以数据驱动类AI医疗器械产品为主，从社会影响、个人数据保护、人工智能算法和医学伦理四个方面来考虑其风险及影响。

1. 对社会的影响

从现有伦理准则与共识来看，医疗人工智能伦理的标准化工作仍处于起步阶段，行业内对医疗人工智能的内涵、应用模式还未达成准确共识，由此带来的行业内竞争可能会造成人工智能技术在医疗领域的滥用，例如，不考虑医学实际情况，在医学成像、病灶识别、手术规划等临床领域盲目使用人工智能技术。这种行为可能会带来两种后果。一是资源的浪费，目前绝大多数人工智能辅助诊疗结果仍需医生确认操作，这种AI产品是否具有临床意义仍有待商榷；二是增加了医生对先进人工智能产品的依赖性，随着科技的发展，传统诊疗方法将逐步向高科技辅助诊疗转变，而这类辅助诊疗产品往往集中在科技发达、财富集中的国家或地区，这将造成各地区的医疗资源、医疗水平不平衡。因此，如何让每个地区的人都从人工智能创造的福祉中获益，是需要思考的问题。

2．个人数据保护风险

以“深度学习+大数据”为框架的医学人工智能系统需要大量的数据来训练学习算法。深度学习主要分为两个阶段：训练阶段和应用阶段。训练阶段的最大特点是数据驱动，一是需要大量的训练样本，二是所有样本需要明确的标注（金标准），这就需要提高样本数据采集的效率和质量。目前，大多数人工智能产品的训练样本主要来自医院患者的各类医学影像数据，少部分来自人类行为信息的数字化记录等。医学影像及患者行为信息涉及患者数据隐私的伦理问题，使用者在获取患者数据时必须抹去个人敏感信息，只保留相关医学信息。关于敏感信息的定义、识别与处理，国内现在还没有明确的标准，主要依赖于企业的自觉，可供企业参考的数据隐私保护准则主要是欧盟在 2018 年 5 月生效的《欧洲通用数据保护条例》（General Data Protection Regulation，GDPR）和美国国会于 1996 年发布的《健康保险可携带性与责任法案》（Health Insurance Portability and Accountability Act，HIPAA）。GDPR 条例对个人数据、医学健康相关数据给出了明确定义，并对如何在保护数据主体权益的情况下开展工作做了详细说明。HIPAA 法案则既保护个人受保护的健康信息，又确保研究人员可以持续获得必要的医疗信息来进行研究。为达到这两点的平衡，HIPAA 有 3 点重要规定：

（1）对于不具备身份识别功能的健康信息，可以使用和披露给研究机构；

（2）在获得病人书面授权的情况下，可以因为研究目的而使用或披露病人受保护的健康信息；

（3）在某些特殊情况下，HIPAA 也允许无须同意授权的信息共享，包括审查委员会或保密委员会批准的情况。

3．人工智能算法方面的风险

在深度学习算法的应用阶段，也面临着诸多风险。一是安全性，算法存在数据泄露、参数被非预期修改的情况，且现阶段的深度学习算法是一个典型的“黑箱”算法，当算法被修改时，算法性能的降低或错误的发生将很难被察觉到。医疗领域与人的生命安全息息相关，这样的风险造成的后果将直接侵害人身权益。二是算法偏见风险，由于算法的复杂性和专业性，在现阶段很难解释清楚人工智能算法输入的某些特性是如何引起某个特定输出结果发生的。算法的偏见可能是程序员主观认知的偏差，也有可能是输入数据的分布本身不具有整体代表性，同时如果算法在临床应用中通过本地数据进行无监督学习，也有加重这些偏见的风险。

4．医学伦理风险

对于医学人工智能产品的伦理思考，还应该纳入医学伦理范畴，考虑在医学伦理上如何进行患者隐私、数据保护等，这也是医疗类 AI 产品与一般 AI 产品在伦理方面的最大区别。在我国，获取医学临床数据、进行临床试验还必须获得医学伦理审批。医学方面的伦理监管主要依赖于伦理审查制度，而负责伦理审查的组织——伦理委员会则肩负着医学研究伦理审查、受试者权益保护、人的尊严维护等方面的重要职责。原卫生部在1998年发布了《药品临床试验管理规范（试行）》，于1995年出台了《卫生部临床药理基地管理指导原则》。随着生物医学科学技术与研究的飞速发展，在临床实践中遇到的伦理难题更为多样化，上述规范性文件已不能满足伦理审查的需求。原国家卫生和计划生育委员会在2016年发布了《涉及人的生物医学研究伦理审查办法》，该办法以涉及人的生物医学研究项目的伦理审查为重点，明确了医疗卫生伦理委员会的职责和任务，强化了对伦理委员会的监管。2017年10月，中共中央办公厅、国务院办公厅印发了《关于深化审评审批制度改革鼓励药品医疗器械创新的意见》，提出要完善伦理委员会机制，提高伦理审查效率，其中重要的一条是提出了区域伦理委员会的职能之一是指导临床试验机构伦理审查工作。区域伦理委员会将肩负起解决多中心临床研究的伦理审查标准不一致、重复审查的问题，处理不具备伦理审查条件的机构直接发起的项目审查。当前医疗人工智能产品在样本数据采集与临床试验阶段都有可能面临医学伦理审查，这就需要相关企业熟悉医学伦理规范文件，在产品开发与应用阶段遵守基本医学伦理原则，包括：知情同意原则；控制风险原则；免费补偿原则；保护隐私原则；依法赔偿原则；特殊保护原则。

9.5.3 人工智能医疗器械应遵循的伦理准则及方向

有关人工智能伦理的探讨刚刚起步，在国际范围内尚未形成广泛的共识。但毫无疑问的是，用于医疗领域的AI应用程序可能引发的风险与多数领域的AI应用程序可能引发的风险相比要高一些，医疗领域的所有AI都应当满足人工智能伦理准则的相关要求。AI医疗器械相关研究内容除必须遵循所涉及的医学伦理、工程伦理外，还必须符合人工智能伦理的相应准则。

为了促进行业的发展，开放、共享的高质量医学数据集是未来的发展趋势，但是，目前对数据获取的来源（前瞻式采集与回顾式采集交叉混合）、数据清洗个人信息的准则/尺度、数据标注的规范格式等问题并无统一的定论，这会使高质量的数据集难以在各个AI产品开发者间互通。只有相应的规则确定后，人工智能医疗器械产业才能高速发展。

在满足医学伦理要求保护隐私和个人数据的同时，医疗类AI产品为了获得高质量的数据集，还应尽可能地保留更多的信息（如既往病史）用于分析处理，避免数据收集纳入偏见的、非典型的，甚至是错误的信息。与此同时，医疗类AI产品在数据收集、数据标注的过程中必须保证其数据的完整性，使AI产品是可解释的、可信任的。如何最大限度地保留信息，同时避免通过信息追溯到个人，是医疗类AI产品应遵循的伦理方向。

只有在人工智能与伦理方面做深入的探索，围绕人工智能建立一系列标准，才能形成医疗健康人工智能标准生态。确保人工智能产业得到公众的信任并获得持续性发展，关键在于建立有共识的人工智能伦理准则，在较高程度保持数据完整性的同时，保障数据隐私，在符合GDPR等要求的前提下，使来自不同渠道的数据可被用于机器学习，从而促进产业的长足发展。

思考与讨论

1．结合医疗器械全生命周期活动的特点，思考为什么在这些活动中会出现伦理问题。

2．医疗器械产品为何总是伴随着风险？分析讨论导致产品风险的具体因素有哪些，以及防范产品风险的手段和措施有哪些。

3．医疗器械产品具有经济、政治、科学、社会、生态等多方面的价值，但有人常常只看到其一维的价值，比如狭隘的经济价值，试分析其中原因。

4．试根据生物医学工程伦理的有利无害原则，讨论发展微创、无创检测与治疗技术的伦理意义。

5．试针对目前医疗器械设计和使用现状，从生物医学工程伦理角度分析讨论如何处理好医疗器械安全有效性和降低医疗器械生产、使用成本之间的矛盾？

6．从生态视角来看，你认为大力推广使用一次性输注用品是否合适，并陈述理由。

7．试针对一项具体的 AI 医疗器械的设计或应用问题，探讨 AI 医疗器械应该遵循的伦理准则。

参考文献

[1] 李正风，丛杭青，王前等. 工程伦理. 北京：清华大学出版社，2016.

[2] 李天任，邵安良，魏利娜等. 中国药事，2019，33（10）：1121～1128.

[3] 唐桥虹，王浩，任海萍. 人工智能医疗器械中的伦理问题. 中国药事，2019，33（9）：1004～1008.

第10章 医疗技术选择与应用的伦理问题

引导案例1

人类胚胎基因编辑中潜在的伦理问题

广州中山大学基因功能研究员黄军就的研究团队利用CRISPR/Cas9技术，试图修改人类胚胎中编码人β珠蛋白的HBB基因，该基因的突变可能导致地中海贫血症。研究团队最初将论文投给世界知名学术期刊《自然》与《科学》杂志，但遭到拒绝。论文遭到拒绝的部分原因在于相关技术存在伦理道德方面的争议。这篇科研论文最终在《蛋白质与细胞》杂志上发表，并引发激烈争论。随后的讨论将科学界分成了两大派，并成为几个高层论坛的核心焦点。当前达成的普遍共识是：基因编辑还未为改造人类胚胎实现生殖目的做好准备，并且有人担心一些不道德的生育诊所过早地采用它。一些科学家担心该技术陷入不可控的危险境地而主张禁止研究，也有一些科学家认为应该允许该技术用于研究。

正如《自然》杂志所指出的，改造人类胚胎基因组是一个复杂难题。论文发与不发，都改变不了实验已经完成的事实。而任何关于人类胚胎的人工操作，总能引起各种不同立场的争论，但争论的最终目的应该是制定明确的规范标准，以引导相关研究工作朝着有利于人类福祉的正确方向发展。从披露的研究数据来看，这项技术本身确实存在缺陷——不但胚胎被基因修改的成功率不高，而且实验中“基因脱靶”现象也很多，也就是说，有些非目标基因也在修改过程中被篡改，并可能由此导致具有破坏性的基因变异。与以往利用人类成体细胞进行的研究相比，此次实验观察到的基因脱靶比例更高。如果真的将该技术应用于人类，可能将造成难以挽回的后果，因为对胚胎进行的基因修改是可以遗传的，可能对后代产生无法估量的影响。

引导案例2

过度治疗

某女性患者10年前（70岁）开始有胸闷现象，后背常感不适，长期入睡困难、易早醒；有多年高血压病史，且对血压过度关注，每日频繁自测血压，血压常有波动。其胸痛为持续性现象，持续时间为数十分钟到数小时不等，但运动中从无胸痛发作。患者住进了当地医院，院长是心内科医生，擅长支架介入，对患者既热情又热心。院长很快把患者收入院，做了冠脉造影，左前降支中段狭窄60%。患者当时拿不定主意是否进行支架手术，院长很耐心关切地与患者沟通，劝说患者，“支架还是安比不安好！”院长还亲自为患者手术，患者十分感谢。可在接受支架术后，患者胸痛和后背不适不仅无丝毫缓解，反而越来越重，对过去感兴趣的事也失去兴趣。实际上患者十年来的症状并非冠心病心绞痛而主要是焦虑抑郁，医生建议用药。中老年群体对高血压要关注，但不可过度，不应频繁测血压，因为过频测血压本身就容易引起血压波动。在后期随访过程中，患者对自己的病情心里有底了，知道自己的情况稳定，不再过度担心。随着精神的放松，她也开始愿意与老伴聊天沟通，睡眠状况也逐渐好转，血压也逐渐平稳。

10.1 医疗技术与伦理的关系

一部医学发展史实际上就是一部医疗技术进步史，医疗技术的进步帮助人类攻克了鼠疫、天花等一个又一个威胁生命的病魔，使人类寿命不断延长，生命质量不断提高。特别是 20 世纪之后的医学发展更是取得了长足进步：传染病及感染性疾病得到有效控制；生物物理、生物化学、生物医学工程学、遗传学、免疫学等学科及新兴交叉学科得到重大发展；器官移植、克隆技术、基因工程、试管婴儿技术等被试验成功。可以说医学技术实现了全方位、多领域的突破，这无疑创造了战胜疾病、维护人类健康的奇迹，强化了人类破解生命之谜的信心。但是，我们也应该注意到医疗技术是一把双刃剑，在收获这些进步的同时，现代医疗技术也对传统道德理论与实践提出了严峻挑战，带来了许多全新的伦理道德难题。正如海德格尔所说，医疗技术这把双刃剑已成为人类社会生活的一种决定性的力量。因此，任何一项医疗技术的应用都需要经过审慎的伦理评价和选择，这就是我们要探讨的医疗技术选择和运用的伦理问题。具体地说，就是要运用医学伦理学基础理论全面评价医疗技术的价值，以指导人们正确选择、合理应用医疗技术，使其更好地造福人类健康。

10.1.1 医疗技术的价值观

医疗技术包括医学诊断技术、临床治疗技术、疾病预防技术、临床试验技术、特种医学技术等。绝大多数医疗技术除了具有诊断治疗和预防作用外，还会给人体内外环境带来不同程度的附加后果，其正作用与副作用相互伴随、难以完全分开。正是由于医疗技术的双重作用，更需要人们全面清醒地认识医疗技术的价值。如果只看到医疗技术的进步意义，而忽视其负面效应，则会导致盲目的技术乐观主义，反之，则会陷入技术悲观主义，并可能因此因噎废食地阻碍技术的发展。而对医疗技术的认识特别是对其负面效应的认识，应该区分两种情形：一方面是医学理念与医疗技术本身的缺陷，另一方面是医疗技术在社会、资本等因素影响下的异化现象。

1）医学理念与医疗技术本身的盲目乐观主义倾向

在医学理念方面，可以说当今社会的技术乐观主义占据了主导地位。现代医学背景下，人们已经习惯于将医学治疗疾病比喻为战争。疾病被认为是敌人的入侵，治疗的目标是开发制造导弹——用特定药物和疫苗来消灭敌人，定量化和精确化无疑是现代医学取得的重大进步。但是在这种对症治疗的理念之下，医学工作者更多地将注意力集中在如何研发一种新药，如何运用一门新兴技术，大部分时候患者似乎也成了某个部件出现了故障的机器，医学几乎已经忽略了人类各个器官机体和生命本身其实是相互关联和运作的一个整体的重大事实。当代医学擅长处理的往往是紧急的医疗状况，如某些细菌感染、创伤护理等，其中许多伴随着冒险的、复杂的外科技术。我们看到抗生素的野蛮发展，越来越多的外科手术，细胞的杀伤放射治疗和化学药物的广泛运用，但无论哪种治疗手法，均在它们企图恢复健康的同时伤害着人们的身体和健康。但是技术乐观主义认为，医学技术的发展是不应被质疑的，医学的一切问题只要通过技术进步就可以得到解决，这使得现代医学技术偏离了以人为本的轨道。医学已不再将人考虑为治疗的第一要义，反之，在“技术”上的求快、求新、求突破成了争相追赶的竞技场，医疗工作者只关注怎么做（how），却很少有人考虑为什么（why）。在“见物不见人”的技术面前，一切疾病和患者都被量化为冰冷的数字和生物学意义上的指标，患者也很难感受到医学扑救众生之苦的人性温度。这就是当前存在的医疗行为客观化趋势：物化的医疗技术把整体的人理解成一个个器官，而很少把患者作为一个生物-心理-社会完整意义上的人来理解。这种忽视人体的整体性的医学降低了人的价值和尊严，也削弱了医生不可缺少的临床整体观和人文关怀理念。这种扭曲的医学观念和医疗实践从伦理学上来看，存在着明显的机械化、技术化和非人性化倾向。

正是在这种医学理念的影响下，医疗技术的不当应用问题也日益突显。不仅很多新的医疗技术在短期内不能被完全认识其负面效应，而且很多医疗技术即使能够被认清其副作用也不得不继续使用。如常用的抗生素在抗细菌感染产生正治疗作用的同时，常常会带来毒性反应、过敏反应、二重感染和细菌的耐药性等危害，但是为了进行治疗患者必须承受这种副作用，这样就会导致医源性疾病增加的风险。当前一般执行的医疗处置，如用药、手术、麻醉、各种辅助检查等都伴随某些危险因素，过程中时常会发生意想不到的事故，加上人们对技术的依赖、不合理使用甚至滥用技术，更增加了这种危险性。基因治疗、器官移植等现代医疗技术的发明和应用还会带来法律、社会公正等方面的问题，对人们的传统社会观念、生活方式和伦理观念的冲击也是深远的。例如试管婴儿技术在分隔生育与性关系的同时，也可能突破同性结合并生儿育女的传统禁忌等。因此当一种新技术挑战人类社会原有的道德规范时，人们会对新技术的真正价值予以重新评价。

2）在社会、资本等因素影响下的医疗技术异化现象

现代医学科学和医疗技术的发展已摆脱自身逻辑的牵引，它们越来越以社会需求为导向，成为现实利益的实现工具。在医学科学、医疗技术和社会需求不断的相互作用中，三者俨然已经成为三位一体的系统整体。现代医疗技术作为医学系统社会实践的媒介，已摆脱医学科学发现单纯实践应用的禁锢，成为一种具有自主性的强大力量，这种力量是我们不能忽视和低估的。在某些情况下，它们甚至开始背离人类正常的价值和情感，违背人类的意志，变成奴役、束缚和扭曲人性的异化力量，这些突出地彰显了医疗科技的异化特征。所谓科技异化就是指人们利用科学技术改变过、塑造过和实践过的对象物，或者人们利用科学技术创造出来的对象物，不但不是对实践主体和科技主体的本质力量及其过程的积极肯定，而是反过来成了压抑、束缚、报复和否定主体的本质力量，是不利于人类的生存和发展的一种异己性力量。

医学技术异化是造成当今医患关系紧张的重要原因，在当代，医疗技术的异化突出地表现在三个方面。首先，是在临床医疗实践方面。在传统的医疗实践中，医生行医主要依赖基于自身丰富经验积累所凝结的精湛医术，医疗技术只是医生诊治疾病的辅助性工具，技术检验结果更多地作为医生医疗决策的参考性材料，医生和患者仍然都是完整的、具有自主性的个体。然而，随着现代医疗技术的迅猛发展，医生和患者都在一定程度上失去了自主性，具体表现为部分医生面对现代医疗技术检测结果时，在一定程度上表现出自信不足和自主决策的缺失，而大多数患者则更多地秉持“医生权威”和唯医生是从的信条。而且，随着现代医疗技术手段的日益复杂和多样化，疾病诊断和治疗过程的流水线作业，导致医患双方交流沟通的时间和机会越来越少，医患共同体之间的温情逐渐冷却，从而造成

医患关系的技术化和冰冷化，疾病诊疗越来越表现为人体部件的机械性替换和修补，越来越丧失人性化特点，同时也越来越市场化和商品化，最终导致医患信任关系的瓦解崩塌。再者，现代医疗技术异化也表现在对患者基本权利的违背和自由意志的剥夺这一方面。例如，生命维持技术或寿命延长技术，虽然能够在一定程度上弥补生命衰老的损害，延伸生命的自然期限，但不可否认的是，有很多患者自己的意志可能恰恰与此相反。

医学技术异化的根源在于在市场化条件下对利润收益的一味追求，而对技术的非理性使用也会导致医学技术异化。现代医疗技术是医学实践领域的重要支撑，主要以社会需求为导向，其主要特征有多领域高度融合、社会影响深刻以及风险不可预见等三个方面，而这些特征与其所导致的伦理问题是密切相关的。究其根源，社会需求异化所凸显的人们道德观念、价值取向，以至人性的异化，以及医学科研异化和医疗技术的异化，是导致现代医疗技术系统产生伦理问题的根本原因。由于社会、心理、道德等因素的影响，医疗技术展现出双重性的特征，其可能产生的危害需要格外重视。例如，在现实医疗中存在的因医院一味追求利润而过度使用医疗技术、医生出自非医疗动机使用技术、不负责任的工作态度和缺乏严谨的科学作风、对医学技术缺乏了解或迷信技术、滥用技术而造成种种不良后果。同时，医疗技术的使用也大大加剧了医患关系的物化趋势，原本以人-人对话为主的医疗正被人-机对话所取代。先进的医疗技术代替了以往医生在诊断、治疗中与患者直接、密切的心灵沟通，使医患的心理距离加大，情感交流减少。在今天，医学技术的高度发展，医疗技术可能带来的负面影响不仅针对患者个人方面、疾病方面，而且包括医患关系、社会以及环境、生态、人类未来的健康等多个方面。在现在的医疗实践中，我们越来越把医学当成是生物技术学科，流行病学、预防医学等专业都是分开教学，学生的人文内涵越来越少。这其实是从一开始就为“科学主义”和“技术至上”的观念埋下了祸根。

同时，在经济全球化的背景下，随着互联网技术的广泛运用，世界各国的科技文化交往日益频繁深入，医疗技术的跨国界转移速度非常之快。如果各国政府、各个民族不能就生物高技术的发展方向、伦理态度在一定程度上达成某些共识，采取共同行动，那么，人类理性通过自觉的伦理意识，实现对技术发展的社会控制将最终化为泡影，技术在商业利益驱动下失控发展的局面将难以避免。其中，人类基因组研究、基因治疗、辅助生殖技术、生育性克隆技术、人类胚胎干细胞研究、器官移植和转基因技术是存在较多伦理问题、引起社会普遍关注的重大技术领域。

10.1.2　现代医学迷信与技术滥用

上文已经提到，现代的医学理念出现了很大偏差，导致技术至上主义甚嚣尘上，认为医疗领域的问题都能够通过医疗技术的发展而得到完美解决。实际上，现代医学技术应用产生负面后果的一个非常重要的原因就是这种盲目的技术崇拜。这种理念有着其深厚的基础，因为人类健康需要医学技术，医学在人类生存和发展的过程中发挥着不可替代的重要作用，人类很早就开始了对医疗技术的崇拜、信仰，但是，如果让这种信仰走向极端变成盲目，那么这种原来对医学的美好愿望就会走向反面、违背初衷。

医学万能、唯医学技术论是现代医学迷信最具代表性的两种表现形式。这两种形式究其实质是一脉相承的，即往往把医学技术视为健康的唯一保障手段，把医学仅仅理解成技术，一切疾病都可以通过技术得到根治，否认医学技术对某些疾病还缺乏有效方法或根本无能为力的事实。正如有学者评论的那样：“如果我们把身体当作一所房子，疾病就好比房子底部出现了裂缝并且发生故障，各种害虫进入房子。当代医师通过卖给你的毒药或捕虫陷阱从而杀死或捕捉害虫，解决了这一问题。但是，这仍然不能阻止其他不希望的事件在未来发生。如果您的医生能知道漏洞的位置，并帮助您修复这些漏洞，同时教你如何防止漏洞再次发生——这将是一件多么好的事情。”大众对医学技术的盲目迷信也到了狂热的境界，从而忽视了医学的社会性和人文性，如过度迷信仪器设备、进口药物。对医学技术的迷信还反映在对“医学美容”的过度崇拜上。“人造美女”的宣传难免夸大技术的作用，制造技术迷雾，让公众在一大堆高科技面前盲目地跟随。这种迷信的根源在于人人皆有的爱美之心被利用了，在人类对美的向往与憧憬中往往忽略了技术本身可能带来的伤害与副作用。恰如桑德尔所质疑的那样：父母将可以在基因超市中自由定制子女的先天特质，运动员将可以通过基因改造提升赛场的表现，学生将可以通过服用记忆药片代替寒窗苦读……这究竟会带来个体的彻底解放还是社会的无限混乱？“医学万能”越来越成为大众的潜在追求，如果达不到预期的效果，会造成许多不应有的伤害、损失、纠纷等。毋庸置疑，人类在当今的医疗实践中过分迷信医学的技术性，正是这样的一种引导作用与公众的盲从心理促成了技术的滥用。但是医学技术的发展并不能对抗所有的疾病。所以，当医学技术的进步速度超出人们接受能力的时候，就到了考虑是否应当放慢速度的时候了。人类甚至需要回望来路：哪些弯路和风险是前路所要规避的？是不是所有技术应用都在生命健康的允许范围之内？当人们享受技术发展带来的胜利果实时，尤其不应视而不见的是技术泛滥成灾的危机——这种危机恰是以人们的生命健康为代价的。

10.1.3 医疗技术与伦理的融合——医疗技术的人道化

医疗技术的自主化趋势和异化现象是近代以来工具理性摆脱价值理性的制约并一家独大的必然结果。近代以前，工具理性和价值理性是融为一体的，价值理性解决主体“做什么”的问题，而工具理性解决“如何做”的问题。人的实践活动是有目的的，正是特定目的促使了人们对相应工具的需求，在目的的指引下通过对具体实践和环境的掌握，使人能够在自身智能和体能的基础上实现征服自然、改造自然的目标。因此，在人类的实践活动中，价值理性与工具理性互为根据，相互支持。二者的有机统一，提供着“人-自然-社会”协调发展的动力，促进人在现有条件中不断开创出新境界。两种理性分别作用于不同层面，共同维系平衡。然而随着科技进步及其广泛应用，工具理性占据了主导地位，价值理性日益式微，二者的疏离逐渐成为现代社会各种危机的根源。正如萨顿一针见血指出的那样：“技术专家可以如此深深地沉浸在他的问题之中，以至于世界上其他的事情在他眼里已不复存在，而且他的人情味也可能枯萎消亡。于是，在他心中可能滋长出一种新的激进主义——平静、冷漠，然而是可怕的激进主义——我们也经常希望世界由明智的科学家来领导，但愿上帝保佑，不要让那些技术专家来统治我们！如果不经过人性的改正和平衡，技术激进主义将埋葬文明，并使文明反过来反对自己。”从这些言论中，可以清楚地看到一位科学的人文主义的倡导者鲜明的立场：技术不能脱离传统的人道主义，尤其对于医疗技术而言。[1]

面对这个问题，越来越多的学者开始反思并试图扭转这种趋势，探究解决问题的可行方案。这些方案都指向一个目标，即实现医疗技术和伦理的融合，减弱以至消除科技异化，重建人道化的技术，实现科技人化。在医疗技术领域同样如此，医疗技术的人道化主要是指医疗技术的人文化，就是要克服医疗技术的“见物不见人”的无人状态，使技术复归于人的生活世界，并真正成为服务于人而非奴役人的技术。

首先，医疗技术的人道化要坚持“以人为本”的原则和“着眼于未来”的前瞻性原则。医疗技术的发展必须体现以人为本，将人的生命和健康视为最宝贵的东西和最高目的，医疗技术的发展是为了人类健康，技术发展只能是手段而不应该成为目的。人类应该引导医疗技术不要成为少数个体服务、实现他人私利的工具，而是要成为满足大多数群体的需求、为所有社会公众健康服务的手段。而所谓前瞻性原则，就是遵循超前预见和超前认识的原则。现代医疗技术特别是新技术的应用虽有可能带来危险，但它也有一个循序渐进的过程。在这一发展过程中，人类应当保持清醒的头脑，进行具体分析，既不能因噎废食地阻碍技术进步，也不能盲目乐观地忽视技术缺陷。应该在科学预测各种可能结果的基础上，明智地决定在何种情况下终止研究、改变计划或继续深入研究。

其次，医疗技术的人道化必须发挥技术研发和应用主体的能动性，不断提高其道德水平。科技就其本质而言，是人类的一种有目的的活动。科学技术是人的创造物，它虽然表现出一定的自主化趋势但目前来看还不能完全独立于人类、真正成为自主自律的力量。科技的本质就是被人控制并为人类服务，因此每项科学研究的初衷都是从人类的角度去思考如何更好地服务人类。海德格尔也认为，技术的本质绝不是什么技术的东西。如果我们执着于技术的东西，那么，通向技术本质的通道从一开始就被割断了。它是达到某一种目的的手段，更是人的活动。作为有理性、有道义的人，在创造、使用医疗技术的过程中，必然要受到人道主义的约束，作为人性表现的医疗技术，将是非暴力性的、非毁灭性的，尽管它仍然以支配自然为前提，但这种支配不再是压抑地支配而是自由地支配。[2]科技是善用还是恶用或是误用都取决于人自身，也就是取决于医疗技术的应用研发者的素质。人是科技的创造者和使用者，所以需要人类引导科技走向人性化的道路。因此，要解决当前的科技异化问题，使科技更好地为人类服务，就要不断提高和发展主体的素质和能力特别是提高其道德素质，增强其社会责任感；同时要建立起有效的社会监督机制，从而保证主体能力的正确发挥而不至于被滥用、误用。因为没有人可以变成上帝，即便是被称作天使的医者——除了保存和捍卫生命，别无选择，否则，就会在生死一线间变成杀人恶魔。这需要每个医者都要时刻心存善念，而这种善念的根基便是对生命的无限敬畏，这是必然的、普遍的、绝对的伦理原理。[3]

10.2　高新医疗技术的伦理分析

10.2.1　高新医疗技术的概念与价值

高新医疗技术是现代医学技术发展到一定程度的概念，主要指应用于临床的高新医疗技术。它是综合利用生物学、物理学、化学等现代科学的最新成果，在人体器官、组织细胞、分子或基因水平对疾病病因和机理、形态和功能的变化等进行系统研究，从而达到对某种疾病进行有效诊断或治疗的新方法。临床高新医疗技术主要包括高级诊断技术和治疗技术。生命维持技术、生殖技术、加强医疗技术、遗传学和基因技术、心肺监测仪、新生儿监测仪、治疗用加速器、移植技术等代表了现代高新医疗技术的最前沿的领域和最新成果。

高新医疗技术的发明和运用以更有效地防病治病为目的，实践已经证明了高新医疗技术的巨大价值。越来越多的公众和患者因得到受益而更关注高新医疗技术，把疾病的治疗和健康的保证寄希望于高新医疗技术的进一步发展。总之，现代高新医疗技术运用的价值是应当被肯定的。这种价值主要包括三个方面。[4]

一是科学价值。高新医疗技术的研究和运用都是严格按医学科学的规律和疾病发生发展规律进行的，在此基础上用于临床而表现出来的诊断、治疗方法和结果的科学合理性、有效性、精确性和有序性正是这种科学价值的体现。二是社会价值。医学的产生源于人们对生命的最初的关注——无论是原始的巫医还是以技术为支撑的现代医学。而人们对生命的道德诠释也从最初单纯的生命神圣发展到了现今的在生命神圣基础上追求生命质量和价值，这是一种进步，因为它反映了人们突破了传统的生命价值观的局限性，将人存在的意义由自然性转换到了社会性。这类技术对有效地诊断疾病、预防疾病、对弄清许多疑难性疾病的机理机制、攻克多种疑难病症发挥了巨大作用，在维护生命健康、提高生命质量和生活质量及体现人类生存价值等方面起到了不可替代的作用。三是道德价值。“医乃仁术”“医者仁心”是医学一贯的原则和理念。医学的发展引导着人们不仅要努力维系生命的长度，更要在乎生命的厚度，恰是有了这仁心仁术的本质约束，才使得医学在其发展的道路上做出正确选择成为必然。只要在这种正确观念的引导下，高新医疗技术的运用就能始终以防病治病、维护健康、提高人的生命质量为唯一目的，这些技术就能被合理运用和正确运用。

科学价值是高新医疗技术的内在特征和前提价值，社会价值是高新医疗技术应用的目的价值，道德价值是使科学价值和社会价值得以实现的价值保证。然而，我们也应该清醒地看到，正像任何科学技术所具有的双重性特点一样，高新医疗技术也不例外，并表现得更为突出。某一技术对某种疾病的救治越有效，存在的风险可能越大；技术越复杂，对机体的损害可能越明显；技术越高级，相对的费用越高，所涉及的社会伦理问题就越多，越尖锐，最终也会使技术运用的科学价值、社会价值和道德价值三者之间原本协调统一的局面陷入失衡状态。

10.2.2 高新医疗技术涉及的道德问题

在传统医学发展中，尽管人们对医学的能力和水平同样有所期待，也希望它能够不断进步、不断突破，从而更好地治疗人们的疾病并消除疾苦，但是更多的时候，这种期待并没有突破医学能力的上限，没有突破人自身对生命和未知世界的敬畏，医学发展的方向和水平也几乎完全受制于其自身逻辑的牵引。然而，高新医疗技术的进步却总能给人们带来许多意外之喜，在享受这些惊喜之余，人们收获的不仅有健康、有对医学未来发展的期待，也有窃窃之喜的自信膨胀。正是在这种盲目自信的滋养下，人们的期待不断增长，以至突破对生命的敬畏。于是，理性臣服于猖狂的欲望和冲动，人们在有意无意之间，开始按照自己的欲望设计医学的发展和未来，导致高新医疗技术逐渐挣脱道德的管束，变得不合理、不人性，引起很多社会伦理问题，但最引人关注的问题集中在下述关联的几个方面。[4]

首先，现代医疗技术带来不可预测的风险。现代医疗技术以人类自身为对象，但其往往把人作为可分割的、由部分组成的堆砌物，在疾病诊断和治疗的过程中，突出地表现出只顾部分而忽视整体的特点，而这种功利主义倾向的风险是不可预知的。例如，异种器官移植技术虽然可以解决人体移植器官短缺的现状，从而在不引起免疫系统排斥反应的情况下造福患者，但其是否可能导致跨物种病毒感染就不得而知了，也就是说，异种器官移植的安全隐患是无法预知的。现代医疗技术是以社会需求为导向的，在现实社会情境中，不同行为主体的价值取向和利益诉求不尽相同，这种价值和利益差异，导致医疗技术可能成为某一部分群体利益诉求的手段，在这种肆意的利益追逐中，在不同极端目的的不断兑现中，暗含着难以预测的风险。例如，基因治疗技术的诞生和成熟得益于不同物种 DNA 分子的体外基因重组研究，基因疗法的临床实践原本能够秉承传统医学治病救人、造福人类的目的，但部分野心家们按照自己的意愿设计、改造，甚至是制造生命，进行生殖性克隆、制造人兽嵌合体等，这不仅践踏了人类尊严，而且存在大量不确定性乃至危险因素，给社会和人类带来大量未知风险。如本章开头案例 1 中，黄军就研究团队试图利用 CRISPR/Cas9 技术修改人类胚胎 HBB 基因的研究论文遭到《自然》与《科学》杂志拒绝的一个重要原因就是相关技术存在伦理道德方面的争议。因为当前学界的普遍共识是，基因编辑还未为改造人类胚胎实现生殖目的做好准备，并且有人担心一些不道德的生育诊所会过早地不当采用它。

其次是医疗资源的分配不均问题。目前，每个国家用于卫生保健的经费是有限的，那么关于有限资源的分配问题就是不可回避的。从理论上讲，应该利用有限资源满足国民中最大多数人基本医疗保健和健康的需要，适度发展和运用高新医疗技术。但是随着高新医疗技术的不断发展，越来越刺激了医疗的高消费。根据统计，世界上 80%的资源被用于不到 10%人口上，其中大部分资源被大量昂贵的高新医疗技术所占用。而世界不少国家和地区，尤其是第三世界国家的人民甚至得不到基本卫生保健，即便在发达国家内部，大部分卫生经费和资源也被高新医疗技术占据而用在少数人身上。因此，卫生资源的宏观分配是政府制定高新医疗技术政策时必须面对的问题。一个国家要公平分配其有限的卫生资源，应提供多少高新医疗技术给它的公民？有限的经费是用于基本保健和一般疾病的医疗还是用于发展和应用高新技术更合理？作为稀有资源的高新医疗技术并非人人能享受利用，如存在器官有限、费用限制等问题。那么，谁有资格优先享用这些高技术，其标准又是什么？当然，这种微观分配的合理性很大程度上取决于宏观分配是否合理。当国家医疗资源极为有限时，应用高新医疗技术花费大量资金来换得一个患者症状的暂时缓解是否值得？生命维持技术可以花费 500 万美元让一个大脑广泛死亡的人继续存活；肝、心等移植的费用在中国也都高达 20 万元，然而需要做移植的患者成千上万，国家、社会不可能完全承担这部分高昂的费用。国家政策如果向高技术倾斜，那必定会削减用于日常保健和社会福利的支出，这势必会引发人们的利益冲突和道德争论，最后引起社会矛盾和不和谐。比如美国前段时间推行的“晚期胃病医疗计划”每年要花费 20 多亿美元，其中公民免费享受肾透析仪这一内容就受到了公众的指责。可以看出，在应用先进的高新医疗技术后，医疗费用猛增，使资源本就稀少的发展中国家更难承受，卫生资源分配不公及浪费是发达国家甚至是发展中国家最为严重的问题，而高新医疗技术是其中最重要的影响因素。

第三，关于付出的代价与收获的生命质量之间的关系问题。高新医疗技术，尤其是像“半路技术”的应用，提出了人们非常关切的伦理学问题。生命维持技术、加强医疗技术在大多数情况下的应用，往往只能够延长死亡或使永久性失去意识的患者维持生物学生命，或使患不治之症的临终患者多活一些时间，但不能逆转他们致命的病情。同时也往往置医务人员、患者、家属和社会于伦理困境之中。高新医疗技术的运用要不要考虑被救治者生命的质量以及为之付出的多方面的代价？什么是患者的最佳利益？如何尊重患者的自主权和自我决定权？我们是否要去延长那些濒于死亡的患者的生命？延长不治之症患者的生命到何种程度才合适？如何判断哪些死亡比另一些死亡更人道？

第四，关于对传统伦理观念的冲击。人们在惊叹并享用医学发展的成果时，却遗忘了真正合理的需求。人们不再满足于医学疾病诊治的能力，而是对其赋予了更高的要求。例如，辅助生殖技术被用于生产具有“完美基因”的婴儿；[5]神经成像技术被用于思想探测和行为监控；基因重组技术被用于合成生命，等等。人们总是沉醉于医学发展道路上的沾沾自喜，却在不经意间也被医学的异化成就所鼓动，从而导致需求的真实被虚假所替代，需求的合理性被逐渐扭曲，人们在异化需求的不断追逐和满足中逐渐丢失了意志自由，颠倒了需求的真实与虚妄，丧失了对医学技术奴役的免疫力。尽管辅助生殖技术与传统的通过两性结合生儿育女的观念是不相容的，因它能够满足不孕不育患者的生殖需求，从而在短期内被社会普遍接受，但它同时也成为人们追求完美基因婴儿的普遍手段。当一种需求被社会普遍接受时，无论其是否合理，它都会相应地导致人们的道德观念和价值取向的变化；而当人们追逐的是异化需求时，在道德观念和价值取向的碰撞和蜕变中，我们不仅失去了自我选择的信念和能力，也同时异化了人性。

10.3 临床技术应用伦理与最优化原则

10.3.1 临床技术运用的最优化原则

临床技术运用的最优化原则是临床诊疗决策中的一个重要原则，虽然这一原则看似和伦理学关系不大，但是技术手段的正确选择和运用，可以体现出医务人员对患者的高度负责、真诚关爱，体现出新型的医患关系。因此，临床技术运用的选择问题也逐渐具备了伦理学意义。在医学上，如果有时对新技术、新疗法不加严谨的分析就迅速地认同，便可能导致医生长期使用没有依据甚至有误导性的治疗方案。如果治疗方案被确认具有“科研性”或“试验性”，医生在考虑应用该方案前应从生物伦理学相关的标准出发，确定该方案是否可以被最终采纳。医生有责任使临床中的最佳技术成为诊疗决策中的“标准”。此外，患者在常规治疗手段和新疗法之间做选择时，必须对两种方案完全知情。简而言之，医生在做决策时必须权衡利弊，确信新技术的疗效至少可与常规治疗手段相媲美，并在诊疗方案确定之前征得患者同意。医生考虑是否采用新技术、新疗法的过程，就是通过“临床权衡”（Clinical Equipoise）选取最优治疗方案的过程。

所谓医疗的最优化原则，也叫最佳方案原则，是指在诊疗方案的确定和实施中，医生应选择以最小的代价获取最大效果的决策。例如，在药物配伍中药物选择的最优化、晚期肿瘤患者治疗方案选择的最优化、外科手术方案确定的最优化等。就临床医疗而言，最优化原则是最普通，也是最基本的诊疗原则。这一原则以基本的医学伦理思想为指导，既是技术性的规定，也是医生临床思维能力的体现。临床最优化原则的伦理意义和价值在于该原则使临床诊疗中的医学判断和伦理取向协调统一，从而达到对患者来说最完美的结果。临床医疗最优化原则的基本要求是技术性的，更是伦理性的，具体包括以下几个方面。[6]

（1）积极获取最佳疗效。最佳疗效是指诊疗效果在当时、当地、医学发展的实际水平及条件下是最佳的。弃置那些条件允许采用或者有可能被利用的最佳手段、不负责任地随意应付患者的行为是不道德的；而一味追求高技术、高代价的诊疗手段的行为也不能被当作是最佳选择。我们必须明确，诊疗最优化绝不是诊疗高科技化，否则那些常规、成熟的、适宜的医疗器械和药物将受到排斥，医患双方将深陷盲目追求高技术的误区，其后果是不断加重国家、集体和个人的医疗开支。可以认为，最佳疗效是最优化原则首先要考虑的准则，它不仅是其他方面内容的逻辑体现，更是临床医生技术、经验、临床思维和职业道德水平的综合体现。

（2）确保诊疗的安全无害。做到临床诊疗安全无害是医生应该追求的目标，疗效最佳也包含了安全无害之义。事实上，任何诊疗技术都存在利弊两重性，在治疗疾病的过程中难免伴随着对患者的一些伤害。为了减少这类伤害，医学伦理学的有利无害原则要求在疗效相当的前提下，临床工作者应选择最安全、最少伤害的诊疗方法。不仅如此，现代医疗技术主要以满足当前社会群体的利益为目标，很少顾及或考虑子孙后代的利益。例如，从理论上讲，虽然生殖细胞基因治疗既可以治疗遗传病患者，又可以使其后代不再患这种遗传疾病，但受目前技术水平的限制，基因治疗仍然存在许多可能传递给未来世代的、复杂的不确定性。接受转基因技术的受体生殖细胞内发生的随机基因整合可垂直传递给下一代，从而产生不可预知的严重风险，包括致使后代变为癌易感者或者其他疾病的易感者等。因此，在临床诊疗过程中还应考虑医疗技术可能会产生的难以预测的后果，并采取相应的预防措施。

（3）充分尊重患者自主权。从生物伦理学角度来讲，“有利”以及“尊重患者自主权”的原则要求医生不但要治病救人，还要鼓励患者了解自己的治疗方案，包括治疗的本质、目的、风险、疗效、是否存在其他方案以及方案成功的可能性等。如果在治疗中应用新疗法，则必须让患者清楚其中的不确定因素以及最新进展情况。医生应设计一份协议书来记录病情讨论情况，并详细描述所谓新疗法的特殊之处、可能采用的其他方案及风险/受益情况。一项新技术为医生提供了超越传统的、新的或更理想的治疗方案，由于能更好地解决复杂的医疗问题，因此可能更受患者青睐。但历史表明，人类要对新技术的有效性持慎重态度，虽然新技术与“人体试验”是完全不同的两个概念，但社会舆论以及媒体的负面报道同样要求医生在使用新技术时要小心谨慎。

（4）竭力减轻患者痛苦。对患者而言，痛苦客观存在，包括疾病本身带来的痛苦，也包括诊疗中的副作用所致的痛苦。痛苦不仅是肉体上的，而且是精神上的。但痛苦可以减轻，有时也可以避免，这就需要医务工作者在技术和责任心两方面对患者做出承诺。应在确保治疗效果的前提下，精心选择给一般患者带来痛苦最小的治疗手段。而对于晚期癌症等特殊患者，医生往往要把减轻或消除病痛放在第一位来考虑。用高新医疗技术去维持一个无价值或负价值的生命，不仅不能保证其生命质量，而且还要占用原本可发挥更大效益、使更多人受益的卫生资源，这将是高技术运用的悲哀。有关部门应制定各专科相应的无效治疗临床标准，临床医师与医学伦理学家要共同讨论放弃治疗的必要条件和程序问题，为无效治疗的最终放弃提供合乎医学自然科学和医学人文科学的有力依据。

（5）力求降低诊疗费用。医疗的费用无疑是影响患者治疗的重要因素，无论是针对自费还是公费患者，在选择诊疗方案时，医生都应在保证诊疗效果的前提下选择资源消耗少、患者经济负担轻的诊治手段，真正让患者做到“少花钱看好病”，努力减轻患者及家属的经济负担。尽量避免因过高的医疗开支而增加的患者精神上的痛苦，高昂的治疗费用对患者尤其是经济状况差的患者来说无疑是雪上加霜。

临床医疗最优化原则的这几方面内容是相互影响、共同作用的，在诊疗过程中不能重此轻彼。实际上，恰当地选取适宜技术就能较好地做到几个方面的协调统一，所谓适宜技术就是那些能够提高职业医师临床诊疗水平、保障临床诊疗技术质量，并且适合医疗机构临床应用的先进、成熟、安全、有效、经济的技术和产品。近年来，各级政府或卫生行政部门在制定区域卫生发展规划时，几乎都把“推广适宜技术”作为重要内容写入其中。

10.3.2 滥用药物与用药伦理

药品是一种关系全民健康的特殊商品，是防止和治疗疾病的重要武器，而不合理用药则对人民群众的健康直接构成了威胁。临床上，不合理用药是指违背医药学原理，或不符合患者病情及生理病理状况的用药，诸如无明确指征、违反禁忌证与慎用证、剂量过大或不足、疗程过长或过短、剂型不适当等。世界卫生组织药物依赖性委员会给滥用药物下的定义是：跟通常医疗实践不一致或长期或偶然地超量使用与疾病无关的药物。此定义的要点，一是所用药物与治疗目的不一致；二是不合常规地超量使用药物。滥用药物在临床上的主要表现是：用药指征不明确，即没对症下药；违反禁忌用药；药物剂量过大或不足；用药疗程过长或过短；合并用药过多等。不合理用药和滥用药物的直接后果是药源性疾病增多、药物性依赖增多、医药资源浪费等。世界卫生组织的调查显示，全球患者的三分之一是死于不合理用药，而不是疾病本身。我国医院的不合理用药情况也较为严重。因此，加强用药的伦理思考，对全民族的健康以及医疗事业的发展有着相当积极的作用。

1. 滥用药物的主要情形

一是滥用抗菌药物。由细菌、病毒、支原体、衣原体等病原微生物所致的感染性疾病遍布临床各个科室，其中以细菌性感染最为常见。因此，抗菌药物成为临床应用最广泛的药物之一。无论在门诊还是住院部，大都存在抗菌药物使用过多的现象。在抗菌药物的使用过程中也有一些使用不尽合理的情况，主要表现在无指征的预防用药、无指征的治疗用药、抗菌药物品种和剂量的选择错误，以及给药途径、给药次数及疗程不合理等几个方面。

许多医生在掌握抗菌药物用量时标准过宽，直接导致抗菌药物的使用严重超标。例如，某患者被确诊为上呼吸道感染，医生也会使用抗菌药物进行治疗；一旦医生发现患者有发热现象，也习惯使用抗菌药物。这些抗菌药物使用不合理的情况，导致机体内的细菌产生了免疫，加速了耐药菌的产生和繁殖，致使临床上许多抗菌药物失效。如果任其发展，人类的健康将受到严重威胁。有一个值得注意的现象是，很多人一感冒发烧就去输液；不少老年人即使没患病，也会定期去医院输液，因为他们认为，输液可以稀释血液，防止脑血栓，这其实是有害无益的。表 10.1 为 2007 年我国住院病人的抗生素使用率，远高于 WHO 同期数据。

表 10.1　我国住院病人的抗生素使用率（2007 年）

三级医院	70%
二级医院	80%
一级医院	90%
WHO 同期数据	30%
美国同期数据	20%

* 资料来源于 2007 年中华医院感染管理学会调查结果

二是药物剂量过大或过小。少数医生不了解药物的半衰期，造成了药物剂量的过大或过小。以头孢类药物为例，药物剂量过大，会对患者的肝脏造成损伤，也会引起药物的其他不良反应；若剂量过小，会导致疾病治疗不彻底、易复发，从而增加患者的痛苦和治疗的难度。

三是使用昂贵的进口药物。不恰当的药品推销或者经济利益的驱使使得医生有时会开出不合理的处方。为数不少的医生在对患者用药时，会开出价格昂贵的进口药物，但是针对该疾病是否有必要使用如此昂贵的药物是值得商榷的，医生中也存在进口药品的效果好于国产同类药品的错误观念。而如此高昂的药物费用，可能是患者承受不起的。

四是临床药物试验。在一种新型药品进入市场之前，研究者也会把试验从小白鼠等实验动物向患者转移。医生在进行科研或者试验时，为了证明自己的观点，也把自己的实验由实验室带向了医院。在患者身上使用自己研制的药品并进行观察，从而得到该药品在人体试验中的第一手资料。但是从患者的角度而言，患者缺乏了知情同意，这种行为严重剥夺了患者的生命健康权。

需要指出的是，在临床上，合理用药和不合理用药之间的界限有时很模糊，过度用药有时很难避免。原因之一是因为医学中存在大量未知领域，很多疾病形成的具体原因尚不明了，例如，90%的高血压患者的患病原因都不得而知。为此，一些医生在治疗过程中难免使用不必要的药物，有的医生是抱着对患者负责的态度，采取更为广泛的治疗手段，目的是多管齐下，以期收到较好的治疗效果。但是从原则上来说，我们还是能够区分合理用药和不合理用药的。一般认为，能使疾病、机能障碍或不适消除、以恢复机体正常功能的用药，能够改善各种条件下的操作所用的药（如耳鼻咽喉科使用鼻膜镜前的表面麻醉用药以及手术中必需的麻醉药），特殊情况下的用药（如临床药理实验、临床试验性治疗的用药），为了恢复健康而采用的滋补药，以及支持疗法用药等都是符合医学宗旨的合理用药。相反，不合理用药的情况包括：医生为了自身利益和目的而不顾患者利益的不负责任地乱用药；为了个人的科研，采用欺骗患者的手段在他们身上试用医疗价值未确定的新药和对其没有治疗效果的药以获取资料；为了片面追求经济效益、增加医院利润收入而不顾患者病情发展变化需要而开大方、乱开方；迎合患者点名用药等。

滥用药物的问题无论是由哪种原因引起的，归根到底，都并非是单纯的技术、水平问题，更为根本的是一个复杂的伦理问题。导致不合理用药的因素大致有三点，即医务人员的因素、医疗机构的因素和药品代理商的因素。临床用药必须以拯救和维护患者的生命、治疗疾病、解除痛苦、促进患者身心健康为基本宗旨，符合这一宗旨的用药就是符合道德的用药。这一宗旨本身就贯穿了临床用药中动机和效果、目的和手段统一的辩证伦理思想。动机总是指向一定的效果，如果动机正确，但未能达到本应达到的理想用药效果而对患者造成伤害，是不合道德的；手段总是为了达到一定的目的，如果目的正确，但因采取的用药手段和方法不正确而延误病情或是加重患者的痛苦，同样也是不道德的。道德的用药就是达到动机与效果、目的与手段的完整的统一，这是用药道德评价的基本立足点。

2. 用药必须坚持的伦理原则

医生应十分注意强化用药的责任意识，临床用药应以科学和伦理学为基础，按最优化原则慎重选择所用药物。在用药的过程中，应重点考虑下述几方面内容：严格掌握适应证；安全有效；用药个体化；合理配制；近期疗效与远期疗效的一致性。坚持伦理原则具体应做到以下几点。

一是要加强医务人员的伦理道德教育。医务人员要充分认识到自己任务的艰巨性和重要性，履行医务人员的义务与职责，科学、合理、安全地使用药物。医务人员在临床工作中会不断遇到伦理决策问题，做出好的医疗决策不仅需要临床判断，也需要伦理价值的判断。药物合理使用要求医生必须有相应的伦理决策能力，为患者提供最好的治疗和最人性化的服务。临床合理用药必须做到理性尺度和价值尺度的统一，一方面诊断和治疗要具备科学性，要符合理性；另一方面医生在选择药物时，还要用伦理的价值尺度去审视用药是否符合伦理要求。医务人员要充分认识到医术乃仁术，医学的目的是预防疾病、治疗疾病、减轻患者痛苦，应当以患者的身体健康、生命安全为中心，以取得患者信任为己任。医生除了要对每种药物的副作用做到心中有数外，还要提高药物使用的技巧，在选药用药时机、用药途径、用药剂量等方面都要审慎考虑。比如抗菌药物的临床使用就应遵循“有利无伤”的医学伦理原则，即“使用产生最大临床治疗效果、毒性小和不宜出现耐药性且费用合理的抗菌药物”，还应遵循将对患者的伤害减少到最小的原则。

二是要提高医务工作者的技术水平。合理使用药物，对医院乃至整个社会都是举足轻重的问题。在实际工作中合理使用药物的过程是医生根据病情给出治疗意见的过程，体现着医生的医疗技术水平，属于医患关系中的技术性关系层面的问题，对医疗效果起着重要的作用。医院应加强对医务人员的技术培训，包括用药知识的培训，使他们保持知识的更新。此外，对药品的规格、用法等进行知识考试也很有必要。在工作中，医务人员必须遵守医疗政策，根据医院行政管理措施规范使用药物，要结合患者实际，给患者合理用药，要将精神治疗和药物治疗相结合，在用药时要权衡利弊。针对一位患者是否需要使用某种药物，使用何种药物，药物疗效如何，有何副作用等问题，医生应认真考虑和权衡，这样也能为医生赢得社会尊重。

三是医院和医生要承担在社会公众之中宣传合理用药理念的责任。良好的医患关系是医学伦理学最本质的内容，医疗活动中的医患关系包括技术性关系和非技术性关系，其实质是“利益共同体”。医生要让患者认识到“是药三分毒”这一事实，过量的用药可以直接导致患者死亡或病情的加重。所以应要求医务人员进行换位思考，宣传安全用药，有效地防止因用药不合理而导致的风险。要对广大民众进行药物危害相关知识的健康教育，公众合理用药意识的养成不是一朝一夕的事，医院和医生应积极参加社会伦理讨论，探索长效的、持久的、有深度的宣传方式和手段。

四是卫生行政部门应积极发挥监管作用。要加强监督制度建设，定期检查医生的处方，建立处方分析制度，对不合理的处方进行统计分析和结果公布，并将处方质量与医生的个人考核挂钩。要杜绝不适当的经济激励措施。医疗机构要杜绝任何形式的用药回扣等涉及不正当经济利益的行为，这是医学伦理、医德医风建设的基本原则之一。

10.3.3 辅助检查过度应用与伦理规则

10.3.3.1 辅助检查及其伦理意义

随着现代医学技术的发展，特别是诊断技术的进步，辅助检查手段日益多样。辅助检查是指为了满足诊断疾病的需要，借助现代特殊的仪器、设备和技术以及多学科（如临床病理学、检验学、放射诊断学等）的合作，使医生能够更准确、更精细、更深入地认识疾病，为疾病诊断提供依据的手段或方法。在现代医疗活动中，辅助检查在提高诊断的正确率方面发挥了越来越重要的作用。辅助检查的临床诊断价值越来越大，它在临床诊断中的地位也越来越受到充分的肯定。临床诊断需要精确的诊断，但是机体的病变是十分复杂的，即使是最有经验的医生也不可能完全凭主观和经验进行判断。某些疾病在早期没有明显的症状和体征，单凭医生肉眼和双手的生理感觉是无能为力的，而辅助检查却提供了早期诊断方法，使医生能够在更大范围和更深层次上获得该疾病发生、发展的精确资料。比较具有代表性的技术有 DSA（数字减影血管造影）、PET（正电子发射断层扫描）、新型多功能彩色 B 超、核磁共振、CT、电子纤维镜技术、免疫学技术、遗传学基因诊断技术等。

辅助检查具有重要的社会伦理意义。新的诊断技术的不断问世，增强了医生的感官能力、扩大了医生的视野、拓展了医生的思维，使医生能够在更大范围和更深层次上获得针对疾病过程更为精准详细的资料，因而改变了以往临床资料的模糊性和表面性。例如，AFP（甲种胎儿球蛋白）配合 B 型超声波检查，可以在临床症状出现前就较早地发现肝脏是否有恶变情况以及早期发现恶变物的大小、位置等。因此，临床医生尤其是急诊科医生必须熟悉掌握各种辅助检查方法的基础理论、基本技能和基本适应证，利用现代科学技术，获得反映机体功能状态、病理变化的客观资料，这样不但能对疾病做出早期诊断，而且在观察疗效与病情发展、制定防治措施和判定预后，尤其在急危重症患者早期诊断和早期治疗、缩短病程、减轻病痛和减少医疗费用等方面具有重要的伦理意义。

10.3.3.2 辅助检查的过度应用

在当前的医疗活动中，过度检查比较盛行，主要有两方面原因。一是国家规定了医院的“药收比”，即药品收入占医院总收入的比例。国家规定药收比的目的，是为了减少医院对患者大开处方，避免患者花巨额药费，医院收获暴利。但面对“药收比”的规定，医院和医生另有增收新招，即通过过度检查，让检查费成为新增长点。二是医院为了减少仪器的闲置率，实现医疗仪器创造利润最大化，会让一些患者做不必要的检查。购买重要检查仪器，原本目的应该是为了提高检查水平，但这些仪器却可能成为某些医院的增收利器。在这些因素的推波助澜之下，在医疗实践中不少医务人员更加依赖和迷信辅助检查，导致其临床思维僵化。辅助检查过度应用的主要表现有以下几点。

（1）不恰当的常规。医生缺乏针对性地把某些辅助检查作为常规和习惯，这很容易造成过度检查现象。有这样一个真实的病例，一女童随母亲和外婆到杭州旅游，因临时发病，到杭州某医院做“阑尾割除”手术。她的母亲看见医院出具的药价清单上显示，在7天的住院时间里，女童所做的化验包括甲肝、乙肝、丙肝、丁肝、戊肝系列检查，还有尿常规、粪便常规、凝血谱分析全套检查、生化全套检查等，总计104个项目。更加不可思议的是，该女童在术后还接受了艾滋病检测。这种所谓的常规检查造成的后果往往是病情还未诊断出，各项检查做下来就已经要花费上千元，患者心有怀疑却又不知如何维权，很多时候都只能忍气吞声，只有少数患者愿意到卫生行政主管部门投诉，但由于医疗技术的复杂性以及医生水平的参差不一，投诉也很难得到满意的答复，所以患者追究医院责任具有一定难度。在一项调查中，有多达91%的网友认为自己或家人在看病时，遭遇了“过度检查”，但其中只有12%的人向卫生主管部门投诉过。当然，这种不恰当的过度检查现象在发达国家也同样严重。*New England Journal of Medicine* 曾经报道，在1996年，美国实施CT检查的数量为50余万人次；2007年，CT检查人数上升到6200万人次，但肿瘤的诊治水平并没有显著提高，国民的平均寿命也没有显著延长。而更糟糕的是，腹部及脑部的CT检查可以显著增加检测者罹患肿瘤的风险，特别是在35岁以前接受CT检查的人患病风险更高。即使仅仅只做一次检查，也可增加肿瘤发生的概率。然而，不少医生甚至以常规检查为由将CT检查作为诊断多种疾病的手段。

（2）不必要的精确。当前的很多辅助检查不从疾病和患者的整体情况出发，而只是为了获取某个“精确”的数据，即使在诊断明确后医生仍让患者去做不必要的、重复的检查。以比较常见的阑尾炎为例，一般的医生只要掌握“转移性右下腹疼痛”这一关键临床表现诊断原则，就可保证对90%的阑尾炎不漏诊，再加上“白细胞升高”等普通实验室检查证据，就能确诊。但是很多医生为了所谓更加精确的依据，还是要动用CT诊断阑尾炎。

（3）虚假的客观性。客观的不一定就是准确的，客观数据的偏差是现实存在的，但不少医生依然一味地迷信辅助检查的结果，忽视主观的分析判断，而很多时候客观数据并不比主观判断更有价值。如某女性患者，61岁，三年前无任何不适，查体心电图发现室性早搏，后进一步做动态心电图，结果为24小时500多个室性早搏。此后，该患者开始出现心悸、心慌等现象，但无胸痛和胸闷的症状。患者入睡困难，不时会自己摸脉搏，但无高血压，且血糖、血脂正常，不吸烟，无冠心病早发家族史，超声心动图正常。患者在使用美托洛尔后，出现哮喘加重的情况，改用胺碘酮后出现严重的腹部不适现象，不能耐受。随后对其复查动态心电图，结果显示 24 小时室性早搏为 8000 多次。患者由于高度紧张，到某省会城市三甲医院看病，门诊医生看后即收住院，次日为其做了冠状动脉造影，结果完全正常，遂将患者转回当地医院。这个造影就是典型的过度检查，原因有二：一是患者为无任何冠心病危险因素的女性；二是患者无胸闷或胸痛，根本无冠状动脉造影的适应证。这位患者的症状发生在体检发现早搏之后，而且其本人越来越过度关注早搏问题，符合“虑病”的焦虑症状。对该患者的治疗应针对焦虑，而非直接针对早搏，更不宜用毒副作用大的胺碘酮。这位患者的早搏问题，既非器质性心脏病，也无风险，最好的方案是不针对早搏治疗，而是耐心和患者沟通，讲明她的早搏现象是良性的，让患者放心，安心与早搏“为伴”，而不是“为敌”。

（4）多余检查。在临床上，医生过度依赖辅助检查已成为常事，一些医生不注重询问病史和查体，不进行全面分析和思考，本来可用普通仪器进行的检查，却偏要用昂贵的高精尖仪器，有些医生还不承认外院的检查结果，需要患者做重复检查。另一方面，现代生物医学模式很容易让医生产生技术至上的观念和对生物技术崇拜的心理。如在面对胸闷、心悸的年轻女性时，有些医生单纯地从生物学角度思考，建议她做心电图、CT、造影，但最终可能发现患者并无异常，于是医生建议其用最先进的技术治疗冠心病。但结果可能是，患者的疾苦没有得到解决，多余的检查还给她带来患癌风险。如果医生经过培训，就能不但考虑患者得病的生物因素，还会考虑心理和社会因素等，可能就会打开视野，根据患者有无冠心病的家族史和其他危险因素，初步判断患者得冠心病的概率。因为这种症状很可能是由焦虑、惊恐引起的。如果医生拿量表给患者测量，再与其多交谈几次，可能也会给患者摘掉冠心病的帽子，并且开一些治疗心理疾病的药物。这样，患者就能避免很多成本高、有创伤的检查，既减轻了自身负担，也减少了医患矛盾的可能性。

（5）对信息选择的疏忽。当医生集中注意力于技术操作和数据流量时，却疏忽了具有同样价值的信息来源：患者、患者的感受和情感。我国著名心血管病专家胡大一教授认为，医生给患者看病的基本流程大致分为 5 个步骤。第一，详细询问患者的病史，同患者沟通，这也是最重要的一步。第二，物理诊断，具体分为望——看看患者有没有黄疸贫血等；触——触摸患者的胸腹部；叩——叩叩患者的肺部和心脏部位；听——使用听诊器。第三，用一些基本技术检查来诊断疾病，比如做心电图、拍胸大片等，这些技术通常经过多年临床运用，对诊断有价值且成本很低。第四，让患者做无创伤性的辅助检查，比如运动平板测试、超声心动图检查等。最后，才是让患者做 CT、冠状动脉造影等成本很高且有创伤的检查。其实，对经验丰富的医生来说，有时通过前面四个步骤就能诊断大部分疾病，最后一步完全没必要。但现在不少医生的诊断过程本末倒置了，问诊几句后，立刻就让患者做 CT、造影、核磁等检查。可以说，现在生物医学技术发展很快，但是医生离人文、离患者越来越远。当今社会存在的医患关系紧张问题，也与一些医生忽视问诊阶段、忽视与患者的沟通有关，医生盲目依赖技术，会拉开与患者的距离。

10.3.3.3 辅助检查的局限及过度应用的危害

即使辅助检查是必须的、准确的，我们也应认识到辅助检查自身固有的局限性。大多数的辅助检查往往只能反映疾病某一瞬间的状况，不能反映疾病发展的全过程；只能偏重于局部的观察，不能反映疾病的全部面貌。疾病本身的复杂性、患者个体的差异性、临床表现的不稳定性和多变性等都会导致辅助检查结果发生变化或存在偏差。患有同一种疾病的不同患者、不同患者在疾病的不同阶段都可以表现出不同的结果。其他的因素，如标本选取的典型程度、仪器精确度、实验环境、试剂纯度、个体反应差异、操作者掌握技术水平等都可能影响结果的正确性。

很多人认为，CT、造影等检查是无害的，可以随便做。但事实上，这些检查的成本高、创伤大，还可能给患者带来永久性伤害。比如做一次心脏冠状动脉 CT 检查，患者所承受的放射线量相当于拍了 750 次 X 线胸片。这对一些并不需要做 CT 检查的年轻人，尤其是年轻女性来说，不但起不到诊疗作用，还会增加其经济负担，更重要的是，这会给患者带来一生的罹患癌症的风险。过分迷信和依赖辅助检查而造成的技术滥用以及这种滥用带给患者的伤害、导致的医患关系恶化、造成的医生临床思维滞化等，都要求临床医生必须客观正确认识辅助检查在医学诊断中的地位、作用和不足，必须遵守相应的伦理原则，一切对患者的安全、健康负责。

10.3.3.4 辅助检查必须遵守的伦理原则

辅助检查必须是确实需要的。医生在进行辅助检查时，要有疾病诊断指征作为根据，有计划、有目的地选择必要的检查项目，以解决诊断和治疗的问题。如有患者发生腹部严重外伤，因腹腔内脏破裂出血致休克，但在这种情况下有些医生不是抓住患者失血休克的主要矛盾，而是随便开一张腹部 B 超单或 CT 检查单后扬长而去，最后患者因失血过多而死亡，这样的实验检查结果显然无任何临床意义。医生应当以全面调查研究所得的资料为依据，进行归纳、分析，找出主要矛盾，选择最有价值的辅助检查手段，避免不必要的检查和经济损失，使患者能在最短的时间内得到最准确的诊断，接受最有效的治疗。

优化辅助检查项目和程序。辅助检查的程序原则包括先简单后复杂、先无害后有害、先费用少后费用高。这个程序原则不仅符合医学目的，而且也符合患者的利益需求。医生要慎重选择辅助检查，不到非用不可时不轻易做检查，对于没有把握的新检查手段也不能乱用。医生要以科学、实事求是的态度来对待疾病，抓住患者的主要线索，通过认真分析判断，合理选用辅助检查方法，避免乱开检查单、或开具不符合病情的检查单和化验单。特别是在面对急危重症患者时，他们的病情危重且情况紧急，必须进行及时有效的抢救，使患者尽快转危为安。急危重症一般都会伴随着一个器官或多个脏器、多个系统的代谢和病理变化，这就要求医生必须具备宽广的知识面、精湛的技术和丰富的经验，在尽可能短的时间里做出诊断，进而进行高效率救治。而正确的诊断一方面依赖于医生主体的理论素养，另一方面就需要医生具有有的放矢选用辅助检查的丰富经验。对于急腹症患者，除了了解病史和认真细致地进行体格检查外，还要有目的性地选用辅助检查方法。如患者有慢性消化道溃疡病病史，突然腹痛加重呈持续性，检查有腹膜炎的体征，选做腹部 X 线检查，就可显示溃疡穿孔的 X 线征象。如果患者有剧烈的下腹部疼痛，尿液呈血性，选做尿常规检查和腹部 X 线拍片就可确定泌尿系统的结石和结石所在部位。

对有害或可能对患者产生不良影响的检查应做到知情同意。按照医学伦理学原则，患者有自主选择医疗措施的权利。患者在充分了解辅助检查的不良影响之后，有权决定是否检查或者选择何种检查，任何人不得在患者不知情的情况下强迫其接受辅助检查。当向患者推荐检查方案时，医务人员必须提供包括初步诊断结论、检查方案、检查的风险以及检查费用等方面的真实充分的信息，使患者或其家属在深思熟虑后自主做出选择，并以规定方式表达其接受或拒绝治疗方案的意愿。在患方明确表达后，医生才可最终确定和实施拟定的检查方案。

客观估价辅助检查在诊断中的意义。高尚的医德和高度的责任感首先是避免因医务人员的疏忽而导致差错事故发生的根本保证，尤其是当急危重症患者在急病的间歇期或缓解期就诊，医生常因症状和体征不典型而忽视病情从而导致误诊或延误治疗的机会，给患者造成不应有的损失，其中也包括不合理、不正确地选用辅助检查。如果怀疑患者患肺炎，用 X 线胸部检查可确定炎症病变在哪个肺叶或小叶，有多大范围，该检查具有定位诊断的价值。至于炎症是由什么病原菌引起的，通过细菌培养就可确定。辅助检查在诊断中的意义不容小觑，例如，内窥镜可以直接观察消化道内腔的病变；超声探测可显示肝、胆囊、胰腺、脾脏、肾脏的大小和轮廓，尤其对肝胆疾病的诊断帮助较大；头颅 CT 检查可直接显示急性脑血管病和颅脑外伤的病变结果；各种化验检查如肥达氏反应、狼疮细胞检查、疟原虫检查等都具有特异性诊断价值；心电图检查对判定各种心律失常和心肌缺血及心肌梗死非常重要。可见，有的放矢地选用辅助检查方法，不但能达到早诊断、早治疗的目的，而且对缩短病程，减少医疗费用开支也具有重要价值。

10.3.4　手术治疗选择的伦理规则

10.3.4.1　手术治疗及不当运用

手术治疗是医生使用医疗器械对患者身体进行的切除、缝合等治疗，是外科的主要治疗方法，目的是医治或诊断疾病，如去除病变组织、修复损伤、移植器官、改善机体的功能和形态等。手术治疗的特点包括如下几点。

（1）技术性，手术治疗需要借助于技术的发展，技术发展越来越复杂、越来越精细，手术的技术特色就越来越突出；

（2）损伤性，手术治疗必然给人体带来损伤，这些损伤有的是可预见的，有些是不可预见的；

（3）风险性，手术有很大的不可预测性，而且由于治疗方式的侵入性特征，它具有很强的风险性；

（4）协作性，手术治疗不是靠一个人完成的，需要麻醉师、器械师、护士等多位医护人员的协作。

手术治疗是以一定的损伤为前提的，同时还涉及技术性、协作性和医生的责任心等问题，因此，在日常手术中仍会出现各种各样的医疗缺陷。如本章引导案例 2 所述情形，在通常情况下，当动员不该安支架的患者时的劝说大多为“恐吓型”：不安支架，回家随时都可能会心肌梗死、猝死。大家可能不愿正视这样一个非常残酷的事实——各种利益链的存在，最终伤害的都是患者利益和公众健康。现在的医疗体制也需要改革。在新加坡，医生如果让患者做 3 个以上的心脏支架，必须书面说明理由。如果医生没有给出合理的理由，或做了更贵的支架，他的行医资格就会受到质疑。新加坡还规定了哪些疾病做搭桥、哪些疾病做支架。如果给本来该搭桥的患者上了支架，医生也必须书面说明原因，如果说不清楚，医保将拒付费用，医生还可能被吊销行医资格。[7]

心脏支架手术和搭桥手术都是心血管疾病常用的治疗手段，国际上放支架和做搭桥手术的比例是 7∶1 到 8∶1，而我国高达 12∶1，很多不该放支架的人被放了支架。可以说，心脏支架的过度使用就是一种过度手术治疗。过度手术治疗是指手术治疗手段超出疾病诊疗的实际需要，主要表现为放宽住院标准，扩大治疗、手术适应证的范围，热衷于使用进口的、高档的医疗器械等。例如，我国的剖宫产比例曾经一度达到 46%，高居世界第一，其中一半为人为干预的非正常剖宫产。导致高剖宫产率的其中一个原因是患者要求进行剖宫产。曾经发生过这样一个案例，医生认为某产妇没有剖宫产的适应证，但该产妇和家属强烈要求进行剖宫产，最后医生遵从了患者家属的意愿。但在剖宫产手术的过程中，出现了肺黏膜吸入的状况导致胎儿死亡，家属反过来指责医院没有尽到充分告知的义务，医生、医院的声誉都受到了影响。造成过度手术治疗现象主要有两个重要原因。一是利益的诱导导致医务人员放宽标准，现在有少数医院，不是按患者需要和具体病情进行治疗，而是看患者能支付多少费用，然后就像打包一样，给患者进行各种检查甚至是过度手术治疗。二是普通民众盲目信赖技术，医患双方都对技术过度崇拜。特别是经济条件、医保条件比较好的患者，往往会认为选择最贵、最先进的治疗手段才放心。其实在医学领域，有时候疗效与费用并不成正比，关键是看患者适合哪种治疗方式。所以，看病贵的问题不仅是医疗费用高昂的问题，过分依赖技术、对患者进行过度治疗也会推高医疗费用。

但是判断是否存在过度治疗的现象具有一定难度，因为判别的界线非常模糊，这给手术治疗的选择与否提出了挑战。比如在 2013 年，好莱坞女星安吉丽娜·朱莉自曝已经接受了预防性双乳房切除术，以降低罹癌风险。对于 37 岁、6 个孩子母亲的朱莉来说，她的母亲与癌症搏斗了十年并最终于 56 岁死于卵巢癌的经历是无比痛苦的回忆。她出于对从母亲那遗传的突变的癌症易感基因 BRCA1 的恐惧，决心采纳医生的风险评估建议，先从患病概率最高的乳腺癌开始预防，切除双乳房，使乳腺癌的患病概率从 87%下降到 5%。手术历时 9 周，过程比较复杂，她没有因此觉得失去女人味反而觉得自己的状态更加完美了，对于手术结果她是非常满意的。她还鼓励每个有乳腺癌或卵巢癌家族史的女性，都能去寻求医生的帮助，做出最明智的选择。安吉丽娜·朱莉只是存在卵巢癌的易感基因，但其自身并没有患病，这种手术是否属于过度治疗？后续报道猜测，安吉丽娜·朱莉的行为背后牵涉了巨大的经济利益，疑似在为一家基因公司做宣传，那么她的这种行为会对其他人产生怎样的引导作用？这些问题都需要我们从伦理学的角度去思考手术治疗的选择问题。

10.3.4.2 手术治疗选择的伦理原则

在医疗实践中，医患双方是一种共同体，医生只有把患者的利益放在首要位置，才能真正实现个人利益，才能在良好的医患关系中进行工作。1932 年，宋国宾编著的《医业伦理学》针对手术治疗提出了三个伦理原则，认为“手术之施行关系患者医家双方利益，非可贸然从事，必有相当之条件焉。条件为何？”其三个伦理原则是指非必要时不施手术、无希望时不施手术、患者不承诺时不施手术。宋国宾所提出的手术治疗选择时的伦理原则，转换成现代的手术治疗伦理原则有以下几点。

（1）严格掌握手术适应证，确保手术是必需的。

这是对是否应该手术、手术依据是什么的回答。动机纯正的手术是以对患者有利为出发点。如果是为医院的利益、科室的利益，就会让手术发生异化，脱离手术原本的目的。手术适应证是一个科学的标准，也是一个伦理的标准，这是必须把握住的主线。如果我们没有遵循适应证，而后发生了医疗事故，医生就要承担相应的责任。比如在本章引导案例 2 中提到的心脏支架手术，对于有些患者来说是没有必要的，这就要求医生严格掌握手术适应证，不必做的手术坚决不做。即使要安装支架，也要根据情况合理选择支架的安装类型，是使用两三千元的金属裸支架，还是上万元的药物支架。这两种支架各有利弊，对不同患者、不同病症应选择不同的支架。在美国，使用金属裸支架的比例是 20%～30%，在德国和瑞典，使用金属裸支架的比例为 50%左右，也就是说不一定最贵的器械疗效最好，适合患者的才是最好的。

（2）手术治疗必须确保最佳效果。

在坚持以患者为中心的前提下，应坚持医疗效果最优化原则，同时还要考虑提高医务人员的专业水平。医疗最优化原则是在临床实践中，诊疗方案的选择和实施要坚持的原则，即追求以最小的代价获取最大效果的决策的最佳方案原则。其伦理意义在于追求技术判断与伦理判断的高度统一，最终达到善待患者、有利社会的目的。比如针对乳腺癌的保乳手术，手术方式的选择应充分考虑患者的自身利益。有利无害原则包括“不伤害”和“确有助益”两个方面[8]。对于乳腺癌患者来说，应以完整切除肿瘤又保证重建乳房具有良好外形为基本原则，在选择手术方式时，所采取的选择应对其预后确有助益，能够发生正面作用，达到一定的预后效果。在实施保乳综合治疗的过程中，应根据患者自身和肿瘤的特点，制定合适的个体化综合治疗方案。当然，应由谁来判断手术效果是否达到了最佳预期，是医生还是患者？由于二者间存在着理解上的差异，怎样协调这种差异是一个需要认真思考的重要问题。

（3）手术治疗过程需做到患者或患者家属知情同意。

有的医生在术前不给患者提供相关信息，不给患者自主选择的机会。有些医生在术中发现病理结果是恶性的，就擅自决定直接行改良根治术。这些情况可能会导致术后患者的一系列的身心健康问题，甚至引发医患纠纷。因此，必须充分尊重患者的知情同意权。知情同意不只是需要患者或家属签字，还必须建立在医患双方充分沟通的基础上。因此，医生需要加强与患者的沟通，使患者增加自信心，克服自卑心理，积极配合治疗，并为其介绍手术成功、预后良好的病例，以强化其积极治疗的勇气。责任护士需要经常巡视病房，安慰和鼓励患者，帮助其树立战胜疾病的信心，同时还要了解患者及家属的心理反应，针对不同的心理反应、不同时期的心理特征给予相应的宣教和护理。医务人员应对术后患者进行康复指导，应讲清患侧术后功能锻炼的重要性并重点指导其患侧康复训练方法；多与患者交流，给予他们关心和体贴，使其感到被尊重、支持和理解，增强患者自信心，保证手术治疗效果、促进患者康复。同时，应让患者家属知道，家人和社会给予患者的心理支持非常重要，应与患者家属进行良好的沟通，满足家属的信息了解需求，稳定家属情绪。

此外，医务人员应提高专业水平，正确对待经济效益与患者自身利益。选择何种手术方式在很大程度上与患者的主治医生有关，因为大部分患者和家属缺乏医学知识，只能听从医生的安排，或出于对医生的信任，自愿将选择权交给医生，希望医生从专业角度替他们做出决策。因此，一名合格的医务工作者必须具备高尚的职业道德，应把患者的利益及手术效果始终放在第一位，应充分认识到成功的手术能使患者康复、满意，失败的手术会使患者痛苦，甚至抱憾终生。因此，医务工作者在对患者进行外科手术治疗时，应特别注意恪守职业道德，正确处理经济效益与患者利益之间的关系。为此，医务人员必须通过不断学习，提高专业水平，加强医德修养，为患者提供更好的医疗服务。

思考与讨论

1. 医疗技术应用中的异化现象的根源是什么？
2. 如何实现医疗技术的人道化？
3. 临床技术运用的最优化原则包括哪些方面？
4. 在确定手术治疗方案时应该遵循什么样的伦理原则？
5. 如何规范辅助检查的过度应用？

参考文献

[1] 刘兵. 科学、技术、人文主义与科学史——重读萨顿. 随笔，第 5 期.
[2] 高亮华. 人文主义视野中的未来. 北京：中国社会科学出版社，1996.
[3] 阿尔贝特·施韦泽. 敬畏生命. 上海：上海社会科学院出版社，2003.
[4] 黄钢，施卫星，何伦. 生物医学伦理学. 杭州：浙江教育出版社，1997.
[5] 谈新敏，易晨冉. 人类辅助生殖技术的“异化”及其对策探析. 自然辩证法研究，2012，28（04）：73～77.
[6] 何伦，施卫星. 现代医学伦理学. 杭州：浙江教育出版社，1989.
[7] 肖舒楠，雷李洪. 过度检查和过度治疗对人有害. 百姓生活，2011（8）：46～47.
[8] 牛进宝，苏联珍，杨伟卓. 美容外科工作的医学伦理学原则. 中国医学伦理学，2000，13（4）：56～57.

附录　与生物医学工程伦理有关的国际准则和政府文件

Ⅰ 纽伦堡法典

——The Nuremberg Code

（1946年）

第二次世界大战以后，在德国纽伦堡组织了国际军事法庭审判纳粹战犯，《纽伦堡法典》是1946年审判纳粹战争罪犯的纽伦堡军事法庭决议的一部分，它牵涉到人体实验的十点声明，其基本原则有二，一是必须有利于社会，二是应该符合伦理道德和法律观点，因而又称为《纽伦堡十项道德准则》。《纽伦堡法典》的全文如下：

1．受试者的自愿同意绝对必要。这意味着接受试验的人有同意的合法权利；应该处于有选择自由的地位，不受任何势力的干涉、欺瞒、蒙蔽、挟持、哄骗，或者其他某种隐蔽形式的压制或强迫；对于试验的项目有充分的知识和理解，足以做出肯定决定之前，必须让他知道试验的性质、期限和目的，试验方法及采取的手段，可以预料得到的不便和危险，对其健康或可能参与实验的人的影响。确保同意的质量的义务和责任，落在每个发起、指导和从事这个实验的个人身上。这只是一种个人的义务和责任，并不是代表别人，自己却可以逍遥法外。

2．实验应该收到对社会有利的富有成效的结果，用其他研究方法或手段是无法达到的，在性质上不是轻率和不必要的。

3．实验应该立足于动物实验取得的结果，对疾病的自然历史和别的问题有所了解的基础上，经过研究，参加实验的结果将证实原来的实验是正确的。

4．实验进行必须力求避免在肉体上和精神上的痛苦和创伤。

5．事先就有理由相信会发生死亡或残废的实验一律不得进行，实验的医生自己也成为受试者的实验不在此限。

6．实验的危险性，不能超过实验所解决问题的人道主义的重要性。

7．必须做好充分准备和有足够能力保护受试者排除哪怕是微之又微的创伤、残废和死亡的可能性。

8．实验只能由科学上合格的人进行。进行实验的人员，在实验的每一阶段都需要有极高的技术和管理。

9．当受试者在实验过程中，已经到达这样的肉体与精神状态，即继续进行已经不可能的时候，完全有停止实验的自由。

10．在实验过程中，主持实验的科学工作者，如果他有充分理由相信即使操作是诚心诚意的，技术也是高超的，判断是审慎的，但是实验继续进行，受试者照样还要出现创伤、残废和死亡的时候，必须随时中断实验。

Ⅱ 赫尔辛基宣言

人体医学研究的伦理准则

——世界医学协会（WMA）

（2013 年修订版）

第 18 届世界医学协会（WMA）联合大会（赫尔辛基，芬兰，1964 年 6 月）采用，并在下列联合大会中进行了修订：

第 29 届 WMA 联合大会，东京，日本，1975 年 10 月

第 35 届 WMA 联合大会，威尼斯，意大利，1983 年 10 月

第 41 届 WMA 联合大会，香港，中国，1989 年 9 月

第 48 届 WMA 联合大会，西萨默塞特（Somerset West），南非，1996 年 10 月

第 52 届 WMA 联合大会，爱丁堡，苏格兰，2000 年 10 月

第 53 届 WMA 联合大会，华盛顿，美国，2002 年 10 月

第 55 届 WMA 联合大会，东京，日本，2004 年 10 月

第 59 届 WMA 联合大会，首尔，韩国，2008 年 10 月

第 64 届 WMA 联合大会，福塔莱萨，巴西，2013 年 10 月

前言

1．世界医学协会制定了《赫尔辛基宣言》，作为涉及人类受试者的医学研究的伦理原则。涉及人类受试者的医学研究包括利用可鉴定身份的人体材料和数据所进行的研究。

《赫尔辛基宣言》应作整体解读，它的每一个组成段落都不应该在不考虑其他相关段落的情况下使用。

2．虽然宣言主要以医生为对象，但世界医学协会鼓励参与涉及人类受试者的医学研究的其他人遵守这些原则。

一般原则

3．世界医学协会的《日内瓦宣言》用下列词语约束医生："我患者的健康是我最先要考虑的。"《国际医学伦理标准》宣告："医生在提供医护时应从患者的最佳利益出发。"

4．促进和保护患者的健康，包括那些参与医学研究的人的健康，是医生的义务。医生应奉献其知识和良知以履行这一义务。

5．医学的进步是以研究为基础的，这些研究最终必须包括涉及人类受试者的研究。

6．涉及人类受试者的医学研究的主要目的是了解疾病的原因、发展和结果，改进预防、诊断和治疗的干预措施（方法、程序和治疗）。即使是当前最佳的预防、诊断和治疗措施也必须通过研究不断评估它们的安全性、有效性、效能、可达性和质量。

7．医学研究应符合的伦理标准是，促进并确保对所有人类受试者的尊重，并保护他们的健康和权利。

8．若医学研究的根本目的是为产生新的知识，则此目的不能凌驾于受试者个体的权利和利益之上。

9．参与医学研究的医生有责任保护受试者的生命、健康、尊严、公正、自主决定权、隐私和个人信息。保护受试者的责任必须由医生或其他卫生保健专业人员承担，决不能由受试者本人承担，即使他们给予了同意。

10．医生既应当考虑自己国家关于涉及人类受试者研究的伦理、法律与管理规范和标准，也应当考虑相应的国际规范和标准。任何国家性的或国际性的伦理、法律或管理规定，都不得削弱或取消本宣言提

出的对人类受试者的任何保护。

11．医学研究应在尽量减少环境损害的情况下进行。

12．涉及人类受试者的医学研究必须由受过适当伦理和科学培训，且具备资质的人员来开展。对患者或健康志愿者的研究要求由一名能胜任的并具备资质的医生或卫生保健专业人员负责监督管理。

13．应为那些在医学研究中没有被充分代表的群体提供适当的机会，使他们能够参与到研究之中。

14．当医生将医学研究与临床医疗相结合时，只可让其患者作为研究受试者参加那些于潜在预防、诊断或治疗价值而言是公正的，并有充分理由相信参与研究不会对患者健康带来负面影响的研究。

15．必须确保因参与研究而受伤害的受试者得到适当的补偿和治疗。

风险、负担和获益

16．在医学实践和医学研究中，大多数干预措施都具有风险，并有可能造成负担。

只有在研究目的的重要性高于受试者的风险和负担的情况下，涉及人类受试者的医学研究才可以开展。

17．每一项涉及人类受试者的医学研究开始前，都必须仔细评估对参与研究的个人和社区带来的可预见的风险和负担，并将其与给受试者以及受所研究疾病影响的其他个人和社区带来的可预见的受益进行比较。

必须考量如何将风险最小化。研究者必须对风险进行持续监控、评估和记录。

18．只有在确认对研究相关风险已做过充分的评估并能进行令人满意的管理时，医生才可以参与到涉及人类受试者的医学研究之中。

当发现研究的风险大于潜在的获益，或已有决定性的证据证明研究已获得明确的结果时，医生必须评估是继续、修改还是立即结束研究。

弱势的群体和个人

19．有些群体和个人特别脆弱，更容易受到胁迫或者额外的伤害。

所有弱势的群体和个人都需要得到特别的保护。

20．仅当研究是出于弱势人群的健康需求或卫生工作需要，同时又无法在非弱势人群中开展时，涉及这些弱势人群的医学研究才是正当的。此外，应该保证这些人群从研究结果，包括知识、实践和干预中获益。

科学要求和研究方案

21．涉及人类受试者的医学研究必须符合普遍认可的科学原则，且应基于对科学文献、其他相关信息、足够的实验和适宜的动物研究信息的充分了解。实验动物的福利应得到尊重。

22．每个涉及人类受试者的研究项目的设计和操作都必须在研究方案中有明确的描述。

研究方案应包括与方案相关的伦理考量的表述，应表明本宣言中的原则是如何得到体现的。研究方案应包括有关资金来源、申办方、隶属机构、潜在利益冲突、对受试者的诱导，以及对因参与研究而造成的伤害所提供的治疗和/或补偿条款等。

临床试验中，研究方案还必须描述试验后如何给予适当的安排。

研究伦理委员会

23．研究开始前，研究方案必须提交给相关研究伦理委员会进行考量、评估、指导和批准。该委员会必须透明运作，必须独立于研究者、申办方及其他任何不当影响，并且必须有正式资质。该委员会必须考虑到本国或研究项目开展各国的法律、法规，以及适用的国际规范和标准，但是本宣言为受试者所制定的保护条款决不允许被削减或删除。

该委员会必须有权监督研究的开展，研究者必须向其提供监督的信息，特别是关于严重不良事件的信息。未经该委员会的审查和批准，不可对研究方案进行修改。研究结束后，研究者必须向委员会提交结题报告，包括对研究发现和结论的总结。

隐私和保密

24．必须采取一切措施保护受试者的隐私并对个人信息进行保密。

知情同意

25．有行为能力的人作为受试参加医学研究必须是自愿的。虽然征询家庭成员或社区领导人的意见可能是合适的，但除非有行为能力的受试本人自由同意，否则他/她不可以被征召参加医学研究。

26．在涉及有行为能力的受试者的医学研究中，每个潜在的受试者都必须被充分告知研究目的、方法、资金来源、任何可能的利益冲突、研究者所属单位、研究的预期受益和潜在风险、研究可能引起的不适以及任何其他相关信息。必须告知潜在的受试者，他们有权拒绝参加研究，或有权在任何时候撤回参与研究的同意而不受报复。应特别注意为受试者个人提供他们所需要的具体信息，以及提供信息的方法。

在确保潜在的受试者理解相关信息之后，医生或另一个具备合适资质的人必须获得潜在受试者自由给出的知情同意，最好是书面同意。如果不能用书面形式表达同意，那么非书面同意必须正式记录在案，并有证明人在场。

必须向所有医学研究的受试者提供获得研究预计结果相关信息的选择权。

27．如果潜在的受试者与医生有依赖关系，或有被迫表示同意的可能，在设法获得其参与研究项目的知情同意时，医生必须特别谨慎。在这种情况下，知情同意必须由一位合适的、有资质的、且完全独立于这种关系之外的人来获取。

28．如果潜在受试者不具备知情同意的能力，医生必须从其法定代理人处设法征得知情同意。这些不具备知情同意能力的受试者决不能被纳入对他们没有获益可能的研究之中，除非研究的目的是为了促进该受试者所代表人群的健康，同时研究又不能由具备知情同意能力的人员代替参与，并且研究只可能使受试者承受最小风险和最小负担。

29．当一个被认为不具备知情同意能力的潜在受试者能够表达是否参与研究的决定时，医生在设法征得其法定代理人的同意之外，还必须征询受试者本人的这种表达。受试者的异议应得到尊重。

30．若受试者在身体或精神上不具备知情同意能力，如无意识的病人，那么仅当使这些受试者不能给出知情同意的身体或精神上的病情是研究人群必须具备的特征时，涉及这类受试者的研究才可进行。在这种情况下，医生必须设法征得法定代理人的知情同意。如果缺少此类代理人，并且该研究不能被推迟，那么这项研究可以在没有获得知情同意的情况下进行，前提是参与研究的受试者无法给予知情同意的具体原因已在研究方案中被描述，并且该研究已获得伦理委员会的批准。即便如此，仍应尽早从受试者或其法定代理人那里获得继续参与研究的同意意见。

31．医生必须充分告知患者医疗中的哪些方面与研究有关。医生绝不能因为病人拒绝参与研究或决定退出研究而影响医患关系。

32．对于使用可识别身份的人体材料或数据进行的医学研究，医生必须按正规程序征得受试者对于采集、分析、储存和/或再使用这些材料和数据的同意。有些情况下，同意可能难以或无法获得，或者为得到同意可能会对研究的有效性造成威胁。在这些情况下，只有经过研究伦理委员会的审查和批准后，研究才可进行。

安慰剂使用

33．一种新干预措施的获益、风险、负担和有效性，必须与已被证明的最佳干预措施进行对照试验，但以下情况可以是例外：

在缺乏已被证明有效的干预措施的情况下，在研究中使用安慰剂或无干预处理是可以接受的；或者有强有力的、科学合理的方法论支持的理由相信，使用任何比现有最佳干预低效的干预措施、或使用安慰剂、或无干预处理对于确定一种干预措施的有效性和安全性是必要的并且接受任何比现有最佳干预低效的干预措施、或使用安慰剂、或无干预处理的患者，不会因未接受已被证明的最佳干预措施而遭受额外的、严重或不可逆伤害的风险。

要特别注意，对这种选择必须极其谨慎以避免滥用。

试验后规定

34．在临床试验开展前，申办方、研究者和主办国政府应制定试验后规定，以照顾所有参加试验、并仍需要获得在试验中确定有益的干预措施的受试者。此信息必须在知情同意过程中向受试者公开。

研究的注册、出版和结果发布

35．每项涉及人类受试者的研究在招募第一个受试者之前，必须在可公开访问的数据库进行登记。

36．研究者、作者、申办方、编辑和出版者对于研究成果的出版和发布都有伦理义务。研究者有责任公开他们涉及人类受试者的研究结果，并对其报告的完整性和准确性负责。他们的报告应遵守被广泛认可的伦理指南。负面的、不确定的结果必须和积极的结果一起发表，或通过其他途径使公众知晓。资金来源、机构隶属和利益冲突必须在出版物上公布。不遵守本宣言原则的研究报告不应被接受发表。

临床实践中未经证明的干预措施

37．对个体的患者进行治疗时，如果被证明有效的干预措施不存在或其他已知干预措施无效，医生在征得专家意见并得到患者或其法定代理人的知情同意后，可以使用尚未被证明有效的干预措施，前提是根据医生的判断这种干预措施有希望挽救生命、重建健康或减少痛苦。随后，应将这种干预措施作为研究对象，旨在评价其安全性和有效性。在任何情况下，新信息都必须被记录下来，并在适当的时候公之于众。

Ⅲ 人体生物医学研究国际道德指南

——国际医学科学组织委员会（CIOMS）

（2002 年）

本指南是自 1982 年以来的第三个版本，由来自非洲、亚洲、拉丁美洲、欧洲、美国和 CIOMS 秘书处的 10 名专家共同商议起草，由 21 条指导原则及其注释组成。与 1982 年和 1993 年的两个版本一样，2002 版指南旨在规范各国的人体生物医学研究政策，根据各地情况应用伦理标准，以及确立和完善伦理审查机制。

第 1 条：人体生物医学研究的伦理合理性与科学性

人体生物医学研究的伦理合理性在于有望发现有益于人类健康的新方法。只有在研究的实施中尊重、保护和公平地对待受试者，并且符合研究实施所在社会的道德规范时，其研究才具有伦理学上的合理性。此外，将受试者暴露于有风险而没有可能受益的非科学的研究是不道德的。因此研究者和申办者必须保证所提议的涉及人体受试者的研究，符合公认的科学原理，并有充分的相关科学文献作为依据。

第 2 条：伦理审查委员会

所有涉及人类受试者的研究计划，都必须提交给一个或一个以上的科学和伦理审查委员会，以审查其科学价值和伦理的可接受性。审查委员会必须独立于研究组，他们的审查结果不应视研究中可能得到的任何直接的财务或物质上的利益而定。研究者必须在研究开始以前获得批准或许可。伦理审查委员会应该在研究过程中，根据需要进一步进行审查，包括监察研究的进展。

第3条：国外机构发起研究的伦理审查

国外申办组织和个体的研究者，应向申办组织所在国提交研究方案，进行伦理学和科学审查，伦理评价标准应和研究实施所在国同样严格。东道国的卫生管理部门，及其国家的或地方的伦理审查委员会应确认研究方案是针对东道国的健康需要和优先原则，并符合必要的伦理标准。

第4条：个体的知情同意

对于所有的人体生物医学研究，研究者必须获得受试者自愿做出的知情同意，若在个体不能给予知情同意的情况下，必须根据现行法律获得其法定代理人的许可。免除知情同意被认为是不寻常的和例外的，在任何情况下都必须经伦理审查委员会批准。

第5条：获取知情同意：前瞻性研究受试者必须知晓的信息

在要求个体同意参加研究之前，研究者必须以其能理解的语言或其他交流形式提供以下信息：

1. 个体是受邀参加研究，认为个体适合参加该项研究的理由，以及参加是自愿的；
2. 个体可自由地拒绝参加，并可在任何时候自由地退出研究而不会受到惩罚，也不会丧失其应得利益；
3. 研究的目的，研究者和受试者要进行的研究过程，以及说明该研究不同于常规医疗之处；
4. 关于对照试验，要说明研究设计的特点（例如随机化，双盲），在研究完成或破盲以前受试者不会被告知所分配的治疗方法；
5. 预期个体参加研究的持续时间（包括到研究中心随访的次数和持续时间，以及参加研究的总时间），试验提前中止或个体提前退出试验的可能性；
6. 是否有金钱或其他形式的物质作为个体参加研究的报酬，如果有，说明种类和数量；
7. 通常在研究完成后，受试者将被告知研究的发现，每位受试者将被告知与他们自身健康状态有关的任何发现；
8. 受试者有权利在提出要求时获得他们的数据，即使这些数据没有直接的临床用途（除非伦理审查委员会已经批准暂时或永久地不公开数据，在这种情况下受试者应被告知，并且给予不公开数据的理由）；
9. 与参加研究有关的、给个体（或他人）带来的任何可预见到的风险、疼痛、不适，或不便，包括给受试者的配偶或伴侣的健康或幸福带来的风险；
10. 受试者参加研究任何预期的直接受益；
11. 研究对于社区或整个社会的预期受益，或对科学知识的贡献；
12. 受试者在参加完成研究后，他们能否、何时、如何得到被研究证明是安全和有效的药品或干预方法，他们是否要为此付款；
13. 任何现有的、可替代的干预措施或治疗措施；
14. 将用于保证尊敬受试者隐私、可识别受试者身份记录的机密性的规定；
15. 研究者保守机密能力受到法律和其他规定的限制，以及泄露机密的可能后果；
16. 关于利用遗传试验结果和家族遗传信息的政策，以及在没有受试者同意的情况下，防止将受试者的遗传试验结果披露给直系亲属或其他人（如保险公司或雇主）的适当的预防措施；
17. 研究的申办者，研究者隶属的机构，研究资金的性质和来源；
18. 可能进行的研究直接或二次利用受试者的病历记录和临床诊疗过程中获取的生物标本；

19．研究结束时是否计划将研究中收集的生物标本销毁，如果不是，关于它们贮存的细节（地点，如何存，存多久和最后的处置）和将来可能的利用，以及受试者有权做出关于将来的使用、拒绝贮存和让其销毁的决定；

20．是否会从生物标本中开发出商业产品，研究参加者是否会从此类产品的开发中获得钱或其他收益；

21．研究者是仅作为研究者，还是既做研究者、又做受试者的医生；

22．研究者为研究参加者提供医疗服务的职责范围；

23．与研究有关的具体类型的损害或并发症将提供的免费治疗，这种治疗的性质和持续时间，提供治疗的组织或个人名称，以及关于这种治疗的资金是否存在任何不确定因素；

24．因此类损害引起的残疾或死亡，受试者或受试者的家属或受赡养人将以何种方式，通过什么组织得到赔偿（或者，指明没有提供此类赔偿的计划）；

25．受邀参加研究的可能的受试对象所在国家对获赔偿的权利是否有法律上的保证；

26．伦理审查委员会已经批准或许可了研究方案。

第 6 条：获取知情同意：申办者与研究者的职责

申办者和研究者有责任做到：

1．避免使用不正当的欺骗手段，施加不正当影响，或恐吓；

2．只有在确定可能的受试对象充分了解了参加研究的有关实情和后果，并有充分的机会考虑是否参加以后，才能征求同意；

3．按一般规则，应获取每一位受试者的签名书作为知情同意的证据——对这条规则的任何例外，研究者应有正当理由并获得伦理审查委员会的批准；

4．如果研究的条件或程序发生了显著的变化，或得到了可能影响受试者继续参加研究意愿的新信息，要重新获取每位受试者的知情同意；

5．长期研究项目，即使该研究的设计或目标没有变化，也要按事先确定的时间间隔，重新获取每位受试者的知情同意。

第 7 条：招募受试者

受试者在参加一项研究中发生的收入损失、路费及其他开支可得到补偿；他们还能得到免费医疗。受试者，尤其是那些不能从研究中直接受益的，也可因带来的不便和花费的时间而被付给报酬或得到其他补偿。然而，报酬不应过大，或提供的医疗服务不应过多，否则诱使受试者不是根据他们自己的更佳判断而同意参加研究（“过度劝诱”）。所有提供给受试者的报酬、补偿和医疗服务都必须得到伦理审查委员会的批准。

第 8 条：参加研究的受益和风险

对于所有人体生物医学研究，研究者必须保证潜在的利益和风险得到了合理地平衡，并且最小化了风险。

1．提供给受试者的具有直接诊断、治疗或预防益处的干预措施或治疗过程的合理性在于，从可预见的风险和受益的角度，与任何可得到的替代方法相比至少是同样有利的。这种“有益的”干预措施或治疗过程的风险相对于受试者预期的受益而言必须是合理的。

2．对受试者没有直接诊断、治疗或预防益处的干预措施的风险，相对于社会的预期受益（可概括为知识）而言必须是合理的。这种干预措施的风险相对于将要获得的知识的重要性而言，必须是合理的。

第 9 条：研究中涉及不能给予知情同意的受试者，关于风险的特殊限定

当存在伦理和科学的合理性，对不能给予知情同意的个体实施研究时，对受试者没有直接受益前景的研究，干预措施的风险应不能比对他们常规体格检查或心理检查的风险更大。当有一个非常重要的科学或医学理论，并得到伦理审查委员会的批准，轻微或较小地超过上述风险也是允许的。

第 10 条：在资源有限的人群和社会中的研究

在一个资源有限的人群或社会开始研究之前，申办者和研究者必须尽一切努力保证：

1．研究是针对实施研究所在地人群或社会的健康需要和优先原则的；

2．任何干预措施或开发的产品，或获得的知识，都将被合理地用于使该人群或社会受益。

第 11 条：临床试验中对照的选择

一般而言，诊断、治疗或预防性干预试验中对照组的受试者，应得到公认有效地干预。有些情况下，使用一个替代的对照，如安慰剂或“不治疗”，在伦理学上是可接受的。安慰剂可用于：

1．当没有公认的有效的干预时；

2．当不采用公认有效的干预，至多使受试者感到暂时的不适或延迟症状的缓解时；

3．当采用一个公认有效的干预作为对照，将会产生科学上不可靠的结果，而使用安慰剂不会增加受试者任何严重的或不可逆损害的风险。

第 12 条：在研究中受试者人群选择时负担和利益的公平分配

应通过公平分配研究负担和利益的方式，选择受邀成为研究受试者的人群。排除可能受益于参加研究的人群必须是合理的。

第 13 条：涉及弱势人群的研究

邀请弱势个体作为受试者需要特殊的理由，如果选择他们，必须切实履行保护他们权利和健康的措施。

第 14 条：涉及儿童的研究

在进行涉及儿童的研究之前，研究者必须确保：

1．以成人为受试对象，研究不能同样有效地进行；

2．研究的目的是获得有关儿童健康需要的知识；

3．每位儿童的父母或法定代理人给予了许可；

4．已获得每位儿童在其能力范围内所给予的同意（赞成）；

5．儿童拒绝参加或拒绝继续参加研究将得到尊重。

第 15 条：由于受试者智力或行为障碍而不能给予充分知情同意的研究

由于受试者智力或行为障碍而不能给予充分知情同意的研究在开展前，研究者必须保证：

1．在知情同意能力没有受损的人体能同样有效地进行研究，上述人群就不能成为受试者；

2．研究的目的是为获得有关智力或行为障碍者特有的健康需要的知识；

3．已获得与每位受试者能力程度相应的同意，可能的受试对象拒绝参加研究应始终受到尊重，除非在特殊情况下，没有合理的医疗替代方法，并且当地法律允许不考虑拒绝；

4．如果可能的受试对象没有能力同意，应获得负责的家庭成员或符合现行法律的法定代理人的许可。

第 16 条：妇女作为受试者

研究者、申办者或伦理审查委员会不应排除育龄期妇女参加生物医学研究。研究期间有怀孕的可能，其本身不能作为排除或限制参加研究的理由。然而，详尽讨论对孕妇和胎儿的风险，是妇女做出参加临床研究理性决定的先决条件。这一讨论包括，如果怀孕，参加研究可能危害到胎儿或她本人，申办者/研究者应以妊娠试验确认可能的受试对象未受孕，并在研究开始之前采取有效的避孕方法。如果由于法律的或宗教的原因，不能这样做，研究者不应招募可能怀孕的妇女进行可能有这类风险的研究。

第 17 条：孕妇作为受试者

应假定孕妇有资格参加生物医学研究。研究者和伦理审查委员会应确保已怀孕的可能受试对象被充分告知了有关她们自己、她们的身孕、胎儿和她们的后代，以及她们的生育力的风险和受益。

仅在针对孕妇或其胎儿特有的健康需要或孕妇总体的健康需要，并且如果合适，有来自动物实验，尤其是关于致畸和致突变风险的可靠证据予以支持，才能在该人群中实施研究。

第 18 条：保守机密

研究者必须采取安全措施，保护受试者研究数据的机密。受试者应被告知研究者保守机密的能力受到法律和其他规定的限制，以及机密泄露的可能后果。

第 19 条：受损伤的受试者获得治疗和赔偿的权利

受试者因参加研究而受到伤害，研究者应保证其有权获得对这类伤害的免费医疗，以及经济或其他补偿，作为对于造成的任何损伤、残疾或障碍的公正赔偿。如果由于参加研究而死亡，他们的受赡养人有权得到赔偿。受试者决不能被要求放弃获得赔偿的权利。

第 20 条：加强伦理和科学审查能力以及生物医学研究的能力

许多国家没有能力评审或确保在其管辖范围内所提议的或进行的生物医学研究的科学性或伦理的可接受性。由国外机构发起的合作研究，申办者和研究者在伦理上有义务保证，在这些国家中由他们负责的生物医学研究项目将对该国或地方的生物医学研究的设计和实施能力起到有效的促进作用，并为这类研究提供科学和伦理审查和监查。

能力培养包括，但不限于以下工作：

1．建立和加强独立的、有能力的伦理学审查过程/委员会

2．加强研究能力

3．发展适用于卫生保健以及生物医学研究的技术

4．培训研究和卫生保健人员

5．对从中筛选受试者的人群进行教育。

第 21 条：国外申办者提供健康医疗服务的道德义务

国外申办者在伦理上有义务确保可获得：

1．安全地进行研究所必需的卫生保健服务；

2．治疗由于研究干预措施而受到损害的受试者；

3．申办者承诺中的一个必须部分，使作为研究成果的有益干预措施或产品合理地用于有关人群或社会所做的服务。

Ⅳ 世界人类基因组与人权宣言

——联合国教科文组织（UNESCO）

（1997 年）

大会回顾，联合国教科文组织（UNESCO）《组织法》的序言提出“人类尊严、平等与相互尊重的民主原则”，摈弃任何“人类与种族不平等的教条”，规定“文化的广泛传播以及人类为正义、自由与和平而进行的教育是人类的必不可少的举措，而且构成一种所有国家都必须以相互帮助与关怀的态度予以履行的

神圣义务”，宣告“和平必须奠基于人类理智上与道德上的团结一致”，并声明联合国教科文组织寻求“通过世界人民教育、科学与文化的交往”推进“国际和平与人类共同幸福的目标，联合国组织（United Nations Organization）就是为这些目标而建立的，其宪章宣布了这些目标”，大会庄重回顾其执着于人权的普遍原则，特别确认于1948年12月10日的《世界人权宣告》和1966年12月16日的联合国两个国际盟约《经济、社会与文化权利国际盟约》与《公民权利和政治权利国际盟约》，还有1948年12月9日《联合国防止及惩办灭绝种族罪公约》、1965年12月21日的《联合国消除一切形式种族歧视国际盟约》、1971年12月20日的《联合国智力迟钝者权利宣言》、1975年12月9日的《联合国残疾人权利宣言》、1979年12月18日的《联合国消除一切形式歧视妇女公约》、1985年11月29日的《联合国为犯罪与滥用权力受害者取得公正的基本原则宣言》、1989年11月20日的《联合国儿童权利公约》、1993年12月20日《联合国残疾人机均等标准规则》、1971年12月16日的《关于禁止发展、生产和储存细菌（生物）及毒素武器及予以销毁的公约》、1960年12月14日的《联合国教科文组织反对教育歧视公约》、1966年11月4日的《联合国教科文组织国际文化合作原则宣言》、1974年11月20日的《联合国教科文组织关于科学研究人员地位的建议》、1978年11月27日的《联合国教科文组织关于种族和种族偏见的宣言》、1958年6月25日的《国际劳工组织（ILO）关于就业和职业歧视的公约》（第111号），以及1989年6月27日的《国际劳工组织关于独立国家土著和部落民族的公约》（第169号），大会牢记并无损于知识产权领域有关遗传学应用的国际文件，特别是1886年9月9日的《伯尔尼保护文学艺术作品公约》、1952年9月6日通过并于1971年7月24日在巴黎最后修订的《联合国教科文组织世界版权公约》、1883年3月20日通过并于1967年7月14日在斯德哥尔摩最后修订的《巴黎保护工业产权公约》、1977年4月28日的世界知识产权组织（WIPO）《关于国际承认为专利程序存放微生物的布达佩斯条约》，以及1995年1月1日开始生效的成立世界贸易组织（WTO）的协议之附件的《知识产权贸易相关问题协议（TRIPs）》。大会还牢记1992年6月5日的《联合国生物多样公约》，并就此强调指出，根据《世界人权宣言》的序言，承认人类的遗传多样性决不能导致任何一种社会或政治性质的解释对“人类家庭所有成员生来具有的尊严及平等的、不可剥夺的权利”表示异议，大会回顾其决议22C/13.1、23C/13.1、24C/13.1、25C/5.2、25C/7.3、27C/5.15、28C/0.12、28C/2.1和 28C/2.2，强烈要求联合国教科文组织在尊重人权与基本自由的框架内，对生物学与遗传学领域科技进展的后果促进并展开伦理学研究及由此带来的活动，大会承认，对人类基因组的研究及由此带来的应用为改善个人和全人类健康状况的进展开辟了广阔的前景，但强调指出，这种研究应充分尊重人的尊严、自由与人权，并禁止基于遗传特征的一切形式的歧视，大会宣布下述原则并通过本《宣言》。

第一章　人的尊严与人类基因组

第一条　人类基因组是人类家庭所有成员根本统一的基础，也是承认他们生来具有的尊严与多样性的基础。象征地说，它是人类的遗产。

第二条

（一）每个人不管他们的遗传特征如何，都有权利尊重他们的尊严，尊重他们的权利。

（二）那种尊严使之绝对必要不能把个人简单地归结为他们的遗传特征，绝对必要尊重他们的独特性和多样性。

第三条　人类基因组就其性质是进化的，它易于发生突变。它具有潜能是按照每个人的自然和社会环境包括个人的健康状况、生活条件、营养和教育而不同地表达出来的。

第四条　自然状态的人类基因组不应产生财务收益。

第二章　有关人员的权利

第五条

(一)影响一个人基因组的研究、治疗或诊断只应在对此后的潜在风险和好处进行严格的事先评估之后并依据国家法律的任何其他要求来进行。

(二)所有病例均应得到有关人员事先、自由的知情同意。如有关人员不处于同意的地位，则应在有关人员的最高利益下按法律规定的方式获得同意或授权。

(三)每个人决定是否被告知遗传检查的结果及由此带来的后果的权利应予以尊重。

(四)在进行研究的情况下，研究方案应另外提交按有关的国家和国际研究标准或准则进行事先评审。

(五)如按法律一个人不具备表示同意的能力，影响他或她基因组织的研究只能在对他或她有直接健康好处的情况下进行，并受法律规定的授权与保护性条件的管辖。并无预期直接健康好处的研究只能作为例外，在极其严格的约束下进行，要使那个人仅面临最低风险和最少的负担，而且如果这项研究是打算同一年龄段或有同样遗传状况的其他人有健康的好处，并受法律规定的条件的管辖以及假如这项研究符合于保护个人的人权。

第六条　任何人都不应受到基于遗传特征的歧视，因为此类歧视是侵犯人权、基本自由和人类尊严的，或是有侵犯人权、基本自由的人类尊严的影响的。

第七条　与一位可识别的个人相关联的，并为研究目的或任何其他目的而保存或处理的遗传数据必须在法律规定的预知条件不予以保密。

第八条　每个人有权根据国际和国家法律对由于一种影响他或她基因组的干扰的直接或决定性的结果所遭受的任何损害要求公正的赔偿。

第九条　为保护人权和基本自由，鉴于国际公法和国际人权法范围内非信不可的理由，对同意与保密原则的限制只能由法律规定。

第三章　人类基因组的研究

第十条　涉及人类基因的研究或其应用，尤其在生物学、遗传学与医学领域，不应该超越对个人或在适用时对有关群体的人权、基本自由与人的尊严的尊重。

第十一条　违背人的尊严的做法，如人类的生殖性克隆，是不能允许的。要求各国与有法定资格的国际组织合作鉴定这些做法，并在国家或国际水平采取为保证本《宣言》提出的原则得到尊重所必需的措施。

第十二条

(一)恰当尊重每个人的尊严与人权，涉及人类基因组的来自生物学、遗传学与医学进展的利益应为人人所享有。

(二)知识进步所必需的研究自由是思想自由的一部分。涉及人类基因组研究的应用，包括在生物学、遗传学和医学中的应用，应寻求解除病痛并改善个人及全人类的健康状况。

第四章　从事科学活动的条件

第十三条　鉴于人类基因组研究的伦理和社会影响，研究人员活动的固有责任，包括在进行他们研究及介绍和利用他们研究成果时的细致、谨慎、理性诚实与正直，应为人类基因组研究框架中予以特别关注的题目。公立和私立部门科学政策制订者也负有这方面的特殊的责任。

第十四条　各国应在本《宣言》规定的原则的基础上，采取适当措施以培育有利有自由从事人类基因组研究活动的知识与物质条件，并考虑这种研究的伦理、法律、社会与经济的影响。

第十五条　各国应采取适当的步骤，在恰当尊重本《宣言》规定的原则上为人类基因组研究的自由操作提供框架，以捍卫尊重人权、基本自由和人的尊严并维护公众的健康。各国应努力确保使研究结果不被用于非和平目的。

第十六条　各国应承认在适当的不同水平上促使建立独立的、多学科的和多元化的伦理委员会，以评估由人类基因组研究及其应用所引起的伦理、法律与社会问题的价值。

第五章　团结互助与国际合作

第十七条　各国应尊重和促进对那些特别易患或已患有一种遗传性疾病或残疾的个人、家庭和群体履行团结互助。各国应特别培育对有遗传基础的及受遗失影响的疾病的鉴定、预防和治疗的研究，尤其是罕见病以及侵袭大量世界人口的地方病。

第十八条　各国应尽一切努力，在恰当并恰如其分地尊重《宣言》规定的原则下，继续促进关于人类基因组、人类多样性与遗失学研究的科学知识的国际传播，并在那个方面促进科学的与文化的合作，尤其是工业化国家与发展中国家之间的合作。

第十九条

（一）在与发展中国家进行国际合作的框架内，各国应鼓励采取措施使以下成为可能：

1. 评估开展人类基因组研究的风险与利益，并预防滥用。

2. 发展中国家开展人类生物学与遗传学研究的能力，考虑他们要发展和要加强的特殊问题。

3. 发展中国家要从科技研究成果得到好处，这就是它们的应用有利于经济和社会的进步而使所有人受益。

4. 促进生物学、遗传学与医学领域科学知识和信息的自由交流。

（二）有关的国际组织应支持和促进各国为上述目的所采取的主动措施。

第六章　发扬《宣言》规定的各项原则

第二十条　各国应采取适当措施，通过教育和各种相关手段，尤其是通过跨学科领域的研究与培训以及通过促进各个层次特别是面向科学政策负责人的生命伦理学教育，来推广本《宣言》规定的原则。

第二十一条　各国应采取适当措施，鼓励开展其他各种形式的研究、培训和信息传播活动，这些将有助于提高整个社会及其所有成员对他们可由生物学、遗传学和医学领域研究及其应用引起的有关捍卫人的尊严的基本问题责任感的认识。各国还应就该问题促进公开的国际讨论，保证各种社会文化、宗教和哲学意见和自由表达。

第七章　《宣言》的实施

第二十二条　各国应尽一切努力发扬本《宣言》规定的原则，并应通过一切适当的措施促进这些原则的实施。

第二十三条　各国应采取适当措施，通过教育、培训和信息传播，促使人们尊重上述原则并促进各国承认和有效应用上述各项原则。各国还应鼓励独立的伦理委员会在它们之间建立彼此的交流与联网。以促进全面合作。

第二十四条　联合国教科文组织的国际生命伦理学委员会努力传播本《宣言》提出的原则，并进一步研究由这些原则的应用和有关技术的演进所提出的问题。委员会应与有关方面如易受伤害的社群组织当磋商。委员会应按联合国教科文组织的法定程序向大会提出建议，并就本《宣言》的后续工作特别是就鉴定可能违背人的尊严如种系干预那些做法提出意见。

第二十五条　本《宣言》中没有一条规定可被解释为替任何国家、团组或个人暗示任何要求去从事违背人权和基本自由，包括违背本《宣言》所规定的原则的任何活动或是执行任何法令。

V 涉及人的生物医学研究伦理审查办法

国家卫生和计划生育委员会令 第11号

（2016年）

第一章　总　则

第一条　为保护人的生命和健康，维护人的尊严，尊重和保护受试者的合法权益，规范涉及人的生物医学研究伦理审查工作，制定本办法。

第二条　本办法适用于各级各类医疗卫生机构开展涉及人的生物医学研究伦理审查工作。

第三条　本办法所称涉及人的生物医学研究包括以下活动：

（一）采用现代物理学、化学、生物学、中医药学和心理学等方法对人的生理、心理行为、病理现象、疾病病因和发病机制，以及疾病的预防、诊断、治疗和康复进行研究的活动。

（二）医学新技术或者医疗新产品在人体上进行试验研究的活动。

（三）采用流行病学、社会学、心理学等方法收集、记录、使用、报告或者储存有关人的样本、医疗记录、行为等科学研究资料的活动。

第四条　伦理审查应当遵守国家法律法规规定，在研究中尊重受试者的自主意愿，同时遵守有益、不伤害以及公正的原则。

第五条　国家卫生计生委负责全国涉及人的生物医学研究伦理审查工作的监督管理，成立国家医学伦理专家委员会。国家中医药管理局负责中医药研究伦理审查工作的监督管理，成立国家中医药伦理专家委员会。

省级卫生计生行政部门成立省级医学伦理专家委员会。

县级以上地方卫生计生行政部门负责本行政区域涉及人的生物医学研究伦理审查工作的监督管理。

第六条　国家医学伦理专家委员会、国家中医药伦理专家委员会（以下称国家医学伦理专家委员会）负责对涉及人的生物医学研究中的重大伦理问题进行研究，提供政策咨询意见，指导省级医学伦理专家委员会的伦理审查相关工作。

省级医学伦理专家委员会协助推动本行政区域涉及人的生物医学研究伦理审查工作的制度化、规范化，指导、检查、评估本行政区域从事涉及人的生物医学研究的医疗卫生机构伦理委员会的工作，开展相关培训、咨询等工作。

第二章　伦理委员会

第七条　从事涉及人的生物医学研究的医疗卫生机构是涉及人的生物医学研究伦理审查工作的管理责任主体，应当设立伦理委员会，并采取有效措施保障伦理委员会独立开展伦理审查工作。

医疗卫生机构未设立伦理委员会的，不得开展涉及人的生物医学研究工作。

第八条　伦理委员会的职责是保护受试者合法权益，维护受试者尊严，促进生物医学研究规范开展；对本机构开展涉及人的生物医学研究项目进行伦理审查，包括初始审查、跟踪审查和复审等；在本机构组织开展相关伦理审查培训。

第九条　伦理委员会的委员应当从生物医学领域和伦理学、法学、社会学等领域的专家和非本机构的社会人士中遴选产生，人数不得少于7人，并且应当有不同性别的委员，少数民族地区应当考虑少数民族委员。

必要时，伦理委员会可以聘请独立顾问。独立顾问对所审查项目的特定问题提供咨询意见，不参与表决。

第十条　伦理委员会委员任期 5 年，可以连任。伦理委员会设主任委员一人，副主任委员若干人，由伦理委员会委员协商推举产生。

伦理委员会委员应当具备相应的伦理审查能力，并定期接受生物医学研究伦理知识及相关法律法规知识培训。

第十一条　伦理委员会对受理的申报项目应当及时开展伦理审查，提供审查意见；对已批准的研究项目进行定期跟踪审查，受理受试者的投诉并协调处理，确保项目研究不会将受试者置于不合理的风险之中。

第十二条　伦理委员会在开展伦理审查时，可以要求研究者提供审查所需材料、知情同意书等文件以及修改研究项目方案，并根据职责对研究项目方案、知情同意书等文件提出伦理审查意见。

第十三条　伦理委员会委员应当签署保密协议，承诺对所承担的伦理审查工作履行保密义务，对所受理的研究项目方案、受试者信息以及委员审查意见等保密。

第十四条　医疗卫生机构应当在伦理委员会设立之日起 3 个月内向本机构的执业登记机关备案，并在医学研究登记备案信息系统登记。医疗卫生机构还应当于每年 3 月 31 日前向备案的执业登记机关提交上一年度伦理委员会工作报告。

伦理委员会备案材料包括：

（一）人员组成名单和每位委员工作简历；

（二）伦理委员会章程；

（三）工作制度或者相关工作程序；

（四）备案的执业登记机关要求提供的其他相关材料。

以上信息发生变化时，医疗卫生机构应当及时向备案的执业登记机关更新信息。

第十五条　伦理委员会应当配备专（兼）职工作人员、设备、场所等，保障伦理审查工作顺利开展。

第十六条　伦理委员会应当接受所在医疗卫生机构的管理和受试者的监督。

第三章　伦理审查

第十七条　伦理委员会应当建立伦理审查工作制度或者操作规程，保证伦理审查过程独立、客观、公正。

第十八条　涉及人的生物医学研究应当符合以下伦理原则：

（一）知情同意原则。尊重和保障受试者是否参加研究的自主决定权，严格履行知情同意程序，防止使用欺骗、利诱、胁迫等手段使受试者同意参加研究，允许受试者在任何阶段无条件退出研究。

（二）控制风险原则。首先将受试者人身安全、健康权益放在优先地位，其次才是科学和社会利益，研究风险与受益比例应当合理，力求使受试者尽可能避免伤害。

（三）免费和补偿原则。应当公平、合理地选择受试者，对受试者参加研究不得收取任何费用，对于受试者在受试过程中支出的合理费用还应当给予适当补偿。

（四）保护隐私原则。切实保护受试者的隐私，如实将受试者个人信息的储存、使用及保密措施情况告知受试者，未经授权不得将受试者个人信息向第三方透露。

（五）依法赔偿原则。受试者参加研究受到损害时，应当得到及时、免费治疗，并依据法律法规及双方约定得到赔偿。

（六）特殊保护原则。对儿童、孕妇、智力低下者、精神障碍患者等特殊人群的受试者，应当予以特别保护。

第十九条　涉及人的生物医学研究项目的负责人作为伦理审查申请人，在申请伦理审查时应当向负责项目研究的医疗卫生机构的伦理委员会提交下列材料：

（一）伦理审查申请表；

（二）研究项目负责人信息、研究项目所涉及的相关机构的合法资质证明以及研究项目经费来源说明；

（三）研究项目方案、相关资料，包括文献综述、临床前研究和动物实验数据等资料；

（四）受试者知情同意书；

（五）伦理委员会认为需要提交的其他相关材料。

第二十条　伦理委员会收到申请材料后，应当及时组织伦理审查，并重点审查以下内容：

（一）研究者的资格、经验、技术能力等是否符合试验要求。

（二）研究方案是否科学，并符合伦理原则的要求。中医药项目研究方案的审查，还应当考虑其传统实践经验。

（三）受试者可能遭受的风险程度与研究预期的受益相比是否在合理范围之内。

（四）知情同意书提供的有关信息是否完整易懂，获得知情同意的过程是否合规恰当。

（五）是否有对受试者个人信息及相关资料的保密措施。

（六）受试者的纳入和排除标准是否恰当、公平。

（七）是否向受试者明确告知其应当享有的权益，包括在研究过程中可以随时无理由退出且不受歧视的权利等。

（八）受试者参加研究的合理支出是否得到了合理补偿；受试者参加研究受到损害时，给予的治疗和赔偿是否合理、合法。

（九）是否有具备资格或者经培训后的研究者负责获取知情同意，并随时接受有关安全问题的咨询。

（十）对受试者在研究中可能承受的风险是否有预防和应对措施。

（十一）研究是否涉及利益冲突。

（十二）研究是否存在社会舆论风险。

（十三）需要审查的其他重点内容。

第二十一条　伦理委员会委员与研究项目存在利害关系的，应当回避；伦理委员会对与研究项目有利害关系的委员应当要求其回避。

第二十二条　伦理委员会批准研究项目的基本标准是：

（一）坚持生命伦理的社会价值；

（二）研究方案科学；

（三）公平选择受试者；

（四）合理的风险与受益比例；

（五）知情同意书规范；

（六）尊重受试者权利；

（七）遵守科研诚信规范。

第二十三条　伦理委员会应当对审查的研究项目作出批准、不批准、修改后批准、修改后再审、暂停或者终止研究的决定，并说明理由。

伦理委员会作出决定应当得到伦理委员会全体委员的 1/2 以上同意。伦理审查时应当通过会议审查方式，充分讨论达成一致意见。

第二十四条　经伦理委员会批准的研究项目需要修改研究方案时，研究项目负责人应当将修改后的研究方案再报伦理委员会审查；研究项目未获得伦理委员会审查批准的，不得开展项目研究工作。

对已批准研究项目的研究方案作较小修改且不影响研究的风险受益比的研究项目和研究风险不大于最小风险的研究项目可以申请简易审查程序。

简易审查程序可以由伦理委员会主任委员或者由其指定的一个或者几个委员进行审查。审查结果和理由应当及时报告伦理委员会。

第二十五条　经伦理委员会批准的研究项目在实施前，研究项目负责人应当将该研究项目的主要内容、伦理审查决定在医学研究登记备案信息系统进行登记。

第二十六条　在项目研究过程中，项目研究者应当将发生的严重不良反应或者严重不良事件及时向伦理委员会报告；伦理委员会应当及时审查并采取相应措施，以保护受试者的人身安全与健康权益。

第二十七条　对已批准实施的研究项目，伦理委员会应当指定委员进行跟踪审查。跟踪审查包括以下内容：

（一）是否按照已通过伦理审查的研究方案进行试验；

（二）研究过程中是否擅自变更项目研究内容；

（三）是否发生严重不良反应或者不良事件；

（四）是否需要暂停或者提前终止研究项目；

（五）其他需要审查的内容。

跟踪审查的委员不得少于 2 人，在跟踪审查时应当及时将审查情况报告伦理委员会。

第二十八条　对风险较大或者比较特殊的涉及人的生物医学研究伦理审查项目，伦理委员会可以根据需要申请省级医学伦理专家委员会协助提供咨询意见。

第二十九条　多中心研究可以建立协作审查机制，确保各项目研究机构遵循一致性和及时性原则。

牵头机构的伦理委员会负责项目审查，并对参与机构的伦理审查结果进行确认。

参与机构的伦理委员会应当及时对本机构参与的研究进行伦理审查，并对牵头机构反馈审查意见。

为了保护受试者的人身安全，各机构均有权暂停或者终止本机构的项目研究。

第三十条　境外机构或者个人与国内医疗卫生机构合作开展涉及人的生物医学研究的，应当向国内合作机构的伦理委员会申请研究项目伦理审查。

第三十一条　在学术期刊发表涉及人的生物医学研究成果的项目研究者，应当出具该研究项目经过伦理审查批准的证明文件。

第三十二条　伦理审查工作具有独立性，任何单位和个人不得干预伦理委员会的伦理审查过程及审查决定。

第四章　知情同意

第三十三条　项目研究者开展研究，应当获得受试者自愿签署的知情同意书；受试者不能以书面方式表示同意时，项目研究者应当获得其口头知情同意，并提交过程记录和证明材料。

第三十四条　对无行为能力、限制行为能力的受试者，项目研究者应当获得其监护人或者法定代理人的书面知情同意。

第三十五条　知情同意书应当含有必要、完整的信息，并以受试者能够理解的语言文字表达。

第三十六条　知情同意书应当包括以下内容：

（一）研究目的、基本研究内容、流程、方法及研究时限；

（二）研究者基本信息及研究机构资质；

（三）研究结果可能给受试者、相关人员和社会带来的益处，以及给受试者可能带来的不适和风险；

（四）对受试者的保护措施；

（五）研究数据和受试者个人资料的保密范围和措施；

（六）受试者的权利，包括自愿参加和随时退出、知情、同意或不同意、保密、补偿、受损害时获得免费治疗和赔偿、新信息的获取、新版本知情同意书的再次签署、获得知情同意书等；

（七）受试者在参与研究前、研究后和研究过程中的注意事项。

第三十七条　在知情同意获取过程中，项目研究者应当按照知情同意书内容向受试者逐项说明，其中包括：受试者所参加的研究项目的目的、意义和预期效果，可能遇到的风险和不适，以及可能带来的益处或者影响；有无对受试者有益的其他措施或者治疗方案；保密范围和措施；补偿情况，以及发生损害的赔偿和免费治疗；自愿参加并可以随时退出的权利，以及发生问题时的联系人和联系方式等。

项目研究者应当给予受试者充分的时间理解知情同意书的内容，由受试者作出是否同意参加研究的决定并签署知情同意书。

在心理学研究中，因知情同意可能影响受试者对问题的回答，从而影响研究结果的准确性的，研究者可以在项目研究完成后充分告知受试者并获得知情同意书。

第三十八条　当发生下列情形时，研究者应当再次获取受试者签署的知情同意书：

（一）研究方案、范围、内容发生变化的；

（二）利用过去用于诊断、治疗的有身份标识的样本进行研究的；

（三）生物样本数据库中有身份标识的人体生物学样本或者相关临床病史资料，再次使用进行研究的；

（四）研究过程中发生其他变化的。

第三十九条　以下情形经伦理委员会审查批准后，可以免除签署知情同意书：

（一）利用可识别身份信息的人体材料或者数据进行研究，已无法找到该受试者，且研究项目不涉及个人隐私和商业利益的；

（二）生物样本捐献者已经签署了知情同意书，同意所捐献样本及相关信息可用于所有医学研究的。

第五章　监督管理

第四十条　国家卫生计生委负责组织全国涉及人的生物医学研究伦理审查工作的检查、督导；国家中医药管理局负责组织全国中医药研究伦理审查工作的检查、督导。

县级以上地方卫生计生行政部门应当加强对本行政区域涉及人的生物医学研究伦理审查工作的日常监督管理。主要监督检查以下内容：

（一）医疗卫生机构是否按照要求设立伦理委员会，并进行备案；

（二）伦理委员会是否建立伦理审查制度；

（三）伦理审查内容和程序是否符合要求；

（四）审查的研究项目是否如实在我国医学研究登记备案信息系统进行登记；

（五）伦理审查结果执行情况；

（六）伦理审查文档管理情况；

（七）伦理委员会委员的伦理培训、学习情况；

（八）对国家和省级医学伦理专家委员会提出的改进意见或者建议是否落实；

（九）其他需要监督检查的相关内容。

第四十一条　国家医学伦理专家委员会应当对省级医学伦理专家委员会的工作进行指导、检查和评估。

省级医学伦理专家委员会应当对本行政区域内医疗卫生机构的伦理委员会进行检查和评估，重点对伦理委员会的组成、规章制度及审查程序的规范性、审查过程的独立性、审查结果的可靠性、项目管理的有效性等内容进行评估，并对发现的问题提出改进意见或者建议。

第四十二条　医疗卫生机构应当加强对本机构设立的伦理委员会开展的涉及人的生物医学研究伦理审查工作的日常管理，定期评估伦理委员会工作质量，对发现的问题及时提出改进意见或者建议，根据需要调整伦理委员会委员等。

第四十三条　医疗卫生机构应当督促本机构的伦理委员会落实县级以上卫生计生行政部门提出的整改意见；伦理委员会未在规定期限内完成整改或者拒绝整改，违规情节严重或者造成严重后果的，其所在医疗卫生机构应当撤销伦理委员会主任委员资格，追究相关人员责任。

第四十四条　任何单位或者个人均有权举报涉及人的生物医学研究中存在的违规或者不端行为。

第六章　法律责任

第四十五条　医疗卫生机构未按照规定设立伦理委员会擅自开展涉及人的生物医学研究的，由县级以上地方卫生计生行政部门责令限期整改；逾期不改的，由县级以上地方卫生计生行政部门予以警告，并可处以 3 万元以下罚款；对机构主要负责人和其他责任人员，依法给予处分。

第四十六条　医疗卫生机构及其伦理委员会违反本办法规定，有下列情形之一的，由县级以上地方卫生计生行政部门责令限期整改，并可根据情节轻重给予通报批评、警告；对机构主要负责人和其他责任人员，依法给予处分：

（一）伦理委员会组成、委员资质不符合要求的；

（二）未建立伦理审查工作制度或者操作规程的；

（三）未按照伦理审查原则和相关规章制度进行审查的；

（四）泄露研究项目方案、受试者个人信息以及委员审查意见的；

（五）未按照规定进行备案的；

（六）其他违反本办法规定的情形。

第四十七条　项目研究者违反本办法规定，有下列情形之一的，由县级以上地方卫生计生行政部门责令限期整改，并可根据情节轻重给予通报批评、警告；对主要负责人和其他责任人员，依法给予处分：

（一）研究项目或者研究方案未获得伦理委员会审查批准擅自开展项目研究工作的；

（二）研究过程中发生严重不良反应或者严重不良事件未及时报告伦理委员会的；

（三）违反知情同意相关规定开展项目研究的；

（四）其他违反本办法规定的情形。

第四十八条　医疗卫生机构、项目研究者在开展涉及人的生物医学研究工作中，违反《执业医师法》《医疗机构管理条例》等法律法规相关规定的，由县级以上地方卫生计生行政部门依法进行处理。

第四十九条　违反本办法规定的机构和个人，给他人人身、财产造成损害的，应当依法承担民事责任；构成犯罪的，依法追究刑事责任。

第七章　附　则

第五十条　本办法自 2016 年 12 月 1 日起施行。本办法发布前，从事涉及人的生物医学研究的医疗卫生机构已设立伦理委员会的，应当自本办法发布之日起 3 个月内向本机构的执业登记机关备案，并在医学研究登记备案信息系统登记。

Ⅵ 实验动物管理条例

国务院令第676号

（2017年）

第一章　总　则

第一条　为了加强实验动物的管理工作，保证实验动物质量，适应科学研究、经济建设和社会发展的需要，制定本条例。

第二条　本条例所称实验动物，是指经人工饲育，对其携带的微生物实行控制，遗传背景明确或者来源清楚的，用于科学研究、教学、生产、检定以及其他科学实验的动物。

第三条　本条例适用于从事实验动物的研究、保种、饲育、供应、应用、管理和监督的单位和个人。

第四条　实验动物的管理，应当遵循统一规划、合理分工，有利于促进实验动物科学研究和应用的原则。

第五条　国家科学技术委员会主管全国实验动物工作。省、自治区、直辖市科学技术委员会主管本地区的实验动物工作。国务院各有关部门负责管理本部门的实验动物工作。

第六条　国家实行实验动物的质量监督和质量合格认证制度。具体办法由国家科学技术委员会另行制定。

第七条　实验动物遗传学、微生物学、营养学和饲育环境等方面的国家标准由国家技术监督局制定。

第二章　实验动物的饲育管理

第八条　从事实验动物饲育工作的单位，必须根据遗传学、微生物学、营养学和饲育环境方面的标准，定期对实验动物进行质量监测。各项作业过程和监测数据应有完整、准确的记录，并建立统计报告制度。

第九条　实验动物的饲育室、实验室应设在不同区域，并进行严格隔离。实验动物饲育室、实验室要有科学的管理制度和操作规程。

第十条　实验动物的保种、饲育应采用国内或国外认可的品种、品系，并持有效的合格证书。

第十一条　实验动物必须按照不同来源，不同品种、品系和不同的实验目的，分开饲养。

第十二条　实验动物分为四级：一级，普通动物；二级，清洁动物；三级，无特定病原体动物；四级，无菌动物。对不同等级的实验动物，应当按照相应的微生物控制标准进行管理。

第十三条　实验动物必须饲喂质量合格的全价饲料。霉烂、变质、虫蛀、污染的饲料，不得用于饲喂实验动物。直接用作饲料的蔬菜、水果等，要经过清洗消毒，并保持新鲜。

第十四条　一级实验动物的饮水，应当符合城市生活饮水的卫生标准。二、三、四级实验动物的饮水，应当符合城市生活饮水的卫生标准并经灭菌处理。

第十五条　实验动物的垫料应当按照不同等级实验动物的需要，进行相应处理，达到清洁、干燥、吸水、无毒、无虫、无感染源、无污染。

第三章　实验动物的检疫和传染病控制

第十六条　对引入的实验动物，必须进行隔离检疫。为补充种源或开发新品种而捕捉的野生动物，必须在当地进行隔离检疫，并取得动物检疫部门出具的证明。野生动物运抵实验动物处所，需经再次检疫，方可进入实验动物饲育室。

第十七条　对必须进行预防接种的实验动物，应当根据实验要求或者按照《中华人民共和国动物防疫法》的有关规定，进行预防接种，但用作生物制品原料的实验动物除外。

第十八条　实验动物患病死亡的，应当及时查明原因，妥善处理，并记录在案。实验动物患有传染性疾病的，必须立即视情况分别予以销毁或者隔离治疗。对可能被传染的实验动物，进行紧急预防接种，对饲育室内外可能被污染的区域采取严格消毒措施，并报告上级实验动物管理部门和当地动物检疫、卫生防疫单位，采取紧急预防措施，防止疫病蔓延。

第四章　实验动物的应用

第十九条　应用实验动物应当根据不同的实验目的，选用相应的合格实验动物。申报科研课题和鉴定科研成果，应当把应用合格实验动物作为基本条件。应用不合格实验动物取得的检定或者安全评价结果无效，所生产的制品不得使用。

第二十条　供应用的实验动物应当具备下列完整的资料：（一）品种、品系及亚系的确切名称；（二）遗传背景或其来源；（三）微生物检测状况；（四）合格证书；（五）饲育单位负责人签名。无上述资料的实验动物不得应用。

第二十一条　实验动物的运输工作应当有专人负责。实验动物的装运工具应当安全、可靠。不得将不同品种、品系或者不同等级的实验动物混合装运。

第五章　实验动物的进口与出口管理

第二十二条　从国外进口作为原种的实验动物，应附有饲育单位负责人签发的品系和亚系名称以及遗传和微生物状况等资料。无上述资料的实验动物不得进口和应用。

第二十三条　出口应用国家重点保护的野生动物物种开发的实验动物，必须按照国家的有关规定，取得出口许可证后，方可办理出口手续。

第二十四条　进口、出口实验动物的检疫工作，按照《中华人民共和国进出境动植物检疫法》的规定办理。

第六章　从事实验动物工作的人员

第二十五条　实验动物工作单位应当根据需要，配备科技人员和经过专业培训的饲育人员。各类人员都要遵守实验动物饲育管理的各项制度，熟悉、掌握操作规程。

第二十六条　实验动物工作单位对直接接触实验动物的工作人员，必须定期组织体格检查。对患有传染性疾病，不宜承担所做工作的人员，应当及时调换工作。

第二十七条　从事实验动物工作的人员对实验动物必须爱护，不得戏弄或虐待。

第七章　奖励与处罚

第二十八条　对长期从事实验动物饲育管理，取得显著成绩的单位或者个人，由管理实验动物工作的部门给予表彰或奖励。

第二十九条　对违反本条例规定的单位，由管理实验动物工作的部门视情节轻重，分别给予警告、限期改进、责令关闭的行政处罚。

第三十条　对违反本条例规定的有关工作人员，由其所在单位视情节轻重，根据国家有关规定，给予行政处分。

第八章　附　则

第三十一条　省、自治区、直辖市人民政府和国务院有关部门，可以根据本条例，结合具体情况，制定实施办法。军队系统的实验动物管理工作参照本条例执行。

第三十二条　本条例由国家科学技术委员会负责解释。

第三十三条　本条例自发布之日起施行。

Ⅶ 人体器官移植条例

国务院令第491号

（2007年）

第一章　总　则

第一条　为了规范人体器官移植，保证医疗质量，保障人体健康，维护公民的合法权益，制定本条例。

第二条　在中华人民共和国境内从事人体器官移植，适用本条例；从事人体细胞和角膜、骨髓等人体组织移植，不适用本条例。

本条例所称人体器官移植，是指摘取人体器官捐献人具有特定功能的心脏、肺脏、肝脏、肾脏或者胰腺等器官的全部或者部分，将其植入接受人身体以代替其病损器官的过程。

第三条　任何组织或者个人不得以任何形式买卖人体器官，不得从事与买卖人体器官有关的活动。

第四条　国务院卫生主管部门负责全国人体器官移植的监督管理工作。县级以上地方人民政府卫生主管部门负责本行政区域人体器官移植的监督管理工作。

各级红十字会依法参与人体器官捐献的宣传等工作。

第五条　任何组织或者个人对违反本条例规定的行为，有权向卫生主管部门和其他有关部门举报；对卫生主管部门和其他有关部门未依法履行监督管理职责的行为，有权向本级人民政府、上级人民政府有关部门举报。接到举报的人民政府、卫生主管部门和其他有关部门对举报应当及时核实、处理，并将处理结果向举报人通报。

第六条　国家通过建立人体器官移植工作体系，开展人体器官捐献的宣传、推动工作，确定人体器官移植预约者名单，组织协调人体器官的使用。

第二章　人体器官的捐献

第七条　人体器官捐献应当遵循自愿、无偿的原则。

公民享有捐献或者不捐献其人体器官的权利；任何组织或者个人不得强迫、欺骗或者利诱他人捐献人体器官。

第八条　捐献人体器官的公民应当具有完全民事行为能力。公民捐献其人体器官应当有书面形式的捐献意愿，对已经表示捐献其人体器官的意愿，有权予以撤销。

公民生前表示不同意捐献其人体器官的，任何组织或者个人不得捐献、摘取该公民的人体器官；公民生前未表示不同意捐献其人体器官的，该公民死亡后，其配偶、成年子女、父母可以以书面形式共同表示同意捐献该公民人体器官的意愿。

第九条　任何组织或者个人不得摘取未满18周岁公民的活体器官用于移植。

第十条　活体器官的接受人限于活体器官捐献人的配偶、直系血亲或者三代以内旁系血亲，或者有证据证明与活体器官捐献人存在因帮扶等形成亲情关系的人员。

第三章　人体器官的移植

第十一条　医疗机构从事人体器官移植，应当依照《医疗机构管理条例》的规定，向所在地省、自治区、直辖市人民政府卫生主管部门申请办理人体器官移植诊疗科目登记。

医疗机构从事人体器官移植，应当具备下列条件：

（一）有与从事人体器官移植相适应的执业医师和其他医务人员；

（二）有满足人体器官移植所需要的设备、设施；

（三）有由医学、法学、伦理学等方面专家组成的人体器官移植技术临床应用与伦理委员会，该委员会中从事人体器官移植的医学专家不超过委员人数的 1/4；

（四）有完善的人体器官移植质量监控等管理制度。

第十二条　省、自治区、直辖市人民政府卫生主管部门进行人体器官移植诊疗科目登记，除依据本条例第十一条规定的条件外，还应当考虑本行政区域人体器官移植的医疗需求和合法的人体器官来源情况。

省、自治区、直辖市人民政府卫生主管部门应当及时公布已经办理人体器官移植诊疗科目登记的医疗机构名单。

第十三条　已经办理人体器官移植诊疗科目登记的医疗机构不再具备本条例第十一条规定条件的，应当停止从事人体器官移植，并向原登记部门报告。原登记部门应当自收到报告之日起 2 日内注销该医疗机构的人体器官移植诊疗科目登记，并予以公布。

第十四条　省级以上人民政府卫生主管部门应当定期组织专家根据人体器官移植手术成功率、植入的人体器官和术后患者的长期存活率，对医疗机构的人体器官移植临床应用能力进行评估，并及时公布评估结果；对评估不合格的，由原登记部门撤销人体器官移植诊疗科目登记。具体办法由国务院卫生主管部门制订。

第十五条　医疗机构及其医务人员从事人体器官移植，应当遵守伦理原则和人体器官移植技术管理规范。

第十六条　实施人体器官移植手术的医疗机构及其医务人员应当对人体器官捐献人进行医学检查，对接受人因人体器官移植感染疾病的风险进行评估，并采取措施，降低风险。

第十七条　在摘取活体器官前或者尸体器官捐献人死亡前，负责人体器官移植的执业医师应当向所在医疗机构的人体器官移植技术临床应用与伦理委员会提出摘取人体器官审查申请。

人体器官移植技术临床应用与伦理委员会不同意摘取人体器官的，医疗机构不得做出摘取人体器官的决定，医务人员不得摘取人体器官。

第十八条　人体器官移植技术临床应用与伦理委员会收到摘取人体器官审查申请后，应当对下列事项进行审查，并出具同意或者不同意的书面意见：

（一）人体器官捐献人的捐献意愿是否真实；

（二）有无买卖或者变相买卖人体器官的情形；

（三）人体器官的配型和接受人的适应证是否符合伦理原则和人体器官移植技术管理规范。

经 2/3 以上委员同意，人体器官移植技术临床应用与伦理委员会方可出具同意摘取人体器官的书面意见。

第十九条　从事人体器官移植的医疗机构及其医务人员摘取活体器官前，应当履行下列义务：

（一）向活体器官捐献人说明器官摘取手术的风险、术后注意事项、可能发生的并发症及其预防措施等，并与活体器官捐献人签署知情同意书；

（二）查验活体器官捐献人同意捐献其器官的书面意愿、活体器官捐献人与接受人存在本条例第十条规定关系的证明材料；

（三）确认除摘取器官产生的直接后果外不会损害活体器官捐献人其他正常的生理功能。

从事人体器官移植的医疗机构应当保存活体器官捐献人的医学资料，并进行随访。

第二十条　摘取尸体器官，应当在依法判定尸体器官捐献人死亡后进行。从事人体器官移植的医务人员不得参与捐献人的死亡判定。

从事人体器官移植的医疗机构及其医务人员应当尊重死者的尊严；对摘取器官完毕的尸体，应当进行符合伦理原则的医学处理，除用于移植的器官以外，应当恢复尸体原貌。

第二十一条　从事人体器官移植的医疗机构实施人体器官移植手术，除向接受人收取下列费用外，不得收取或者变相收取所移植人体器官的费用：

（一）摘取和植入人体器官的手术费；

（二）保存和运送人体器官的费用；

（三）摘取、植入人体器官所发生的药费、检验费、医用耗材费。

前款规定费用的收取标准，依照有关法律、行政法规的规定确定并予以公布。

第二十二条　申请人体器官移植手术患者的排序，应当符合医疗需要，遵循公平、公正和公开的原则。具体办法由国务院卫生主管部门制订。

第二十三条　从事人体器官移植的医务人员应当对人体器官捐献人、接受人和申请人体器官移植手术的患者的个人资料保密。

第二十四条　从事人体器官移植的医疗机构应当定期将实施人体器官移植的情况向所在地省、自治区、直辖市人民政府卫生主管部门报告。具体办法由国务院卫生主管部门制订。

第四章　法律责任

第二十五条　违反本条例规定，有下列情形之一，构成犯罪的，依法追究刑事责任：

（一）未经公民本人同意摘取其活体器官的；

（二）公民生前表示不同意捐献其人体器官而摘取其尸体器官的；

（三）摘取未满 18 周岁公民的活体器官的。

第二十六条　违反本条例规定，买卖人体器官或者从事与买卖人体器官有关活动的，由设区的市级以上地方人民政府卫生主管部门依照职责分工没收违法所得，并处交易额 8 倍以上 10 倍以下的罚款；医疗机构参与上述活动的，还应当对负有责任的主管人员和其他直接责任人员依法给予处分，并由原登记部门撤销该医疗机构人体器官移植诊疗科目登记，该医疗机构 3 年内不得再申请人体器官移植诊疗科目登记；医务人员参与上述活动的，由原发证部门吊销其执业证书。

国家工作人员参与买卖人体器官或者从事与买卖人体器官有关活动的，由有关国家机关依据职权依法给予撤职、开除的处分。

第二十七条　医疗机构未办理人体器官移植诊疗科目登记，擅自从事人体器官移植的，依照《医疗机构管理条例》的规定予以处罚。

实施人体器官移植手术的医疗机构及其医务人员违反本条例规定，未对人体器官捐献人进行医学检查或者未采取措施，导致接受人因人体器官移植手术感染疾病的，依照《医疗事故处理条例》的规定予以处罚。

从事人体器官移植的医务人员违反本条例规定，泄露人体器官捐献人、接受人或者申请人体器官移植手术患者个人资料的，依照《执业医师法》或者国家有关护士管理的规定予以处罚。

违反本条例规定，给他人造成损害的，应当依法承担民事责任。

违反本条例第二十一条规定收取费用的，依照价格管理的法律、行政法规的规定予以处罚。

第二十八条　医务人员有下列情形之一的，依法给予处分；情节严重的，由县级以上地方人民政府卫生主管部门依照职责分工暂停其 6 个月以上 1 年以下执业活动；情节特别严重的，由原发证部门吊销其执业证书：

（一）未经人体器官移植技术临床应用与伦理委员会审查同意摘取人体器官的；

（二）摘取活体器官前未依照本条例第十九条的规定履行说明、查验、确认义务的；

（三）对摘取器官完毕的尸体未进行符合伦理原则的医学处理，恢复尸体原貌的。

第二十九条　医疗机构有下列情形之一的，对负有责任的主管人员和其他直接责任人员依法给予处分；情节严重的，由原登记部门撤销该医疗机构人体器官移植诊疗科目登记，该医疗机构 3 年内不得再申请人体器官移植诊疗科目登记：

（一）不再具备本条例第十一条规定条件，仍从事人体器官移植的；

（二）未经人体器官移植技术临床应用与伦理委员会审查同意，做出摘取人体器官的决定，或者胁迫医务人员违反本条例规定摘取人体器官的；

（三）有本条例第二十八条第（二）项、第（三）项列举的情形的。

医疗机构未定期将实施人体器官移植的情况向所在地省、自治区、直辖市人民政府卫生主管部门报告的，由所在地省、自治区、直辖市人民政府卫生主管部门责令限期改正；逾期不改正的，对负有责任的主管人员和其他直接责任人员依法给予处分。

第三十条　从事人体器官移植的医务人员参与尸体器官捐献人的死亡判定的，由县级以上地方人民政府卫生主管部门依照职责分工暂停其 6 个月以上 1 年以下执业活动；情节严重的，由原发证部门吊销其执业证书。

第三十一条　国家机关工作人员在人体器官移植监督管理工作中滥用职权、玩忽职守、徇私舞弊，构成犯罪的，依法追究刑事责任；尚不构成犯罪的，依法给予处分。

第五章　附　则

第三十二条　本条例自 2007 年 5 月 1 日起施行。

Ⅷ 药物临床试验质量管理规范

国家药监局 国家卫生健康委

（2020 年）

第一章　总　则

第一条　为保证药物临床试验过程规范，数据和结果的科学、真实、可靠，保护受试者的权益和安全，根据《中华人民共和国药品管理法》《中华人民共和国疫苗管理法》《中华人民共和国药品管理法实施条例》，制定本规范。本规范适用于为申请药品注册而进行的药物临床试验。药物临床试验的相关活动应当遵守本规范。

第二条　药物临床试验质量管理规范是药物临床试验全过程的质量标准，包括方案设计、组织实施、监查、稽查、记录、分析、总结和报告。

第三条　药物临床试验应当符合《世界医学大会赫尔辛基宣言》原则及相关伦理要求，受试者的权益和安全是考虑的首要因素，优先于对科学和社会的获益。伦理审查与知情同意是保障受试者权益的重要措施。

第四条　药物临床试验应当有充分的科学依据。临床试验应当权衡受试者和社会的预期风险和获益，只有当预期的获益大于风险时，方可实施或者继续临床试验。

第五条　试验方案应当清晰、详细、可操作。试验方案在获得伦理委员会同意后方可执行。

第六条　研究者在临床试验过程中应当遵守试验方案，凡涉及医学判断或临床决策应当由临床医生做出。参加临床试验实施的研究人员，应当具有能够承担临床试验工作相应的教育、培训和经验。

第七条　所有临床试验的纸质或电子资料应当被妥善地记录、处理和保存，能够准确地报告、解释和确认。应当保护受试者的隐私和其相关信息的保密性。

第八条　试验药物的制备应当符合临床试验用药品生产质量管理相关要求。试验药物的使用应当符合试验方案。

第九条　临床试验的质量管理体系应当覆盖临床试验的全过程，重点是受试者保护、试验结果可靠，以及遵守相关法律法规。

第十条　临床试验的实施应当遵守利益冲突回避原则。

第二章　术语及其定义

第十一条　本规范下列用语的含义是：

（一）临床试验，指以人体（患者或健康受试者）为对象的试验，意在发现或验证某种试验药物的临床医学、药理学以及其他药效学作用、不良反应，或者试验药物的吸收、分布、代谢和排泄，以确定药物的疗效与安全性的系统性试验。

（二）临床试验的依从性，指临床试验参与各方遵守与临床试验有关要求、本规范和相关法律法规。

（三）非临床研究，指不在人体上进行的生物医学研究。

（四）独立的数据监查委员会（数据和安全监查委员会，监查委员会，数据监查委员会），指由申办者设立的独立的数据监查委员会，定期对临床试验的进展、安全性数据和重要的有效性终点进行评估，并向申办者建议是否继续、调整或者停止试验。

（五）伦理委员会，指由医学、药学及其他背景人员组成的委员会，其职责是通过独立地审查、同意、跟踪审查试验方案及相关文件、获得和记录受试者知情同意所用的方法和材料等，确保受试者的权益、安全受到保护。

（六）研究者，指实施临床试验并对临床试验质量及受试者权益和安全负责的试验现场的负责人。

（七）申办者，指负责临床试验的发起、管理和提供临床试验经费的个人、组织或者机构。

（八）合同研究组织，指通过签订合同授权，执行申办者或者研究者在临床试验中的某些职责和任务的单位。

（九）受试者，指参加一项临床试验，并作为试验用药品的接受者，包括患者、健康受试者。

（十）弱势受试者，指维护自身意愿和权利的能力不足或者丧失的受试者，其自愿参加临床试验的意愿，有可能被试验的预期获益或者拒绝参加可能被报复而受到不正当影响。包括：研究者的学生和下级、申办者的员工、军人、犯人、无药可救疾病的患者、处于危急状况的患者，入住福利院的人、流浪者、未成年人和无能力知情同意的人等。

（十一）知情同意，指受试者被告知可影响其做出参加临床试验决定的各方面情况后，确认同意自愿参加临床试验的过程。该过程应当以书面的、签署姓名和日期的知情同意书作为文件证明。

（十二）公正见证人，指与临床试验无关，不受临床试验相关人员不公正影响的个人，在受试者或者其监护人无阅读能力时，作为公正的见证人，阅读知情同意书和其他书面资料，并见证知情同意。

（十三）监查，指监督临床试验的进展，并保证临床试验按照试验方案、标准操作规程和相关法律法规要求实施、记录和报告的行动。

（十四）监查计划，指描述监查策略、方法、职责和要求的文件。

（十五）监查报告，指监查员根据申办者的标准操作规程规定，在每次进行现场访视或者其他临床试验相关的沟通后，向申办者提交的书面报告。

（十六）稽查，指对临床试验相关活动和文件进行系统的、独立的检查，以评估确定临床试验相关活动的实施、试验数据的记录、分析和报告是否符合试验方案、标准操作规程和相关法律法规的要求。

（十七）稽查报告，指由申办者委派的稽查员撰写的，关于稽查结果的书面评估报告。

（十八）检查，指药品监督管理部门对临床试验的有关文件、设施、记录和其他方面进行审核检查的行为，检查可以在试验现场、申办者或者合同研究组织所在地，以及药品监督管理部门认为必要的其他场所进行。

（十九）直接查阅，指对评估药物临床试验重要的记录和报告直接进行检查、分析、核实或者复制等。直接查阅的任何一方应当按照相关法律法规，采取合理的措施保护受试者隐私以及避免泄露申办者的权属信息和其他需要保密的信息。

（二十）试验方案，指说明临床试验目的、设计、方法学、统计学考虑和组织实施的文件。试验方案通常还应当包括临床试验的背景和理论基础，该内容也可以在其他参考文件中给出。试验方案包括方案及其修订版。

（二十一）研究者手册，指与开展临床试验相关的试验用药品的临床和非临床研究资料汇编。

（二十二）病例报告表，指按照试验方案要求设计，向申办者报告的记录受试者相关信息的纸质或者电子文件。

（二十三）标准操作规程，指为保证某项特定操作的一致性而制定的详细的书面要求。

（二十四）试验用药品，指用于临床试验的试验药物、对照药品。

（二十五）对照药品，指临床试验中用于与试验药物参比对照的其他研究药物、已上市药品或者安慰剂。

（二十六）不良事件，指受试者接受试验用药品后出现的所有不良医学事件，可以表现为症状体征、疾病或者实验室检查异常，但不一定与试验用药品有因果关系。

（二十七）严重不良事件，指受试者接受试验用药品后出现死亡、危及生命、永久或者严重的残疾或者功能丧失、受试者需要住院治疗或者延长住院时间，以及先天性异常或者出生缺陷等不良医学事件。

（二十八）药物不良反应，指临床试验中发生的任何与试验用药品可能有关的对人体有害或者非期望的反应。试验用药品与不良事件之间的因果关系至少有一个合理的可能性，即不能排除相关性。

（二十九）可疑且非预期严重不良反应，指临床表现的性质和严重程度超出了试验药物研究者手册、已上市药品的说明书或者产品特性摘要等已有资料信息的可疑并且非预期的严重不良反应。

（三十）受试者鉴认代码，指临床试验中分配给受试者以辨识其身份的唯一代码。研究者在报告受试者出现的不良事件和其他与试验有关的数据时，用该代码代替受试者姓名以保护其隐私。

（三十一）源文件，指临床试验中产生的原始记录、文件和数据，如医院病历、医学图像、实验室记录、备忘录、受试者日记或者评估表、发药记录、仪器自动记录的数据、缩微胶片、照相底片、磁介质、X 光片、受试者文件，药房、实验室和医技部门保存的临床试验相关的文件和记录，包括核证副本等。源文件包括了源数据，可以以纸质或者电子等形式的载体存在。

（三十二）源数据，指临床试验中的原始记录或者核证副本上记载的所有信息，包括临床发现、观测结果以及用于重建和评价临床试验所需要的其他相关活动记录。

（三十三）必备文件，指能够单独或者汇集后用于评价临床试验的实施过程和试验数据质量的文件。

（三十四）核证副本，指经过审核验证，确认与原件的内容和结构等均相同的复制件，该复制件是经审核人签署姓名和日期，或者是由已验证过的系统直接生成，可以以纸质或者电子等形式的载体存在。

（三十五）质量保证，指在临床试验中建立的有计划的系统性措施，以保证临床试验的实施和数据的生成、记录和报告均遵守试验方案和相关法律法规。

（三十六）质量控制，指在临床试验质量保证系统中，为确证临床试验所有相关活动是否符合质量要求而实施的技术和活动。

（三十七）试验现场，指实施临床试验相关活动的场所。

（三十八）设盲，指临床试验中使一方或者多方不知道受试者治疗分配的程序。单盲一般指受试者不知道，双盲一般指受试者、研究者、监查员以及数据分析人员均不知道治疗分配。

（三十九）计算机化系统验证，指为建立和记录计算机化系统从设计到停止使用，或者转换至其他系统的全生命周期均能够符合特定要求的过程。验证方案应当基于考虑系统的预计用途、系统对受试者保护和临床试验结果可靠性的潜在影响等因素的风险评估而制定。

（四十）稽查轨迹，指能够追溯还原事件发生过程的记录。

第三章　伦理委员会

第十二条　伦理委员会的职责是保护受试者的权益和安全，应当特别关注弱势受试者。

（一）伦理委员会应当审查的文件包括：试验方案和试验方案修订版；知情同意书及其更新件；招募受试者的方式和信息；提供给受试者的其他书面资料；研究者手册；现有的安全性资料；包含受试者补偿信息的文件；研究者资格的证明文件；伦理委员会履行其职责所需要的其他文件。

（二）伦理委员会应当对临床试验的科学性和伦理性进行审查。

（三）伦理委员会应当对研究者的资格进行审查。

（四）为了更好地判断在临床试验中能否确保受试者的权益和安全以及基本医疗，伦理委员会可以要求提供知情同意书内容以外的资料和信息。

（五）实施非治疗性临床试验（即对受试者没有预期的直接临床获益的试验）时，若受试者的知情同意是由其监护人替代实施，伦理委员会应当特别关注试验方案中是否充分考虑了相应的伦理学问题以及法律法规。

（六）若试验方案中明确说明紧急情况下受试者或者其监护人无法在试验前签署知情同意书，伦理委员会应当审查试验方案中是否充分考虑了相应的伦理学问题以及法律法规。

（七）伦理委员会应当审查是否存在受试者被强迫、利诱等不正当的影响而参加临床试验。伦理委员会应当审查知情同意书中不能采用使受试者或者其监护人放弃其合法权益的内容，也不能含有为研究者和临床试验机构、申办者及其代理机构免除其应当负责任的内容。

（八）伦理委员会应当确保知情同意书、提供给受试者的其他书面资料说明了给受试者补偿的信息，包括补偿方式、数额和计划。

（九）伦理委员会应当在合理的时限内完成临床试验相关资料的审查或者备案流程，并给出明确的书面审查意见。审查意见应当包括审查的临床试验名称、文件（含版本号）和日期。

（十）伦理委员会的审查意见有：同意；必要的修改后同意；不同意；终止或者暂停已同意的研究。审查意见应当说明要求修改的内容，或者否定的理由。

（十一）伦理委员会应当关注并明确要求研究者及时报告：临床试验实施中为消除对受试者紧急危害的试验方案的偏离或者修改；增加受试者风险或者显著影响临床试验实施的改变；所有可疑且非预期严重不良反应；可能对受试者的安全或者临床试验的实施产生不利影响的新信息。

（十二）伦理委员会有权暂停、终止未按照相关要求实施，或者受试者出现非预期严重损害的临床试验。

（十三）伦理委员会应当对正在实施的临床试验定期跟踪审查，审查的频率应当根据受试者的风险程度而定，但至少一年审查一次。

（十四）伦理委员会应当受理并妥善处理受试者的相关诉求。

第十三条　伦理委员会的组成和运行应当符合以下要求：

（一）伦理委员会的委员组成、备案管理应当符合卫生健康主管部门的要求。

（二）伦理委员会的委员均应当接受伦理审查的培训，能够审查临床试验相关的伦理学和科学等方面的问题。

（三）伦理委员会应当按照其制度和标准操作规程履行工作职责，审查应当有书面记录，并注明会议时间及讨论内容。

（四）伦理委员会会议审查意见的投票委员应当参与会议的审查和讨论，包括了各类别委员，具有不同性别组成，并满足其规定的人数。会议审查意见应当形成书面文件。

（五）投票或者提出审查意见的委员应当独立于被审查临床试验项目。

（六）伦理委员会应当有其委员的详细信息，并保证其委员具备伦理审查的资格。

（七）伦理委员会应当要求研究者提供伦理审查所需的各类资料，并回答伦理委员会提出的问题。

（八）伦理委员会可以根据需要邀请委员以外的相关专家参与审查，但不能参与投票。

第十四条　伦理委员会应当建立以下书面文件并执行：

（一）伦理委员会的组成、组建和备案的规定。

（二）伦理委员会会议日程安排、会议通知和会议审查的程序。

（三）伦理委员会初始审查和跟踪审查的程序。

（四）对伦理委员会同意的试验方案的较小修正，采用快速审查并同意的程序。

（五）向研究者及时通知审查意见的程序。

（六）对伦理审查意见有不同意见的复审程序。

第十五条　伦理委员会应当保留伦理审查的全部记录，包括伦理审查的书面记录、委员信息、递交的文件、会议记录和相关往来记录等。所有记录应当至少保存至临床试验结束后5年。研究者、申办者或者药品监督管理部门可以要求伦理委员会提供其标准操作规程和伦理审查委员名单。

第四章　研究者

第十六条　研究者和临床试验机构应当具备的资格和要求包括：

（一）具有在临床试验机构的执业资格；具备临床试验所需的专业知识、培训经历和能力；能够根据申办者、伦理委员会和药品监督管理部门的要求提供最新的工作履历和相关资格文件。

（二）熟悉申办者提供的试验方案、研究者手册、试验药物相关资料信息。

（三）熟悉并遵守本规范和临床试验相关的法律法规。

（四）保存一份由研究者签署的职责分工授权表。

（五）研究者和临床试验机构应当接受申办者组织的监查和稽查，以及药品监督管理部门的检查。

（六）研究者和临床试验机构授权个人或者单位承担临床试验相关的职责和功能，应当确保其具备相应资质，应当建立完整的程序以确保其执行临床试验相关职责和功能，产生可靠的数据。研究者和临床试验机构授权临床试验机构以外的单位承担试验相关的职责和功能应当获得申办者同意。

第十七条　研究者和临床试验机构应当具有完成临床试验所需的必要条件：

（一）研究者在临床试验约定的期限内有按照试验方案入组足够数量受试者的能力。

（二）研究者在临床试验约定的期限内有足够的时间实施和完成临床试验。

（三）研究者在临床试验期间有权支配参与临床试验的人员，具有使用临床试验所需医疗设施的权限，正确、安全地实施临床试验。

（四）研究者在临床试验期间确保所有参加临床试验的人员充分了解试验方案及试验用药品，明确各自在试验中的分工和职责，确保临床试验数据的真实、完整和准确。

（五）研究者监管所有研究人员执行试验方案，并采取措施实施临床试验的质量管理。

（六）临床试验机构应当设立相应的内部管理部门，承担临床试验的管理工作。

第十八条　研究者应当给予受试者适合的医疗处理：

（一）研究者为临床医生或者授权临床医生需要承担所有与临床试验有关的医学决策责任。

（二）在临床试验和随访期间，对于受试者出现与试验相关的不良事件，包括有临床意义的实验室异常时，研究者和临床试验机构应当保证受试者得到妥善的医疗处理，并将相关情况如实告知受试者。研究者意识到受试者存在合并疾病需要治疗时，应当告知受试者，并关注可能干扰临床试验结果或者受试者安全的合并用药。

（三）在受试者同意的情况下，研究者可以将受试者参加试验的情况告知相关的临床医生。

（四）受试者可以无理由退出临床试验。研究者在尊重受试者个人权利的同时，应当尽量了解其退出理由。

第十九条　研究者与伦理委员会的沟通包括：

（一）临床试验实施前，研究者应当获得伦理委员会的书面同意；未获得伦理委员会书面同意前，不能筛选受试者。

（二）临床试验实施前和临床试验过程中，研究者应当向伦理委员会提供伦理审查需要的所有文件。

第二十条　研究者应当遵守试验方案。

（一）研究者应当按照伦理委员会同意的试验方案实施临床试验。

（二）未经申办者和伦理委员会的同意，研究者不得修改或者偏离试验方案，但不包括为了及时消除对受试者的紧急危害或者更换监查员、电话号码等仅涉及临床试验管理方面的改动。

（三）研究者或者其指定的研究人员应当对偏离试验方案予以记录和解释。

（四）为了消除对受试者的紧急危害，在未获得伦理委员会同意的情况下，研究者修改或者偏离试验方案，应当及时向伦理委员会、申办者报告，并说明理由，必要时报告药品监督管理部门。

（五）研究者应当采取措施，避免使用试验方案禁用的合并用药。

第二十一条　研究者和临床试验机构对申办者提供的试验用药品有管理责任。

（一）研究者和临床试验机构应当指派有资格的药师或者其他人员管理试验用药品。

（二）试验用药品在临床试验机构的接收、贮存、分发、回收、退还及未使用的处置等管理应当遵守相应的规定并保存记录。

试验用药品管理的记录应当包括日期、数量、批号/序列号、有效期、分配编码、签名等。研究者应当保存每位受试者使用试验用药品数量和剂量的记录。试验用药品的使用数量和剩余数量应当与申办者提供的数量一致。

（三）试验用药品的贮存应当符合相应的贮存条件。

（四）研究者应当确保试验用药品按照试验方案使用，应当向受试者说明试验用药品的正确使用方法。

（五）研究者应当对生物等效性试验的临床试验用药品进行随机抽取留样。临床试验机构至少保存留样至药品上市后2年。临床试验机构可将留存样品委托具备条件的独立的第三方保存，但不得返还申办者或者与其利益相关的第三方。

第二十二条　研究者应当遵守临床试验的随机化程序。

盲法试验应当按照试验方案的要求实施揭盲。若意外破盲或者因严重不良事件等情况紧急揭盲时，研究者应当向申办者书面说明原因。

第二十三条　研究者实施知情同意，应当遵守《赫尔辛基宣言》的伦理原则，并符合以下要求：

（一）研究者应当使用经伦理委员会同意的最新版的知情同意书和其他提供给受试者的信息。如有必要，临床试验过程中的受试者应当再次签署知情同意书。

（二）研究者获得可能影响受试者继续参加试验的新信息时，应当及时告知受试者或者其监护人，并作相应记录。

（三）研究人员不得采用强迫、利诱等不正当的方式影响受试者参加或者继续临床试验。

（四）研究者或者指定研究人员应当充分告知受试者有关临床试验的所有相关事宜，包括书面信息和伦理委员会的同意意见。

（五）知情同意书等提供给受试者的口头和书面资料均应当采用通俗易懂的语言和表达方式，使受试者或者其监护人、见证人易于理解。

（六）签署知情同意书之前，研究者或者指定研究人员应当给予受试者或者其监护人充分的时间和机会了解临床试验的详细情况，并详尽回答受试者或者其监护人提出的与临床试验相关的问题。

（七）受试者或者其监护人，以及执行知情同意的研究者应当在知情同意书上分别签名并注明日期，如非受试者本人签署，应当注明关系。

（八）若受试者或者其监护人缺乏阅读能力，应当有一位公正的见证人见证整个知情同意过程。研究者应当向受试者或者其监护人、见证人详细说明知情同意书和其他文字资料的内容。如受试者或者其监护人口头同意参加试验，在有能力情况下应当尽量签署知情同意书，见证人还应当在知情同意书上签字并注明日期，以证明受试者或者其监护人就知情同意书和其他文字资料得到了研究者准确地解释，并理解了相关内容，同意参加临床试验。

（九）受试者或者其监护人应当得到已签署姓名和日期的知情同意书原件或者副本和其他提供给受试者的书面资料，包括更新版知情同意书原件或者副本，和其他提供给受试者的书面资料的修订文本。

（十）受试者为无民事行为能力的，应当取得其监护人的书面知情同意；受试者为限制民事行为能力的人的，应当取得本人及其监护人的书面知情同意。当监护人代表受试者知情同意时，应当在受试者可理解的范围内告知受试者临床试验的相关信息，并尽量让受试者亲自签署知情同意书和注明日期。

（十一）紧急情况下，参加临床试验前不能获得受试者的知情同意时，其监护人可以代表受试者知情同意，若其监护人也不在场时，受试者的入选方式应当在试验方案以及其他文件中清楚表述，并获得伦理委员会的书面同意；同时应当尽快得到受试者或者其监护人可以继续参加临床试验的知情同意。

（十二）当受试者参加非治疗性临床试验，应当由受试者本人在知情同意书上签字同意和注明日期。

只有符合下列条件，非治疗临床试验可由监护人代表受试者知情同意：临床试验只能在无知情同意能力的受试者中实施；受试者的预期风险低；受试者健康的负面影响已减至最低，且法律法规不禁止该类临床试验的实施；该类受试者的入选已经得到伦理委员会审查同意。该类临床试验原则上只能在患有试验药物适用的疾病或者状况的患者中实施。在临床试验中应当严密观察受试者，若受试者出现过度痛苦或者不适的表现，应当让其退出试验，还应当给以必要的处置以保证受试者的安全。

（十三）病史记录中应当记录受试者知情同意的具体时间和人员。

（十四）儿童作为受试者，应当征得其监护人的知情同意并签署知情同意书。当儿童有能力做出同意参加临床试验的决定时，还应当征得其本人同意，如果儿童受试者本人不同意参加临床试验或者中途决定退出临床试验时，即使监护人已经同意参加或者愿意继续参加，也应当以儿童受试者本人的决定为准，除非在严重或者危及生命疾病的治疗性临床试验中，研究者、其监护人认为儿童受试者若不参加研究其生命会受到危害，这时其监护人的同意即可使患者继续参与研究。在临床试验过程中，儿童受试者达到了签署知情同意的条件，则需要由本人签署知情同意之后方可继续实施。

第二十四条　知情同意书和提供给受试者的其他资料应当包括：

（一）临床试验概况。

（二）试验目的。

（三）试验治疗和随机分配至各组的可能性。

（四）受试者需要遵守的试验步骤，包括创伤性医疗操作。

（五）受试者的义务。

（六）临床试验所涉及试验性的内容。

（七）试验可能致受试者的风险或者不便，尤其是存在影响胚胎、胎儿或者哺乳婴儿的风险时。

（八）试验预期的获益，以及不能获益的可能性。

（九）其他可选的药物和治疗方法，及其重要的潜在获益和风险。

（十）受试者发生与试验相关的损害时，可获得补偿以及治疗。

（十一）受试者参加临床试验可能获得的补偿。

（十二）受试者参加临床试验预期的花费。

（十三）受试者参加试验是自愿的，可以拒绝参加或者有权在试验任何阶段随时退出试验而不会遭到歧视或者报复，其医疗待遇与权益不会受到影响。

（十四）在不违反保密原则和相关法规的情况下，监查员、稽查员、伦理委员会和药品监督管理部门检查人员可以查阅受试者的原始医学记录，以核实临床试验的过程和数据。

（十五）受试者相关身份鉴别记录的保密事宜，不公开使用。如果发布临床试验结果，受试者的身份信息仍保密。

（十六）有新的可能影响受试者继续参加试验的信息时，将及时告知受试者或者其监护人。

（十七）当存在有关试验信息和受试者权益的问题，以及发生试验相关损害时，受试者可联系的研究者和伦理委员会及其联系方式。

（十八）受试者可能被终止试验的情况以及理由。

（十九）受试者参加试验的预期持续时间。

（二十）参加该试验的预计受试者人数。

第二十五条　试验的记录和报告应当符合以下要求：

（一）研究者应当监督试验现场的数据采集、各研究人员履行其工作职责的情况。

（二）研究者应当确保所有临床试验数据是从临床试验的源文件和试验记录中获得的，是准确、完整、可读和及时的。源数据应当具有可归因性、易读性、同时性、原始性、准确性、完整性、一致性和持久性。源数据的修改应当留痕，不能掩盖初始数据，并记录修改的理由。以患者为受试者的临床试验，相关的医疗记录应当载入门诊或者住院病历系统。临床试验机构的信息化系统具备建立临床试验电子病历条件时，研究者应当首选使用，相应的计算机化系统应当具有完善的权限管理和稽查轨迹，可以追溯至记录的创建者或者修改者，保障所采集的源数据可以溯源。

（三）研究者应当按照申办者提供的指导说明填写和修改病例报告表，确保各类病例报告表及其他报告中的数据准确、完整、清晰和及时。病例报告表中数据应当与源文件一致，若存在不一致应当做出合理的解释。病例报告表中数据的修改，应当使初始记录清晰可辨，保留修改轨迹，必要时解释理由，修改者签名并注明日期。

申办者应当有书面程序确保其对病例报告表的改动是必要的、被记录的，并得到研究者的同意。研究者应当保留修改和更正的相关记录。

（四）研究者和临床试验机构应当按“临床试验必备文件”和药品监督管理部门的相关要求，妥善保存试验文档。

（五）在临床试验的信息和受试者信息处理过程中应当注意避免信息的非法或者未授权的查阅、公开、散播、修改、损毁、丢失。临床试验数据的记录、处理和保存应当确保记录和受试者信息的保密性。

（六）申办者应当与研究者和临床试验机构就必备文件保存时间、费用和到期后的处理在合同中予以明确。

（七）根据监查员、稽查员、伦理委员会或者药品监督管理部门的要求，研究者和临床试验机构应当配合并提供所需的与试验有关的记录。

第二十六条　研究者的安全性报告应当符合以下要求：

除试验方案或者其他文件（如研究者手册）中规定不需立即报告的严重不良事件外，研究者应当立即向申办者书面报告所有严重不良事件，随后应当及时提供详尽、书面的随访报告。严重不良事件报告和随访报告应当注明受试者在临床试验中的鉴认代码，而不是受试者的真实姓名、公民身份证号码和住址等身份信息。试验方案中规定的、对安全性评价重要的不良事件和实验室异常值，应当按照试验方案的要求和时限向申办者报告。

涉及死亡事件的报告，研究者应当向申办者和伦理委员会提供其他所需要的资料，如尸检报告和最终医学报告。

研究者收到申办者提供的临床试验的相关安全性信息后应当及时签收阅读，并考虑受试者的治疗，是否进行相应调整，必要时尽早与受试者沟通，并应当向伦理委员会报告由申办方提供的可疑且非预期严重不良反应。

第二十七条　提前终止或者暂停临床试验时，研究者应当及时通知受试者，并给予受试者适当的治疗和随访。此外：

（一）研究者未与申办者商议而终止或者暂停临床试验，研究者应当立即向临床试验机构、申办者和伦理委员会报告，并提供详细的书面说明。

（二）申办者终止或者暂停临床试验，研究者应当立即向临床试验机构、伦理委员会报告，并提供详细书面说明。

（三）伦理委员会终止或者暂停已经同意的临床试验，研究者应当立即向临床试验机构、申办者报告，并提供详细书面说明。

第二十八条　研究者应当提供试验进展报告。

（一）研究者应当向伦理委员会提交临床试验的年度报告，或者应当按照伦理委员会的要求提供进展报告。

（二）出现可能显著影响临床试验的实施或者增加受试者风险的情况，研究者应当尽快向申办者、伦理委员会和临床试验机构书面报告。

（三）临床试验完成后，研究者应当向临床试验机构报告；研究者应当向伦理委员会提供临床试验结果的摘要，向申办者提供药品监督管理部门所需要的临床试验相关报告。

第五章　申办者

第二十九条　申办者应当把保护受试者的权益和安全以及临床试验结果的真实、可靠作为临床试验的基本考虑。

第三十条　申办者应当建立临床试验的质量管理体系。

申办者的临床试验的质量管理体系应当涵盖临床试验的全过程，包括临床试验的设计、实施、记录、评估、结果报告和文件归档。质量管理包括有效的试验方案设计、收集数据的方法及流程、对于临床试验中做出决策所必需的信息采集。

临床试验质量保证和质量控制的方法应当与临床试验内在的风险和所采集信息的重要性相符。申办者应当保证临床试验各个环节的可操作性，试验流程和数据采集避免过于复杂。试验方案、病例报告表及其他相关文件应当清晰、简洁和前后一致。

申办者应当履行管理职责。根据临床试验需要可建立临床试验的研究和管理团队，以指导、监督临床试验实施。研究和管理团队内部的工作应当及时沟通。在药品监督管理部门检查时，研究和管理团队均应当派员参加。

第三十一条　申办者基于风险进行质量管理。

（一）试验方案制定时应当明确保护受试者权益和安全以及保证临床试验结果可靠的关键环节和数据。

（二）应当识别影响到临床试验关键环节和数据的风险。该风险应当从两个层面考虑：系统层面，如设施设备、标准操作规程、计算机化系统、人员、供应商；临床试验层面，如试验药物、试验设计、数据收集和记录、知情同意过程。

（三）风险评估应当考虑在现有风险控制下发生差错的可能性；该差错对保护受试者权益和安全，以及数据可靠性的影响；该差错被监测到的程度。

（四）应当识别可减少或者可被接受的风险。减少风险的控制措施应当体现在试验方案的设计和实施、监查计划、各方职责明确的合同、标准操作规程的依从性，以及各类培训。

预先设定质量风险的容忍度时，应当考虑变量的医学和统计学特点及统计设计，以鉴别影响受试者安全和数据可靠的系统性问题。出现超出质量风险的容忍度的情况时，应当评估是否需要采取进一步的措施。

（五）临床试验期间，质量管理应当有记录，并及时与相关各方沟通，促使风险评估和质量持续改进。

（六）申办者应当结合临床试验期间的新知识和经验，定期评估风险控制措施，以确保现行的质量管理的有效性和适用性。

（七）申办者应当在临床试验报告中说明所采用的质量管理方法，并概述严重偏离质量风险的容忍度的事件和补救措施。

第三十二条　申办者的质量保证和质量控制应当符合以下要求：

（一）申办者负责制定、实施和及时更新有关临床试验质量保证和质量控制系统的标准操作规程，确保临床试验的实施、数据的产生、记录和报告均遵守试验方案、本规范和相关法律法规的要求。

（二）临床试验和实验室检测的全过程均需严格按照质量管理标准操作规程进行。数据处理的每个阶段均有质量控制，以保证所有数据是可靠的，数据处理过程是正确的。

（三）申办者应当与研究者和临床试验机构等所有参加临床试验的相关单位签订合同，明确各方职责。

（四）申办者与各相关单位签订的合同中应当注明申办者的监查和稽查、药品监督管理部门的检查可直接去到试验现场，查阅源数据、源文件和报告。

第三十三条　申办者委托合同研究组织应当符合以下要求：

（一）申办者可以将其临床试验的部分或者全部工作和任务委托给合同研究组织，但申办者仍然是临床试验数据质量和可靠性的最终责任人，应当监督合同研究组织承担的各项工作。合同研究组织应当实施质量保证和质量控制。

（二）申办者委托给合同研究组织的工作应当签订合同。合同中应当明确以下内容：委托的具体工作以及相应的标准操作规程；申办者有权确认被委托工作执行标准操作规程的情况；对被委托方的书面要求；被委托方需要提交给申办者的报告要求；与受试者的损害赔偿措施相关的事项；其他与委托工作有关的事项。合同研究组织如存在任务转包，应当获得申办者的书面批准。

（三）未明确委托给合同研究组织的工作和任务，其职责仍由申办者负责。

（四）本规范中对申办者的要求，适用于承担申办者相关工作和任务的合同研究组织。

第三十四条　申办者应当指定有能力的医学专家及时对临床试验的相关医学问题进行咨询。

第三十五条　申办者应当选用有资质的生物统计学家、临床药理学家和临床医生等参与试验，包括设计试验方案和病例报告表、制定统计分析计划、分析数据、撰写中期和最终的试验总结报告。

第三十六条　申办者在试验管理、数据处理与记录保存中应当符合以下要求：

（一）申办者应当选用有资质的人员监督临床试验的实施、数据处理、数据核对、统计分析和试验总结报告的撰写。

（二）申办者可以建立独立的数据监查委员会，以定期评价临床试验的进展情况，包括安全性数据和重要的有效性终点数据。独立的数据监查委员会可以建议申办者是否可以继续实施、修改或者停止正在实施的临床试验。独立的数据监查委员会应当有书面的工作流程，应当保存所有相关会议记录。

（三）申办者使用的电子数据管理系统，应当通过可靠的系统验证，符合预先设置的技术性能，以保证试验数据的完整、准确、可靠，并保证在整个试验过程中系统始终处于验证有效的状态。

（四）电子数据管理系统应当具有完整的使用标准操作规程，覆盖电子数据管理的设置、安装和使用；标准操作规程应当说明该系统的验证、功能测试、数据采集和处理、系统维护、系统安全性测试、变更控制、数据备份、恢复、系统的应急预案和软件报废；标准操作规程应当明确使用计算机化系统时，申办者、研究者和临床试验机构的职责。所有使用计算机化系统的人员应当经过培训。

（五）计算机化系统数据修改的方式应当预先规定，其修改过程应当完整记录，原数据（如保留电子数据稽查轨迹、数据轨迹和编辑轨迹）应当保留；电子数据的整合、内容和结构应当有明确规定，以确保电子数据的完整性；当计算机化系统出现变更时，如软件升级或者数据转移等，确保电子数据的完整性更为重要。

若数据处理过程中发生数据转换，确保转换后的数据与原数据一致，和该数据转化过程的可见性。

（六）保证电子数据管理系统的安全性，未经授权的人员不能访问；保存被授权修改数据人员的名单；电子数据应当及时备份；盲法设计的临床试验，应当始终保持盲法状态，包括数据录入和处理。

（七）申办者应当使用受试者鉴认代码，鉴别每一位受试者所有临床试验数据。盲法试验揭盲以后，申办者应当及时把受试者的试验用药品情况书面告知研究者。

（八）申办者应当保存与申办者相关的临床试验数据，有些参加临床试验的相关单位获得的其他数据，也应当作为申办者的特定数据保留在临床试验必备文件内。

（九）申办者暂停或者提前终止实施中的临床试验，应当通知所有相关的研究者和临床试验机构和药品监督管理部门。

（十）试验数据所有权的转移，需符合相关法律法规的要求。

（十一）申办者应当书面告知研究者和临床试验机构对试验记录保存的要求；当试验相关记录不再需要时，申办者也应当书面告知研究者和临床试验机构。

第三十七条　申办者选择研究者应当符合以下要求：

（一）申办者负责选择研究者和临床试验机构。研究者均应当经过临床试验的培训、有临床试验的经验，有足够的医疗资源完成临床试验。多个临床试验机构参加的临床试验，如需选择组长单位由申办者负责。

（二）涉及医学判断的样本检测实验室，应当符合相关规定并具备相应资质。临床试验中采集标本的管理、检测、运输和储存应当保证质量。禁止实施与伦理委员会同意的试验方案无关的生物样本检测（如基因等）。临床试验结束后，剩余标本的继续保存或者将来可能被使用等情况，应当由受试者签署知情同意书，并说明保存的时间和数据的保密性问题，以及在何种情况下数据和样本可以和其他研究者共享等。

（三）申办者应当向研究者和临床试验机构提供试验方案和最新的研究者手册，并应当提供足够的时间让研究者和临床试验机构审议试验方案和相关资料。

第三十八条　临床试验各方参与临床试验前，申办者应当明确其职责，并在签订的合同中注明。

第三十九条　申办者应当采取适当方式保证可以给予受试者和研究者补偿或者赔偿。

（一）申办者应当向研究者和临床试验机构提供与临床试验相关的法律上、经济上的保险或者保证，并与临床试验的风险性质和风险程度相适应。但不包括研究者和临床试验机构自身的过失所致的损害。

（二）申办者应当承担受试者与临床试验相关的损害或者死亡的诊疗费用，以及相应的补偿。申办者和研究者应当及时兑付给予受试者的补偿或者赔偿。

（三）申办者提供给受试者补偿的方式方法，应当符合相关的法律法规。

（四）申办者应当免费向受试者提供试验用药品，支付与临床试验相关的医学检测费用。

第四十条　申办者与研究者和临床试验机构签订的合同，应当明确试验各方的责任、权利和利益，以及各方应当避免的、可能的利益冲突。合同的试验经费应当合理，符合市场规律。申办者、研究者和临床试验机构应当在合同上签字确认。

合同内容中应当包括：临床试验的实施过程中遵守本规范及相关的临床试验的法律法规；执行经过申办者和研究者协商确定的、伦理委员会同意的试验方案；遵守数据记录和报告程序；同意监查、稽查和检查；临床试验相关必备文件的保存及其期限；发表文章、知识产权等的约定。

第四十一条　临床试验开始前，申办者应当向药品监督管理部门提交相关的临床试验资料，并获得临床试验的许可或者完成备案。递交的文件资料应当注明版本号及版本日期。

第四十二条　申办者应当从研究者和临床试验机构获取伦理委员会的名称和地址、参与项目审查的伦理委员会委员名单、符合本规范及相关法律法规的审查声明，以及伦理委员会审查同意的文件和其他相关资料。

第四十三条　申办者在拟定临床试验方案时，应当有足够的安全性和有效性数据支持其给药途径、给药剂量和持续用药时间。当获得重要的新信息时，申办者应当及时更新研究者手册。

第四十四条　试验用药品的制备、包装、标签和编码应当符合以下要求：

（一）试验药物制备应当符合临床试验用药品生产质量管理相关要求；试验用药品的包装标签上应当标明仅用于临床试验、临床试验信息和临床试验用药品信息；在盲法试验中能够保持盲态。

（二）申办者应当明确规定试验用药品的贮存温度、运输条件（是否需要避光）、贮存时限、药物溶液的配制方法和过程，及药物输注的装置要求等。试验用药品的使用方法应当告知试验的所有相关人员，包括监查员、研究者、药剂师、药物保管人员等。

（三）试验用药品的包装，应当能确保药物在运输和贮存期间不被污染或者变质。

（四）在盲法试验中，试验用药品的编码系统应当包括紧急揭盲程序，以便在紧急医学状态时能够迅速识别何种试验用药品，而不破坏临床试验的盲态。

第四十五条　试验用药品的供给和管理应当符合以下要求：

（一）申办者负责向研究者和临床试验机构提供试验用药品。

（二）申办者在临床试验获得伦理委员会同意和药品监督管理部门许可或者备案之前，不得向研究者和临床试验机构提供试验用药品。

（三）申办者应当向研究者和临床试验机构提供试验用药品的书面说明，说明应当明确试验用药品的使用、贮存和相关记录。申办者制定试验用药品的供给和管理规程，包括试验用药品的接收、贮存、分发、使用及回收等。从受试者处回收以及研究人员未使用试验用药品应当返还申办者，或者经申办者授权后由临床试验机构进行销毁。

（四）申办者应当确保试验用药品及时送达研究者和临床试验机构，保证受试者及时使用；保存试验用药品的运输、接收、分发、回收和销毁记录；建立试验用药品回收管理制度，保证缺陷产品的召回、试验结束后的回收、过期后回收；建立未使用试验用药品的销毁制度。所有试验用药品的管理过程应当有书面记录，全过程计数准确。

（五）申办者应当采取措施确保试验期间试验用药品的稳定性。试验用药品的留存样品保存期限，在试验用药品贮存时限内，应当保存至临床试验数据分析结束或者相关法规要求的时限，两者不一致时取其中较长的时限。

第四十六条　申办者应当明确试验记录的查阅权限。

（一）申办者应当在试验方案或者合同中明确研究者和临床试验机构允许监查员、稽查员、伦理委员会的审查者及药品监督管理部门的检查人员，能够直接查阅临床试验相关的源数据和源文件。

（二）申办者应当确认每位受试者均以书面形式同意监查员、稽查员、伦理委员会的审查者及药品监督管理部门的检查人员直接查阅其与临床试验有关的原始医学记录。

第四十七条　申办者负责药物试验期间试验用药品的安全性评估。申办者应当将临床试验中发现的可能影响受试者安全、可能影响临床试验实施、可能改变伦理委员会同意意见的问题，及时通知研究者和临床试验机构、药品监督管理部门。

第四十八条　申办者应当按照要求和时限报告药物不良反应。

（一）申办者收到任何来源的安全性相关信息后，均应当立即分析评估，包括严重性、与试验药物的相关性以及是否为预期事件等。申办者应当将可疑且非预期严重不良反应快速报告给所有参加临床试验的研究者及临床试验机构、伦理委员会；申办者应当向药品监督管理部门和卫生健康主管部门报告可疑且非预期严重不良反应。

（二）申办者提供的药物研发期间安全性更新报告应当包括临床试验风险与获益的评估，有关信息通报给所有参加临床试验的研究者及临床试验机构、伦理委员会。

第四十九条　临床试验的监查应当符合以下要求：

（一）监查的目的是为了保证临床试验中受试者的权益，保证试验记录与报告的数据准确、完整，保证试验遵守已同意的方案、本规范和相关法规。

（二）申办者委派的监查员应当受过相应的培训，具备医学、药学等临床试验监查所需的知识，能够有效履行监查职责。

（三）申办者应当建立系统的、有优先顺序的、基于风险评估的方法，对临床试验实施监查。监查的范围和性质可具有灵活性，允许采用不同的监查方法以提高监查的效率和有效性。申办者应当将选择监查策略的理由写在监查计划中。

（四）申办者制定监查计划。监查计划应当特别强调保护受试者的权益，保证数据的真实性，保证应对临床试验中的各类风险。监查计划应当描述监查的策略、对试验各方的监查职责、监查的方法，以及应用不同监查方法的原因。监查计划应当强调对关键数据和流程的监查。监查计划应当遵守相关法律法规。

（五）申办者应当制定监查标准操作规程，监查员在监查工作中应当执行标准操作规程。

（六）申办者应当实施临床试验监查，监查的范围和性质取决于临床试验的目的、设计、复杂性、盲法、样本大小和临床试验终点等。

（七）现场监查和中心化监查应当基于临床试验的风险结合进行。现场监查是在临床试验现场进行监查，通常应当在临床试验开始前、实施中和结束后进行。中心化监查是及时的对正在实施的临床试验进行远程评估，以及汇总不同的临床试验机构采集的数据进行远程评估。中心化监查的过程有助于提高临床试验的监查效果，是对现场监查的补充。

中心化监查中应用统计分析可确定数据的趋势，包括不同的临床试验机构内部和临床试验机构间的数据范围及一致性，并能分析数据的特点和质量，有助于选择监查现场和监查程序。

（八）特殊情况下，申办者可以将监查与其他的试验工作结合进行，如研究人员培训和会议。监查时，可采用统计学抽样调查的方法核对数据。

第五十条　监查员的职责包括：

（一）监查员应当熟悉试验用药品的相关知识，熟悉试验方案、知情同意书及其他提供给受试者的书面资料的内容，熟悉临床试验标准操作规程和本规范等相关法规。

（二）监查员应当按照申办者的要求认真履行监查职责，确保临床试验按照试验方案正确地实施和记录。

（三）监查员是申办者和研究者之间的主要联系人。在临床试验前确认研究者具备足够的资质和资源来完成试验，临床试验机构具备完成试验的适当条件，包括人员配备与培训情况，实验室设备齐全、运转良好，具备各种与试验有关的检查条件。

（四）监查员应当核实临床试验过程中试验用药品在有效期内、保存条件可接受、供应充足；试验用药品是按照试验方案规定的剂量只提供给合适的受试者；受试者收到正确使用、处理、贮存和归还试验用药品的说明；临床试验机构接收、使用和返还试验用药品有适当的管控和记录；临床试验机构对未使用的试验用药品的处置符合相关法律法规和申办者的要求。

（五）监查员核实研究者在临床试验实施中对试验方案的执行情况；确认在试验前所有受试者或者其监护人均签署了知情同意书；确保研究者收到最新版的研究者手册、所有试验相关文件、试验必须用品，并按照相关法律法规的要求实施；保证研究人员对临床试验有充分的了解。

（六）监查员核实研究人员履行试验方案和合同中规定的职责，以及这些职责是否委派给未经授权的人员；确认入选的受试者合格并汇报入组率及临床试验的进展情况；确认数据的记录与报告正确完整，试验记录和文件实时更新、保存完好；核实研究者提供的所有医学报告、记录和文件都是可溯源的、清晰的、同步记录的、原始的、准确的和完整的、注明日期和试验编号的。

（七）监查员核对病例报告表录入的准确性和完整性，并与源文件比对。监查员应当注意核对试验方案规定的数据在病例报告表中有准确记录，并与源文件一致；确认受试者的剂量改变、治疗变更、不良事件、合并用药、并发症、失访、检查遗漏等在病例报告表中均有记录；确认研究者未能做到的随访、未实施的试验、未做的检查，以及是否对错误、遗漏做出纠正等在病例报告表中均有记录；核实入选受试者的退出与失访已在病例报告表中均有记录并说明。

（八）监查员对病例报告表的填写错误、遗漏或者字迹不清楚应当通知研究者；监查员应当确保所作的更正、添加或者删除是由研究者或者被授权人操作，并且有修改人签名、注明日期，必要时说明修改理由。

（九）监查员确认不良事件按照相关法律法规、试验方案、伦理委员会、申办者的要求，在规定的期限内进行了报告。

（十）监查员确认研究者是否按照本规范保存了必备文件。

（十一）监查员对偏离试验方案、标准操作规程、相关法律法规要求的情况，应当及时与研究者沟通，并采取适当措施防止再次发生。

第五十一条　监查员在每次监查后，应当及时书面报告申办者；报告应当包括监查日期、地点、监查员姓名、监查员接触的研究者和其他人员的姓名等；报告应当包括监查工作的摘要、发现临床试验中问题和事实陈述、与试验方案的偏离和缺陷，以及监查结论；报告应当说明对监查中发现的问题已采取的或者拟采用的纠正措施，为确保试验遵守试验方案实施的建议；报告应该提供足够的细节，以便审核是否符合监查计划。中心化监查报告可以与现场监查报告分别提交。申办者应当对监查报告中的问题审核和跟进，并形成文件保存。

第五十二条　临床试验的稽查应当符合以下要求：

（一）申办者为评估临床试验的实施和对法律法规的依从性，可以在常规监查之外开展稽查。

（二）申办者选定独立于临床试验的人员担任稽查员，不能是监查人员兼任。稽查员应当经过相应的培训和具有稽查经验，能够有效履行稽查职责。

（三）申办者应当制定临床试验和试验质量管理体系的稽查规程，确保临床试验中稽查规程的实施。该规程应当拟定稽查目的、稽查方法、稽查次数和稽查报告的格式内容。稽查员在稽查过程中观察和发现的问题均应当有书面记录。

（四）申办者制定稽查计划和规程，应当依据向药品监督管理部门提交的资料内容、临床试验中受试者的例数、临床试验的类型和复杂程度、影响受试者的风险水平和其他已知的相关问题。

（五）药品监督管理部门根据工作需要，可以要求申办者提供稽查报告。

（六）必要时申办者应当提供稽查证明。

第五十三条　申办者应当保证临床试验的依从性。

（一）发现研究者、临床试验机构、申办者的人员在临床试验中不遵守试验方案、标准操作规程、本规范、相关法律法规时，申办者应当立即采取措施予以纠正，保证临床试验的良好依从性。

（二）发现重要的依从性问题时，可能对受试者安全和权益，或者对临床试验数据可靠性产生重大影响的，申办者应当及时进行根本原因分析，采取适当的纠正和预防措施。若违反试验方案或者本规范的问题严重时，申办者可追究相关人员的责任，并报告药品监督管理部门。

（三）发现研究者、临床试验机构有严重的或者劝阻不改的不依从问题时，申办者应当终止该研究者、临床试验机构继续参加临床试验，并及时书面报告药品监督管理部门。同时，申办者和研究者应当采取相应的紧急安全性措施，以保护受试者的安全和权益。

第五十四条　申办者提前终止或者暂停临床试验，应当立即告知研究者和临床试验机构、药品监督管理部门，并说明理由。

第五十五条　临床试验完成或者提前终止，申办者应当按照相关法律法规要求向药品监督管理部门提交临床试验报告。临床试验总结报告应当全面、完整、准确反映临床试验结果，临床试验总结报告安全性、有效性数据应当与临床试验源数据一致。

第五十六条　申办者开展多中心试验应当符合以下要求：

（一）申办者应当确保参加临床试验的各中心均能遵守试验方案。

（二）申办者应当向各中心提供相同的试验方案。各中心按照方案遵守相同的临床和实验室数据的统一评价标准和病例报告表的填写指导说明。

（三）各中心应当使用相同的病例报告表，以记录在临床试验中获得的试验数据。申办者若需要研究者增加收集试验数据，在试验方案中应当表明此内容，申办者向研究者提供附加的病例报告表。

（四）在临床试验开始前，应当有书面文件明确参加临床试验的各中心研究者的职责。

（五）申办者应当确保各中心研究者之间的沟通。

第六章　试验方案

第五十七条　试验方案通常包括基本信息、研究背景资料、试验目的、试验设计、实施方式（方法、内容、步骤）等内容。

第五十八条　试验方案中基本信息一般包含：

（一）试验方案标题、编号、版本号和日期。

（二）申办者的名称和地址。

（三）申办者授权签署、修改试验方案的人员姓名、职务和单位。

（四）申办者的医学专家姓名、职务、所在单位地址和电话。

（五）研究者姓名、职称、职务，临床试验机构的地址和电话。

（六）参与临床试验的单位及相关部门名称、地址。

第五十九条　试验方案中研究背景资料通常包含：

（一）试验用药品名称与介绍。

（二）试验药物在非临床研究和临床研究中与临床试验相关、具有潜在临床意义的发现。

（三）对受试人群的已知和潜在的风险和获益。

（四）试验用药品的给药途径、给药剂量、给药方法及治疗时程的描述，并说明理由。

（五）强调临床试验需要按照试验方案、本规范及相关法律法规实施。

（六）临床试验的目标人群。

（七）临床试验相关的研究背景资料、参考文献和数据来源。

第六十条　试验方案中应当详细描述临床试验的目的。

第六十一条　临床试验的科学性和试验数据的可靠性，主要取决于试验设计，试验设计通常包括：

（一）明确临床试验的主要终点和次要终点。

（二）对照组选择的理由和试验设计的描述（如双盲、安慰剂对照、平行组设计），并对研究设计、流程和不同阶段以流程图形式表示。

（三）减少或者控制偏倚所采取的措施，包括随机化和盲法的方法和过程。采用单盲或者开放性试验需要说明理由和控制偏倚的措施。

（四）治疗方法、试验用药品的剂量、给药方案；试验用药品的剂型、包装、标签。

（五）受试者参与临床试验的预期时长和具体安排，包括随访等。

（六）受试者、部分临床试验及全部临床试验的“暂停试验标准”“终止试验标准”。

（七）试验用药品管理流程。

（八）盲底保存和揭盲的程序。

（九）明确何种试验数据可作为源数据直接记录在病例报告表中。

第六十二条 试验方案中通常包括临床和实验室检查的项目内容。

第六十三条 受试者的选择和退出通常包括：

（一）受试者的入选标准。

（二）受试者的排除标准。

（三）受试者退出临床试验的标准和程序。

第六十四条 受试者的治疗通常包括：

（一）受试者在临床试验各组应用的所有试验用药品名称、给药剂量、给药方案、给药途径和治疗时间以及随访期限。

（二）临床试验前和临床试验中允许的合并用药（包括急救治疗用药）或者治疗和禁止使用的药物或者治疗。

（三）评价受试者依从性的方法。

第六十五条 制定明确的访视和随访计划，包括临床试验期间、临床试验终点、不良事件评估及试验结束后的随访和医疗处理。

第六十六条 有效性评价通常包括：

（一）详细描述临床试验的有效性指标。

（二）详细描述有效性指标的评价、记录、分析方法和时间点。

第六十七条 安全性评价通常包括：

（一）详细描述临床试验的安全性指标。

（二）详细描述安全性指标的评价、记录、分析方法和时间点。

（三）不良事件和伴随疾病的记录和报告程序。

（四）不良事件的随访方式与期限。

第六十八条 统计通常包括：

（一）确定受试者样本量，并根据前期试验或者文献数据说明理由。

（二）显著性水平，如有调整说明考虑。

（三）说明主要评价指标的统计假设，包括原假设和备择假设，简要描述拟采用的具体统计方法和统计分析软件。若需要进行期中分析，应当说明理由、分析时点及操作规程。

（四）缺失数据、未用数据和不合逻辑数据的处理方法。

（五）明确偏离原定统计分析计划的修改程序。

（六）明确定义用于统计分析的受试者数据集，包括所有参加随机化的受试者、所有服用过试验用药品的受试者、所有符合入选的受试者和可用于临床试验结果评价的受试者。

第六十九条　试验方案中应当包括实施临床试验质量控制和质量保证。

第七十条　试验方案中通常包括该试验相关的伦理学问题的考虑。

第七十一条　试验方案中通常说明试验数据的采集与管理流程、数据管理与采集所使用的系统、数据管理各步骤及任务，以及数据管理的质量保障措施。

第七十二条　如果合同或者协议没有规定，试验方案中通常包括临床试验相关的直接查阅源文件、数据处理和记录保存、财务和保险。

第七章　研究者手册

第七十三条　申办者提供的《研究者手册》是关于试验药物的药学、非临床和临床资料的汇编，其内容包括试验药物的化学、药学、毒理学、药理学和临床的资料和数据。《研究者手册》的目的是帮助研究者和参与试验的其他人员更好地理解和遵守试验方案，帮助研究者理解试验方案中诸多关键的基本要素，包括临床试验的给药剂量、给药次数、给药间隔时间、给药方式等，主要和次要疗效指标和安全性的观察和监测。

第七十四条　已上市药品实施临床试验，研究者已充分了解其药理学等相关知识时，可以简化研究者手册。可应用药品说明书等形式替代研究者手册的部分内容，只需要向研究者提供临床试验相关的、重要的、以及试验药物最近的、综合性的、详细的信息。

第七十五条　申办者应当制定研究者手册修订的书面程序。在临床试验期间至少一年审阅《研究者手册》一次。申办者根据临床试验的研发步骤和临床试验过程中获得的相关药物安全性和有效性的新信息，在研究者手册更新之前，应当先告知研究者，必要时与伦理委员会、药品监督管理部门沟通。申办者负责更新研究者手册并及时送达研究者，研究者负责将更新的手册递交伦理委员会。

第七十六条　研究者手册的扉页写明申办者的名称、试验药物的编号或者名称、版本号、发布日期、替换版本号、替换日期。

第七十七条　研究者手册应当包括：

（一）目录条目：保密性说明、签字页、目录、摘要、前言、试验药物的物理学、化学、药学特性和结构式、非临床研究（非临床药理学、动物体内药代动力学、毒理学）、人体内作用（人体内的药代动力学、安全性和有效性、上市使用情况）、数据概要和研究者指南、注意事项、参考资料（已发表文献、报告，在每一章节末列出）。

（二）摘要：重点说明试验药物研发过程中具重要意义的物理学、化学、药学、药理学、毒理学、药代动力学和临床等信息内容。

（三）前言：简要说明试验药物的化学名称或者已批准的通用名称、批准的商品名；试验药物的所有活性成分、药理学分类及其在同类药品中的预期地位（如优势）；试验药物实施临床试验的立题依据；拟定的试验药物用于疾病的预防、诊断和治疗。前言中应当说明评价试验药物的常规方法。

（四）在研究者手册中应当清楚说明试验用药品的化学式、结构式，简要描述其理化和药学特性。说明试验药物的贮存方法和使用方法。试验药物的制剂信息可能影响临床试验时，应当说明辅料成分及配方理由，以便确保临床试验采取必要的安全性措施。

（五）若试验药物与其他已知药物的结构相似，应当予以说明。

（六）非临床研究介绍：简要描述试验药物非临床研究的药理学、毒理学、药代动力学研究发现的相关结果。说明这些非临床研究的方法学、研究结果，讨论这些发现对人体临床治疗意义的提示、对人体可能的不利作用和对人体非预期效应的相关性。

（七）《研究者手册》应当提供非临床研究中的信息：试验动物的种属、每组动物的数目和性别、给药剂量单位、给药剂量间隔、给药途径、给药持续时间、系统分布资料、暴露后随访期限。研究结果应当包括试验药物药理效应、毒性效应的特性和频度；药理效应、毒性效应的严重性或者强度；起效时间；药效的可逆性；药物作用持续时间和剂量反应。应当讨论非临床研究中最重要的发现，如量效反应、与人体可能的相关性及可能实施人体研究的多方面问题。若同一种属动物的有效剂量、非毒性剂量的结果可以进行比较研究，则该结果可用于治疗指数的讨论，并说明研究结果与拟定的人用剂量的相关性。比较研究尽可能基于血液或者器官组织水平。

（八）非临床的药理学研究介绍：应当包括试验药物的药理学方面的摘要，如可能，还应当包括试验药物在动物体内的重要代谢研究。摘要中应当包括评价试验药物潜在治疗活性（如有效性模型，受体结合和特异性）的研究，以及评价试验药物安全性的研究（如不同于评价治疗作用的评价药理学作用的专门研究）。

（九）动物的药代动力学介绍：应当包括试验药物在所研究种属动物中的药代动力学、生物转化以及分布的摘要。对发现的讨论应当说明试验药物的吸收、局部以及系统的生物利用度及其代谢，以及它们与动物种属药理学和毒理学发现的关系。

（十）毒理学介绍：在不同动物种属中相关研究所发现的毒理学作用摘要应当包括单剂量给药、重复给药、致癌性、特殊毒理研究（如刺激性和致敏性）、生殖毒性、遗传毒性（致突变性）等方面。

（十一）人体内作用：应当充分讨论试验药物在人体的已知作用，包括药代动力学、药效学、剂量反应、安全性、有效性和其他药理学领域的信息。应当尽可能提供已完成的所有试验药物临床试验的摘要。还应当提供临床试验以外的试验药物的使用情况，如上市期间的经验。

（十二）试验药物在人体的药代动力学信息摘要，包括药代动力学（吸收和代谢，血浆蛋白结合，分布和消除）；试验药物的一个参考剂型的生物利用度（绝对、相对生物利用度）；人群亚组（如性别、年龄和脏器功能受损）；相互作用（如药物-药物相互作用和食物的作用）；其他药代动力学数据（如在临床试验期间完成的群体研究结果）。

（十三）试验药物安全性和有效性：应当提供从前期人体试验中得到的关于试验药物（包括代谢物）的安全性、药效学、有效性和剂量反应信息的摘要并讨论。如果已经完成多项临床试验，应当将多个研究和亚组人群的安全性和有效性数据汇总。可考虑将所有临床试验的药物不良反应（包括所有被研究的适应证）以表格等形式清晰概述。应当讨论适应证或者亚组之间药物不良反应类型及发生率的重要差异。

（十四）上市使用情况：应当说明试验药物已经上市或者已获批准的主要国家和地区。从上市使用中得到的重要信息（如处方、剂量、给药途径和药物不良反应）应当予以概述。应当说明试验用药品没有获得批准上市或者退出上市的主要国家和地区。

（十五）数据概要和研究者指南：应当对非临床和临床数据进行全面分析讨论，就各种来源的有关试验药物不同方面的信息进行概述，帮助研究者预见到药物不良反应或者临床试验中的其他问题。

（十六）研究者手册应当让研究者清楚地理解临床试验可能的风险和不良反应，以及可能需要的特殊检查、观察项目和防范措施；这种理解是基于从研究者手册获得的关于试验药物的物理、化学、药学、药理、毒理和临床资料。根据前期人体应用的经验和试验药物的药理学，也应当向研究者提供可能的过量服药和药物不良反应的识别和处理措施的指导。

（十七）中药民族药研究者手册的内容参考以上要求制定。还应当注明组方理论依据、筛选信息、配伍、功能、主治、已有的人用药经验、药材基原和产地等；来源于古代经典名方的中药复方制剂，注明其出处；相关药材及处方等资料。

第八章　必备文件管理

第七十八条　临床试验必备文件是指评估临床试验实施和数据质量的文件，用于证明研究者、申办者和监查员在临床试验过程中遵守了本规范和相关药物临床试验的法律法规要求。

必备文件是申办者稽查、药品监督管理部门检查临床试验的重要内容，并作为确认临床试验实施的真实性和所收集数据完整性的依据。

第七十九条　申办者、研究者和临床试验机构应当确认均有保存临床试验必备文件的场所和条件。保存文件的设备条件应当具备防止光线直接照射、防水、防火等条件，有利于文件的长期保存。应当制定文件管理的标准操作规程。被保存的文件需要易于识别、查找、调阅和归位。用于保存临床试验资料的介质应当确保源数据或者其核证副本在留存期内保存完整和可读取，并定期测试或者检查恢复读取的能力，免于被故意或者无意地更改或者丢失。

临床试验实施中产生的一些文件，如果未列在临床试验必备文件管理目录中，申办者、研究者及临床试验机构也可以根据必要性和关联性将其列入各自的必备文件档案中保存。

第八十条　用于申请药品注册的临床试验，必备文件应当至少保存至试验药物被批准上市后5年；未用于申请药品注册的临床试验，必备文件应当至少保存至临床试验终止后5年。

第八十一条　申办者应当确保研究者始终可以查阅和在试验过程中可以录入、更正报告给申办者的病例报告表中的数据，该数据不应该只由申办者控制。

申办者应当确保研究者能保留已递交给申办者的病例报告表数据。用作源文件的复印件应当满足核证副本的要求。

第八十二条　临床试验开始时，研究者及临床试验机构、申办者双方均应当建立必备文件的档案管理。临床试验结束时，监查员应当审核确认研究者及临床试验机构、申办者的必备文件，这些文件应当被妥善地保存在各自的临床试验档案卷宗内。

第九章　附　则

第八十三条　本规范自2020年7月1日起施行。

Ⅸ 疫苗临床试验质量管理指导原则（试行）

食药监药化管〔2013〕228号

（2013年）

第一章　总　则

第一条　为加强疫苗临床试验的管理，提高疫苗临床试验的质量，根据《药品注册管理办法》《药物临床试验质量管理规范》（GCP）等，制定本指导原则。

第二条　本指导原则适用于国家药品监管部门批准的疫苗临床试验，旨在为疫苗临床试验的组织管理、实施和质量管理提供指导，保障疫苗临床试验过程规范，结果科学可靠，保护受试者权益和安全。疫苗临床试验申办者、合同研究组织（CRO）、临床试验机构/研究者和伦理委员会应遵循本指导原则，并接受药品监督管理部门的监督检查。

第二章　职责要求

第三条　申办者负责临床试验机构的评估与选择。应依据临床试验的实施条件要求，对疫苗临床试验的负责机构及所有试验现场进行全面实地评估，撰写评估报告。通常应选择省级以上疾病预防控制机构作为临床试验负责机构，选定主要研究者，并在负责机构的协助下，选择一个或者多个市、县级疾病预防控制机构和/或医疗机构作为试验现场。

第四条　申办者应建立疫苗临床试验质量管理体系，对试验进行全过程监查、稽查和风险控制。

申办者可以委托合同研究组织执行临床试验中的部分工作和任务。申办者对临床试验的质量负有最终责任。

第五条　负责审查疫苗临床试验的伦理委员会应针对疫苗临床试验的特殊性，优化组成人员结构，规范伦理审查工作，提高审查质量，保障受试者的权益和安全。

第六条　疫苗临床试验负责机构向国家食品药品监督管理总局申请一次性疫苗临床试验机构资格认定，获得批准后组织开展临床试验，并对试验进行管理和质量控制。

第三章　实施条件

第七条　疫苗临床试验的负责机构应具备如下条件：

（一）建立完善的疫苗临床试验组织管理体系和质量管理体系。临床试验管理科室负责疫苗临床试验的组织管理和实施，配备科室负责人、科室秘书、质量控制人员和资料档案管理员等，具有经过 GCP 和疫苗临床试验技术培训，能够承担疫苗临床试验所必需的流行病学和实验室检验的临床研究专业人员。

（二）具有防范和处理疫苗临床试验中突发事件的管理机制和措施，有严重不良事件（SAE）应急处理专家队伍及处理严重不良事件的技术能力。

（三）具有完善的疫苗运送、储藏冷链设备，可保证试验用疫苗、样本安全储备和运送。

（四）具有所管辖的临床试验现场，有疫苗相关疾病流行病学本底资料和疫苗覆盖信息，所管辖区域受试者资源满足疫苗临床试验需要。

（五）制定、修订和定期审阅管理制度和标准操作规程（SOP），进行培训并有培训记录，确保各试验现场准确执行相关管理制度和标准操作规程。

（六）建立完善的教育培训和考核制度，制定年度培训计划，对本机构及试验现场的研究人员进行 GCP 及疫苗临床试验技术等相关培训，并有培训记录。

第八条　疫苗临床试验的试验现场应具备如下条件：

（一）具有卫生计生行政部门批准的预防接种资质，具有有效的通信系统和设备的市、县级疾病预防控制机构或医疗机构。

（二）具有相对固定、足够数量的临床试验研究人员，研究人员均经过 GCP 和疫苗临床试验技术培训。

（三）具有所研究疫苗相关疾病流行病学本底资料，根据研究目的确定研究地区，保证受试者数量满足临床试验要求。

（四）配备有疫苗临床试验相关的标准操作规程，进行培训并有培训记录，标准操作规程方便取用。

（五）与当地医疗机构合作建立疫苗临床试验 SAE 医疗救治绿色通道。

（六）根据疫苗临床试验不同的接种与访视流程，设置有接待区、知情同意室、体检及问诊筛查室、生物标本采集室、疫苗接种室、急救室、医学观察室、疫苗储存室、档案室、样本处理保存室、病例筛查实验室和医疗废弃物暂时贮存场所等功能分区，建立急救绿色通道，试验现场备有救护车及相关救护人员、急救物品。各功能分区有明确的指示标志。

第九条　疫苗 I 期临床试验的临床检验应在二级以上综合医院检验科进行。临床检验室要对开展的临床检验项目实行质量控制。检验仪器定期进行校正、维护。

第四章　试验方案

第十条　申办者应在疫苗临床试验开展前制定试验方案，试验方案应按相关法规和指导原则制定，并说明申办者、负责机构与试验现场的职责分工，注明版本号。

第十一条　疫苗临床试验的负责机构接受申办者委托，承担临床试验的风险和方案可行性评估，参与试验方案的制定，并签署确认。

第五章　组织实施

第十二条　疫苗临床试验负责机构在试验开始前制定统一的标准操作规程，发给各试验现场严格执行，保障对各试验现场的有效组织管理与质量控制。

第十三条　疫苗临床试验负责机构在试验开始前进行人员分工，指定如下人员：

（一）主要研究者：全面负责试验的运行管理、组织实施，制定试验的现场执行方案、质量管理计划和标准操作规程，组织临床试验中不良事件报告和处理，撰写临床试验总结报告。

（二）项目协调员：协助主要研究者对试验实施有效的管理，保证试验实施质量；负责与申办方、合同研究组织、试验现场负责研究者沟通联系，并将沟通结果及时报告主要研究者；参与试验方案的制定、知情同意书和现场应用表格的设计；参与研究者培训的课程安排；组织现场试验工作，指导不良事件报告和处理，必要时请示主要研究者。

（三）临床试验质控员：协助项目协调员共同开展对现场的质量控制工作，对不同流程环节进行管理，包括遵循试验方案和 GCP 等情况，受试者的知情同意，疫苗管理，标本采集，不良事件的核实以及数据修改规范；负责协调组织各项工作，现场操作技术的指导和试验方案的解释，协助处置突发情况。

第十四条　试验现场的人员分工要经过主要研究者确认，确保所有参与该项目的研究者均具有相应资质，经过培训和授权，明确各自所承担的工作，并掌握和执行相关的标准操作规程。

（一）试验现场负责研究者：负责协调组织某试验现场的各项工作，掌握工作进展，制定现场工作计划；负责试验现场突发事件的协调处置，确保记录及时、完整、准确和清晰，确保偏离方案的情况及采取的措施均有详细记录。

（二）试验现场研究者：是指参与临床试验的医生和护士，负责受试者登记、知情同意、体检、问诊、采集生物样本、接种、留观等。

（三）疫苗物资管理员：负责疫苗及物资管理、发放、领取、回收和疫苗冷链维护等。

（四）不良事件调查员：负责在每次接种后按规定时间点对受试者进行上门随访或电话随访，随访内容包括接种后有无发生不良事件，体温是否按时测量，及时记录随访结果，协助对不良事件的调查处理。

（五）生物样本管理员：负责生物样本的处理、保管、登记和记录。

（六）资料管理员：负责试验现场资料的管理、保存和移交。

第十五条　申办者和主要研究者在临床试验开始前，对所有参加临床试验的人员进行职责分工，对试验方案、标准操作规程等进行启动前集中培训，并保存培训记录。

第十六条　研究人员应在受试者参加临床试验前，充分告知有关临床试验的情况，临床试验的获益、风险、赔偿以及个人权利等信息，与受试者共同签署经伦理委员会批准的知情同意书。

对未成年受试者原则上要求法定监护人均同时知情同意，如法定监护人不在场可书面委托。当未成年受试者能作出同意参加研究的决定时，还应征得其本人同意。

如受试者及其法定监护人无识字能力，知情同意过程应有见证人参加，由受试者或其法定监护人口头同意后，见证人阅读知情同意书与口头知情过程一致，受试者加盖手印，见证人在知情同意书上签字。

第十七条　申办者是疫苗临床试验安全信息监测、评价与 SAE 报告的责任主体。应指定专职人员负责临床试验安全信息监测与 SAE 报告的管理。应会同研究者制订临床试验安全信息监测与 SAE 报告的标准操作规程，并对所有相关人员进行培训。应掌握整个临床试验安全信息的最新状况，并及时向所有临床试验机构/研究者及监管部门等通报。

申办者应根据疫苗临床试验需要设置数据与安全监察委员会。数据与安全监察委员会发现任何直接影响受试者安全的信息，及时向申办者报告。

第十八条　疫苗临床试验不良事件监测及报告由受试者、不良事件调查员、研究者分阶段在不同的观察时点共同完成。

负责机构应建立不良事件主动报告和被动报告相结合的敏感的监测体系。以发病为临床终点的疫苗临床试验，应建立病例发现及确诊系统，由具备业务专长的临床医学专家组成终点事件评估委员会，对试验中发现的终点事件进行评定。

第十九条　负责机构应建立临床试验中 SAE 处理的应急预案，如受试者发生严重不良事件，研究者应立即对受试者采取适当措施并记录在案。研究者获知 SAE 后，应及时（24 小时内）报告申办者、伦理委员会以及所在省监管部门，并提交后续报告。

临床试验机构/研究者应及时向伦理委员会转报申办者关于临床试验的最新安全信息报告。

伦理委员会接收 SAE 报告等安全信息报告，及时掌握整个临床试验 SAE 发生与处理情况，并对临床试验过程中 SAE 的处理和报告等进行跟踪审查。

第二十条　申办者收到任何来源的疫苗安全性相关信息后，应进行分析评估，包括严重性、与试验疫苗的相关性以及是否为预期事件等。

对于致死或危及生命的可疑且非预期严重不良反应（SUSAR），申办者应在首次获知后尽快报告总局药品审评中心，但不得超过 7 个自然日，并在随后的 8 天内报告相关随访信息；

对于非致死或危及生命的可疑且非预期严重不良反应，或其他潜在严重安全风险的信息，申办者应在首次获知后尽快报告总局药品审评中心，但不得超过 15 个自然日。

申办者不可随意更改研究者对严重不良事件与疫苗相关性的判断。如申办者与研究者意见不一致，申办者和研究者意见均应在报告中详细说明，并按较高的管理要求进行报告。

特殊情况下，研究者和申办者应按照监管部门和伦理委员会的要求及时提供 SAE 相关信息和安全报告。

第二十一条　申办者应定期（至少每年一次）汇总试验中发生的不良事件以及国内外同类试验疫苗已发生的 SAE 等安全信息，进行安全性分析以及临床试验风险评估，并向总局药品审评中心、所在地省级监管部门以及所有参与该临床试验的机构/主要研究者提交定期安全报告。

定期安全报告主要为年度报告，或按监管部门和伦理委员会的更高要求定期提交。报告内容至少包括同一试验疫苗的有关临床试验中受试者安全和风险分析，报告期间所有新出现的安全信息、所有 SAE 的概要性列表、所有可疑且非预期严重不良反应汇总表。

第二十二条　根据临床试验安全信息及风险评估情况，如发现受试者安全受到威胁，申办者、临床试验机构/研究者、伦理委员任何一方均可暂停或终止临床试验，说明理由，告知其他相关方，并报告监管部门。

第二十三条　各试验现场负责研究者要保证严格执行试验方案，如发生偏离和违背试验方案的情况，要有相关记录，并报告伦理委员会。

第六章　伦理审查

第二十四条　负责机构按伦理委员会的规定和要求向伦理委员会提交伦理审查申请，在伦理审查会议上对试验进行说明。

第二十五条　在试验进行期间，发生方案修订应经过伦理委员会批准，试验中发生主要研究者变更、SAE、偏离和违背试验方案等，应及时向伦理委员会报告。对特殊的受试者群体（如儿童），需要采用安慰剂对照时，应予以充分的伦理方面考虑。

主要研究者应与伦理委员会及时沟通，提交安全相关信息，并按照伦理委员会的要求提交研究进展报告（至少每年一次）和结题报告。若提前终止临床试验，应提交终止试验报告。

第二十六条　伦理委员会要按相关法规和指导原则要求，针对疫苗临床试验的特殊性，进行伦理审查。

（一）伦理委员会中每一类别的伦理委员（医药相关专业人员、非医药专业人员、法律专家，以及独立于研究/试验单位之外的人员）应设置候补委员，同一委员不得计为不同类别；平衡试验机构内、外委员的数目；伦理审查会议应有各类别委员与相应领域专家参与，原则上到会委员每5人不少于2名机构外委员。

（二）伦理委员会应按《药物临床试验伦理审查工作指导原则》的要求向总局备案和报告。首次申请一次性资格认定的疾病预防控制机构，申报资料中应附伦理委员会的备案资料；已批准过开展疫苗临床试验的疾病预防控制机构，其伦理委员会应向总局报告年度伦理审查情况，并及时报告伦理委员会备案信息变更情况。

（三）伦理委员会应加强信息公开。伦理委员会审查意见应附出席伦理审查会议的委员名单、专业情况与本人签名。伦理委员会应通过其官方网站向社会公开委员会的联系方式及成员名单、职业背景、隶属单位，公开伦理委员会章程与工作程序。信息公开的网址一并提交总局备案。

第七章　试验用疫苗管理

第二十七条　申办者应为研究者提供研究者手册，向研究者提供易于识别并有正确编码的试验疫苗和对照疫苗（包括安慰剂）及由中国食品药品检定研究院出具的检验报告，并标明仅供临床试验使用。试验用疫苗的生产应符合《药品生产质量管理规范》条件。申办者应建立试验用疫苗的管理制度和记录系统。对试验用疫苗的冷链管理要求、冷链中断的疫苗处置等应有明确的文件规定。

编盲由申办者委托独立的第三方完成。应急盲底应由编盲方密封，随同包装编盲的疫苗一同交研究方保存。应急信封应保存在试验现场，由指定人员进行管理，保证需要时可及时打开。具有破盲程序，紧急破盲需报告负责机构和申办者，并保存相关记录。

第二十八条　疫苗临床试验负责机构应指导各试验现场制定试验用疫苗的管理制度，试验用疫苗的接收、保管、配制、回收、退还/销毁的管理应符合相关法律法规要求。

第二十九条　疫苗管理全过程要符合冷链要求，要有符合方案要求的疫苗运输和保存条件。

第三十条　疫苗临床试验负责机构和试验现场均应指定经过GCP和相关培训的人员负责试验用疫苗的管理。

第三十一条　试验用疫苗应独立分区、按项目存放；应专人专柜上锁管理，保管条件符合试验用疫苗贮藏条件。

第三十二条　疫苗的领取和分发使用应有详细记录，要符合方案的随机化要求，设盲试验需维持盲态管理。

第三十三条　疫苗接种过程应可溯源，包括受试者分配时间、分配人和分配接种的疫苗信息如编号和批号等，保留所有疫苗包装（活性疫苗至少保留外包装）直到经过监查员确认。

第三十四条　疫苗管理员要及时回收剩余的疫苗，定期进行清点并留有清点记录，疫苗使用和剩余数量如与总数不符，应说明理由。

第三十五条　废弃、过期、剩余的疫苗应根据试验方案退回申办者或进行销毁，并做好相关记录，由疫苗管理员、申办者代表签字。

第八章　生物样本管理

第三十六条　生物样本管理应符合试验方案和标准操作规程的要求，在规定的时间窗内进行采集和处理，由专人负责保存和运输，保证其完整性和活性不受影响，并做好记录。生物样本应设置备份，送检样本和备份样本不应同时同批转运，备份样本应妥善保存到临床试验报告完成以后。

第三十七条　生物样本的标识应易于识别，具有唯一性和可溯源性。采样现场应设专人核对标本质量。

第三十八条　生物样本应由专人管理，建立样本保管档案和温湿度记录。剩余样本的处理要经过申办者确认，并留有记录。

第三十九条　疫苗临床试验生物样本检测由申办者委托有相关资质的实验室完成，疫苗临床试验生物样本分析实验室的建设与管理应符合《药物临床试验生物样本分析实验室管理指南（试行）》（国食药监注〔2011〕482号）的要求。

第九章　合同管理

第四十条　临床试验开始前，申办者和负责机构、负责机构和试验现场分别签署临床试验合同，明确临床试验的监查、稽查、各方职责分工及临床试验费用等。

第四十一条　申办者若将临床试验中的某些工作和任务委托给合同研究组织等第三方执行，应在合同中明确申办者与被委托方的职责。

第四十二条　参与疫苗临床试验的研究人员应主动声明和公开任何与临床试验项目相关的利益冲突情况。

第四十三条　试验中如需设置研究助理，不应由申办者派出。

第十章　数据管理和统计分析

第四十四条　临床试验的原始文件是指试验过程中原始记录的文件，如：原始记录表、知情同意书、试验用疫苗使用和管理记录、实验室记录、受试者日记卡等。

第四十五条　原始记录应符合“及时、准确、完整、规范、真实”的要求，数据可溯源。原始记录应在访视的同时完成，病例报告表信息与原始资料一致。

第四十六条　如采用电子记录，应建立相应的规章制度和标准操作规程，以保证电子记录形成过程的可靠性，记录修改应留有痕迹。

第四十七条　申办者可以委托独立第三方进行临床试验的统计分析，但临床试验负责机构不应对试验结果进行统计分析。

第四十八条　申办者、负责机构和各试验现场应对试验资料的存档达成协议。试验结束后，负责机构和试验现场应将试验资料尽快存档，负责机构应对试验资料归档情况进行确认。

第十一章　质量管理

第四十九条　申办者对疫苗临床试验的质量管理应贯穿整个研究过程。在试验前充分评估和预测疫苗的疗效和安全性，评估不良反应的类型、分布和发生率。在试验过程中组织监查和稽查，加强不良事件的监测和报告，保证受试者安全。充分分析试验实施过程中的风险和问题，根据影响程度和可能性评估，提前制定对策。

第五十条　申办者应委派足够数量的监查员对临床试验进行全程监查。监查员应具备医学、药学或相关专业的教育背景和工作经验。申办者对疫苗临床试验指定的监查员人数，应根据对该试验的监查频率、试验方案设计的复杂程度等来决定。监查员应按照监查计划的要求进行临床试验的监查并提交监查报告。

试验现场应配合临床试验项目的监查和/或稽查，保存相关记录。对监查、检查和稽查发现的问题，制定改进计划，采取相应的管理措施，提高试验质量。

第五十一条　负责机构应对各试验现场进行指导，制定质量管理计划，对试验现场各环节的工作情况进行质量控制，对检查中发现的问题予以跟踪直至解决，并留有相关记录。

第十二章　附　则

第五十二条　本指导原则由国家食品药品监督管理总局负责解释。

第五十三条　本指导原则自发布之日起施行。

X　医疗技术临床应用管理办法

国家卫生健康委员会令第1号

（2018年）

第一章　总　则

第一条　为加强医疗技术临床应用管理，促进医学科学发展和医疗技术进步，保障医疗质量和患者安全，维护人民群众健康权益，根据有关法律法规，制定本办法。

第二条　本办法所称医疗技术，是指医疗机构及其医务人员以诊断和治疗疾病为目的，对疾病作出判断和消除疾病、缓解病情、减轻痛苦、改善功能、延长生命、帮助患者恢复健康而采取的医学专业手段和措施。本办法所称医疗技术临床应用，是指将经过临床研究论证且安全性、有效性确切的医疗技术应用于临床，用以诊断或者治疗疾病的过程。

第三条　医疗机构和医务人员开展医疗技术临床应用应当遵守本办法。

第四条　医疗技术临床应用应当遵循科学、安全、规范、有效、经济、符合伦理的原则。安全性、有效性不确切的医疗技术，医疗机构不得开展临床应用。

第五条　国家建立医疗技术临床应用负面清单管理制度，对禁止临床应用的医疗技术实施负面清单管理，对部分需要严格监管的医疗技术进行重点管理。其他临床应用的医疗技术由决定使用该类技术的医疗机构自我管理。

第六条　医疗机构对本机构医疗技术临床应用和管理承担主体责任。医疗机构开展医疗技术服务应当与其技术能力相适应。医疗机构主要负责人是本机构医疗技术临床应用管理的第一责任人。

第七条　国家卫生健康委负责全国医疗技术临床应用管理工作。县级以上地方卫生行政部门负责本行政区域内医疗技术临床应用监督管理工作。

第八条　鼓励卫生行业组织参与医疗技术临床应用质量控制、规范化培训和技术评估工作，各级卫生行政部门应当为卫生行业组织参与医疗技术临床应用管理创造条件。

第二章　医疗技术负面清单管理

第九条　医疗技术具有下列情形之一的，禁止应用于临床（以下简称禁止类技术）：

（一）临床应用安全性、有效性不确切；

（二）存在重大伦理问题；

（三）该技术已经被临床淘汰；

（四）未经临床研究论证的医疗新技术。禁止类技术目录由国家卫生健康委制定发布或者委托专业组织制定发布，并根据情况适时予以调整。

第十条　禁止类技术目录以外并具有下列情形之一的，作为需要重点加强管理的医疗技术（以下简称限制类技术），由省级以上卫生行政部门严格管理：

（一）技术难度大、风险高，对医疗机构的服务能力、人员水平有较高专业要求，需要设置限定条件的；

（二）需要消耗稀缺资源的；

（三）涉及重大伦理风险的；

（四）存在不合理临床应用，需要重点管理的。国家限制类技术目录及其临床应用管理规范由国家卫生健康委制定发布或者委托专业组织制定发布，并根据临床应用实际情况予以调整。省级卫生行政部门可以结合本行政区域实际情况，在国家限制类技术目录基础上增补省级限制类技术相关项目，制定发布相关技术临床应用管理规范，并报国家卫生健康委备案。

第十一条　对限制类技术实施备案管理。医疗机构拟开展限制类技术临床应用的，应当按照相关医疗技术临床应用管理规范进行自我评估，符合条件的可以开展临床应用，并于开展首例临床应用之日起15个工作日内，向核发其《医疗机构执业许可证》的卫生行政部门备案。备案材料应当包括以下内容：

（一）开展临床应用的限制类技术名称和所具备的条件及有关评估材料；

（二）本机构医疗技术临床应用管理专门组织和伦理委员会论证材料；

（三）技术负责人（限于在本机构注册的执业医师）资质证明材料。备案部门应当自收到完整备案材料之日起15个工作日内完成备案，在该医疗机构的《医疗机构执业许可证》副本备注栏予以注明，并逐级上报至省级卫生行政部门。

第十二条　未纳入禁止类技术和限制类技术目录的医疗技术，医疗机构可以根据自身功能、任务、技术能力等自行决定开展临床应用，并应当对开展的医疗技术临床应用实施严格管理。

第十三条　医疗机构拟开展存在重大伦理风险的医疗技术，应当提请本机构伦理委员会审议，必要时可以咨询省级和国家医学伦理专家委员会。未经本机构伦理委员会审查通过的医疗技术，特别是限制类医疗技术，不得应用于临床。

第三章　管理与控制

第十四条　国家建立医疗技术临床应用质量管理与控制制度，充分发挥各级、各专业医疗质量控制组织的作用，以“限制类技术”为主加强医疗技术临床应用质量控制，对医疗技术临床应用情况进行日常监测与定期评估，及时向医疗机构反馈质控和评估结果，持续改进医疗技术临床应用质量。

第十五条　二级以上的医院、妇幼保健院及专科疾病防治机构医疗质量管理委员会应当下设医疗技术临床应用管理的专门组织，由医务、质量管理、药学、护理、院感、设备等部门负责人和具有高级技术职务任职资格的临床、管理、伦理等相关专业人员组成。该专门组织的负责人由医疗机构主要负责人担任，由医务部门负责日常管理工作，主要职责是：

（一）根据医疗技术临床应用管理相关的法律、法规、规章，制定本机构医疗技术临床应用管理制度并组织实施；

（二）审定本机构医疗技术临床应用管理目录和手术分级管理目录并及时调整；

（三）对首次应用于本机构的医疗技术组织论证，对本机构已经临床应用的医疗技术定期开展评估；

（四）定期检查本机构医疗技术临床应用管理各项制度执行情况，并提出改进措施和要求；

（五）省级以上卫生行政部门规定的其他职责。

其他医疗机构应当设立医疗技术临床应用管理工作小组，并指定专（兼）职人员负责本机构医疗技术临床应用管理工作。

第十六条　医疗机构应当建立本机构医疗技术临床应用管理制度，包括目录管理、手术分级、医师授权、质量控制、档案管理、动态评估等制度，保障医疗技术临床应用质量和安全。

第十七条　医疗机构开展医疗技术临床应用应当具有符合要求的诊疗科目、专业技术人员、相应的设备、设施和质量控制体系，并遵守相关技术临床应用管理规范。

第十八条　医疗机构应当制定本机构医疗技术临床应用管理目录并及时调整，对目录内的手术进行分级管理。手术管理按照国家关于手术分级管理的有关规定执行。

第十九条　医疗机构应当依法准予医务人员实施与其专业能力相适应的医疗技术，并为医务人员建立医疗技术临床应用管理档案，纳入个人专业技术档案管理。

第二十条　医疗机构应当建立医师手术授权与动态管理制度，根据医师的专业能力和培训情况，授予或者取消相应的手术级别和具体手术权限。

第二十一条　医疗机构应当建立医疗技术临床应用论证制度。对已证明安全有效，但属本机构首次应用的医疗技术，应当组织开展本机构技术能力和安全保障能力论证，通过论证的方可开展医疗技术临床应用。

第二十二条　医疗机构应当建立医疗技术临床应用评估制度，对限制类技术的质量安全和技术保证能力进行重点评估，并根据评估结果及时调整本机构医疗技术临床应用管理目录和有关管理要求。对存在严重质量安全问题或者不再符合有关技术管理要求的，要立即停止该项技术的临床应用。医疗机构应当根据评估结果，及时调整本机构医师相关技术临床应用权限。

第二十三条　医疗机构应当为医务人员参加医疗技术临床应用规范化培训创造条件，加强医疗技术临床应用管理人才队伍的建设和培养。医疗机构应当加强首次在本医疗机构临床应用的医疗技术的规范化培训工作。

第二十四条　医疗机构开展的限制类技术目录、手术分级管理目录和限制类技术临床应用情况应当纳入本机构院务公开范围，主动向社会公开，接受社会监督。

第二十五条　医疗机构在医疗技术临床应用过程中出现下列情形之一的，应当立即停止该项医疗技术的临床应用：

（一）该医疗技术被国家卫生健康委列为“禁止类技术”；

（二）从事该医疗技术的主要专业技术人员或者关键设备、设施及其他辅助条件发生变化，不能满足相关技术临床应用管理规范要求，或者影响临床应用效果；

（三）该医疗技术在本机构应用过程中出现重大医疗质量、医疗安全或者伦理问题，或者发生与技术相关的严重不良后果；

（四）发现该项医疗技术临床应用效果不确切，或者存在重大质量、安全或者伦理缺陷。医疗机构出现第一款第二项、第三项情形，属于限制类技术的，应当立即将有关情况向核发其《医疗机构执业许可证》的卫生行政部门报告。卫生行政部门应当及时取消该医疗机构相应医疗技术临床应用备案，在该机构《医疗机构执业许可证》副本备注栏予以注明，并逐级向省级卫生行政部门报告。医疗机构出现第一款第四项情形的，应当立即将有关情况向核发其《医疗机构执业许可证》的卫生行政部门和省级卫生行政部门报告。省级卫生行政部门应当立即组织对该项医疗技术临床应用情况进行核查，确属医疗技术本身存在问题的，可以暂停该项医疗技术在本地区的临床应用，并向国家卫生健康委报告。国家卫生健康委收到报告后，组织专家进行评估，决定需要采取的进一步管理措施。

第四章 培训与考核

第二十六条 国家建立医疗技术临床应用规范化培训制度。拟开展限制类技术的医师应当按照相关技术临床应用管理规范要求接受规范化培训。国家卫生健康委统一组织制定国家限制类技术的培训标准和考核要求，并向社会公布。

第二十七条 省级增补的限制类技术以及省级卫生行政部门认为其他需要重点加强培训的医疗技术，由省级卫生行政部门统一组织制订培训标准，对培训基地管理和参加培训医师（以下简称参培医师）的培训和考核提出统一要求，并向社会公布。

第二十八条 对限制类技术临床应用规范化培训基地实施备案管理。医疗机构拟承担限制类技术临床应用规范化培训工作的，应当达到国家和省级卫生行政部门规定的条件，制定培训方案并向社会公开。

第二十九条 医疗机构拟承担限制类技术临床应用规范化培训工作的，应当于首次发布招生公告之日起3个工作日内，向省级卫生行政部门备案。备案材料应当包括：

（一）开展相关限制类技术临床应用的备案证明材料；

（二）开展相关限制类技术培训工作所具备的软、硬件条件的自我评估材料；

（三）近3年开展相关限制类技术临床应用的医疗质量和医疗安全情况；

（四）培训方案、培训师资、课程设置、考核方案等材料。

第三十条 省级卫生行政部门应当及时向社会公布经备案拟承担限制性技术临床应用规范化培训工作的医疗机构名单。省级卫生行政部门应当加强对限制类技术临床应用规范化培训基地的考核和评估，对不符合培训基地条件或者未按照要求开展培训、考核的，应当责令其停止培训工作，并向社会公布。

第三十一条 培训基地应当建立健全规章制度及流程，明确岗位职责和管理要求，加强对培训导师的管理。严格按照统一的培训大纲和教材制定培训方案与计划，建立医师培训档案，确保培训质量和效果。

第三十二条 申请参加培训的医师应当符合相关医疗技术临床应用管理规范要求。培训基地应当按照公开公平、择优录取、双向选择的原则决定是否接收参培医师。

第三十三条 参培医师完成培训后应当接受考核。考核包括过程考核和结业考核。考核应当由所在培训基地或者省级卫生行政部门委托的第三方组织实施。

第三十四条 对国家和省级卫生行政部门作出统一培训要求以外的医疗技术，医疗机构应当自行进行规范化培训。

第五章 监督管理

第三十五条 县级以上地方卫生行政部门应当加强对本行政区域内医疗机构医疗技术临床应用的监督管理。

第三十六条 国家卫生健康委负责建立全国医疗技术临床应用信息化管理平台，对国家限制类技术临床应用相关信息进行收集、分析和反馈。省级卫生行政部门负责建立省级医疗技术临床应用信息化管理平台，对本行政区域内国家和省级限制类技术临床应用情况实施监督管理。省级医疗技术临床应用信息化管理平台应当与全国医疗技术临床应用信息化管理平台实现互联互通，信息共享。

第三十七条 医疗机构应当按照要求，及时、准确、完整地向全国和省级医疗技术临床应用信息化管理平台逐例报送限制类技术开展情况数据信息。各级、各专业医疗质量控制组织应当充分利用医疗技术临床应用信息化管理平台，加大数据信息分析和反馈力度，指导医疗机构提高医疗技术临床应用质量安全。

第三十八条 国家建立医疗技术临床应用评估制度。对医疗技术的安全性、有效性、经济适宜性及伦理问题等进行评估，作为调整国家医疗技术临床应用管理政策的决策依据之一。

第三十九条　国家建立医疗机构医疗技术临床应用情况信誉评分制度，与医疗机构、医务人员信用记录挂钩，纳入卫生健康行业社会信用体系管理，接入国家信用信息共享平台，并将信誉评分结果应用于医院评审、评优、临床重点专科评估等工作。

第四十条　县级以上地方卫生行政部门应当将本行政区域内经备案开展限制类技术临床应用的医疗机构名单及相关信息及时向社会公布，接受社会监督。

第六章　法律责任

第四十一条　医疗机构违反本办法规定，有下列情形之一的，由县级以上地方卫生行政部门责令限期改正；逾期不改的，暂停或者停止相关医疗技术临床应用，给予警告，并处以三千元以下罚款；造成严重后果的，处以三千元以上三万元以下罚款，并对医疗机构主要负责人、负有责任的主管人员和其他直接责任人员依法给予处分：

（一）未建立医疗技术临床应用管理专门组织或者未指定专（兼）职人员负责具体管理工作的；

（二）未建立医疗技术临床应用管理相关规章制度的；

（三）医疗技术临床应用管理混乱，存在医疗质量和医疗安全隐患的；

（四）未按照要求向卫生行政部门进行医疗技术临床应用备案的；

（五）未按照要求报告或者报告不实信息的；

（六）未按照要求向国家和省级医疗技术临床应用信息化管理平台报送相关信息的；

（七）未将相关信息纳入院务公开范围向社会公开的；

（八）未按要求保障医务人员接受医疗技术临床应用规范化培训权益的。

第四十二条　承担限制类技术临床应用规范化培训的医疗机构，有下列情形之一的，由省级卫生行政部门责令其停止医疗技术临床应用规范化培训，并向社会公布；造成严重后果的，对医疗机构主要负责人、负有责任的主管人员和其他直接责任人员依法给予处分：

（一）未按照要求向省级卫生行政部门备案的；

（二）提供不实备案材料或者弄虚作假的；

（三）未按照要求开展培训、考核的；

（四）管理混乱导致培训造成严重不良后果，并产生重大社会影响的。

第四十三条　医疗机构有下列情形之一的，由县级以上地方卫生行政部门依据《医疗机构管理条例》第四十七条的规定进行处理；情节严重的，还应当对医疗机构主要负责人和其他直接责任人员依法给予处分：

（一）开展相关医疗技术与登记的诊疗科目不相符的；

（二）开展禁止类技术临床应用的；

（三）不符合医疗技术临床应用管理规范要求擅自开展相关医疗技术的。

第四十四条　医疗机构管理混乱导致医疗技术临床应用造成严重不良后果，并产生重大社会影响的，由县级以上地方卫生行政部门责令限期整改，并给予警告；逾期不改的，给予三万元以下罚款，并对医疗机构主要负责人、负有责任的主管人员和其他直接责任人员依法给予处分。

第四十五条　医务人员有下列情形之一的，由县级以上地方卫生行政部门按照《执业医师法》《护士条例》《乡村医生从业管理条例》等法律法规的有关规定进行处理；构成犯罪的，依法追究刑事责任：

（一）违反医疗技术管理相关规章制度或者医疗技术临床应用管理规范的；

（二）开展禁止类技术临床应用的；

（三）在医疗技术临床应用过程中，未按照要求履行知情同意程序的；

（四）泄露患者隐私，造成严重后果的。

第四十六条　县级以上地方卫生行政部门未按照本办法规定履行监管职责，造成严重后果的，对直接负责的主管人员和其他直接责任人员依法给予记大过、降级、撤职、开除等行政处分。

第七章　附　则

第四十七条　人体器官移植技术、人类辅助生殖技术、细胞治疗技术的监督管理不适用本办法。

第四十八条　省级卫生行政部门可以根据本办法，结合地方实际制定具体实施办法。

第四十九条　本办法公布前，已经开展相关限制类技术临床应用的医疗机构，应当自本办法公布之日起按照本办法及相关医疗技术临床应用管理规范进行自我评估。符合临床应用条件的，应当自本办法施行之日起3个月内按照要求向核发其《医疗机构执业许可证》的卫生行政部门备案；不符合要求或者不按照规定备案的，不得再开展该项医疗技术临床应用。

第五十条　中医医疗机构的医疗技术临床应用管理由中医药主管部门负责。

第五十一条　本办法自2018年11月1日起施行。